牛津心脏病学专家手册
OXFORD SPECIALIST HANDBOOKS IN CARDIOLOGY

遗传性心血管疾病

Inherited Cardiac Disease
2nd Edition

主编
[英] Perry Elliott
[英] Pier D. Lambiase
[英] Dhavendra Kumar

主审
范小平　林冬群　吕渭辉

主译
夏　宇　谭松涛

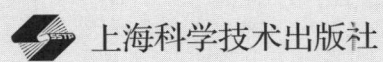
上海科学技术出版社

图书在版编目（CIP）数据

遗传性心血管疾病 /（英）佩里·埃利奥特
（Perry Elliott），（英）皮尔·兰比亚塞
（Pier D. Lambiase），（英）达文德拉·库马尔
（Dhavendra Kumar）主编；夏宇，谭松涛主译. -- 上海：
上海科学技术出版社，2025. 8. -- ISBN 978-7-5478
-7095-2
Ⅰ. R54
中国国家版本馆CIP数据核字第20257KV260号

© Oxford University Press 2020
Inherited Cardiac Disease (2nd Edition) was originally published in English in 2020. This translation is published by arrangement with Oxford University Press. Shanghai Scientific and Technical Publishers is solely responsible for this translation from the original work and Oxford University Press shall have no liability for any errors, omissions or inaccuracies or ambiguities in such translation or for any losses caused by reliance thereon.

上海市版权局著作权合同登记号　图字：09-2022-0951号

遗传性心血管疾病

主编　［英］Perry Elliott　［英］Pier D. Lambiase　［英］Dhavendra Kumar
主审　范小平　林冬群　吕渭辉
主译　夏　宇　谭松涛

上海世纪出版（集团）有限公司
上海科学技术出版社 出版、发行
（上海市闵行区号景路159弄A座9F-10F）
邮政编码201101　www.sstp.cn
山东京沪印刷科技有限公司印刷
开本 787×1092　1/16　印张 21.25
字数 373千字
2025年8月第1版　2025年8月第1次印刷
ISBN 978-7-5478-7095-2/R·3229
定价：168.00元

本书如有缺页、错装或坏损等严重质量问题，请向印刷厂联系调换

内容提要

《遗传性心血管疾病》是牛津大学出版社出版的《牛津心脏病学专家手册》(Oxford Specialist Handbooks in Cardiology)丛书之一，自 2011 年初版问世以来，历经增补和修订，现已更新至第二版。本版由原著作者团队精心编纂，全面融入分子遗传学检测最新技术与诊疗指南，系统地阐述了遗传性心血管疾病的各个方面。前四章简要介绍了分子遗传学和遗传学检测基础，随后十二章深入介绍了各类遗传性心血管病的遗传机制、临床表现和管理策略。

作为心血管领域不可或缺的入门专业书，本书实用性、可读性强，不仅适合心内科、心血管外科医师和遗传咨询师阅读，也是相关专业医学生和心血管遗传学专家的理想参考书。

译者名单

主　审

范小平　林冬群　吕渭辉

主　译

夏　宇　谭松涛

译　者

（按姓氏笔画排序）

马柳玲	王　戈	王　侃	王丘平	王永化	王超杰	叶　飞
史　艳	付　雪	吕渭辉	朱　玮	朱迪娜	朱娅莉	邬志雄
刘士三	许文柳	许浩游	孙鹏涛	苏　贺	李　佳	李　萍
李俊哲	李晋新	杨丰华	杨仁从	杨永超	何　杰	邹荣军
邹增晓	汪海平	张　蔼	陈小芳	陈思楠	陈静薇	范小平
林　宇	林冬群	郑　远	赵青武	郝　宁	胡佳心	莫　宁
贾　彬	夏　宇	凌　琼	郭海江	黄心洁	黄伯湘	黄曙方
彭　勃	廖保生	谭松涛	暴珞宁			

编者名单

主编

Perry Elliott
Professor of Cardiovascular Medicine, University College London; St Bartholomew's Hospital, London, UK

Pier D. Lambiase
Professor of Cardiology, University College London; St Bartholomew's Hospital, London, UK

Dhavendra Kumar
Honorary Clinical Professor, William Harvey Research Institute, Bart's and The London School of Medicine & Dentistry, Queen Mary University of London, London, UK

编者

Mohammed Majid Akhtar
Clinical Research Fellow, UCL Institute of Cardiovascular Science and St Bartholomew's Hospital, London, UK
Chapter 7: Cardiomyopathies, Chapter 9: Metabolic disease and neuromuscular disorders, Chapter 13: Pulmonary arterial hypertension, Chapter 14: Hereditary haemorrhagic telangiectasia, Chapter 15: The heart and inherited haematological disorders, and Chapter 16: Stroke

Perry Elliott
Professor of Cardiovascular Medicine, University College London; St Bartholomew's Hospital, London, UK
Chapter 1: Introduction

Shohreh Honarbakhsh
Specialist Registrar, Cardiology and Electrophysiology department, Barts Heart Centre, London, UK
Chapter 8: Inherited arrhythmias and conduction disorders

Juan Pablo Kaski
Consultant & Honorary Associate Professor, Centre for Inherited Cardiovascular Diseases, Great Ormond Street Hospital and University College London, London, UK
Chapter 7: Cardiomyopathies and Chapter 9: Metabolic disease and neuromuscular disorders

Caroline Kirwan
Senior Genetic Counsellor, Institute of Medical

Genetics, University Hospital of Wales, Cardiff, UK
Chapter 4: Genetic counselling

Dhavendra Kumar
Honorary Clinical Professor, William Harvey Research Institute, Bart's and The London School of Medicine & Dentistry, Queen Mary University of London, London, UK
Glossary, Chapter 2: Genes, genome, and inheritance patterns, Chapter 6: Marfan syndrome and related inherited disorders of connective tissue, and Chapter 10: Mitochondrial cardiovascular diseases

Pier D. Lambiase
Professor of Cardiology, University College London; St Bartholomew's Hospital, London, UK
Chapter 7: Cardiomyopathies, Chapter 8: Inherited arrhythmias and conduction disorders

Massimiliano Lorenzini
Clinical Research Fellow, UCL Institute of Cardiovascular Science and St Bartholomew's Hospital, London, UK
Chapter 7: Cardiomyopathies, Chapter 9: Metabolic disease and neuromuscular disorders, Chapter 13: Pulmonary arterial hypertension, Chapter 14: Hereditary haemorrhagic telangiectasia, Chapter 15: The heart and inherited haematological disorders, and Chapter 16: Stroke

Catherine Mercer
Consultant in Clinical Genetics, Wessex Clinical Genetics Service Southampton University Hospitals NHS Foundation Trust, Southampton, Hampshire, UK
Chapter 5: Congenital heart disease

Gabrielle Norrish
Clinical Research Fellow, Centre for Inherited Cardiovascular Diseases, Great Ormond Street Hospital and University College London, London, UK
Chapter 7: Cardiomyopathies, Chapter 9: Metabolic disease and neuromuscular disorders

Riyaz S. Patel
Associate Professor of Cardiology, Institute of Cardiovascular Sciences, University College; Honorary Consultant Cardiologist, Barts Heart Centre, St Bartholomew's Hospital, London, UK
Chapter 11: Familial hypercholesterolaemia and Chapter 12: Coronary artery disease and myocardial infarction

Alexandros Protonotarios
Clinical Research Fellow, UCL Institute of Cardiovascular Science and St Bartholomew's Hospital, London, UK
Chapter 7: Cardiomyopathies, Chapter 9: Metabolic disease and neuromuscular disorders, Chapter 13: Pulmonary arterial hypertension, Chapter 14: Hereditary haemorrhagic telangiectasia, Chapter 15: The heart and inherited haematological disorders, and Chapter 16: Stroke

Rui Providencia
Cardiology Consultant, Barts Heart Centre, Barts Health NHS Trust, London, UK
Chapter 8: Inherited arrhythmias and conduction disorders

Sian Rose
Senior Clinical Scientist, Institute of Medical Genetics, University Hospital of Wales, Cardiff, UK
Chapter 3: Genetic laboratory techniques

Chris Smith
Senior Clinical Scientist, Institute of Medical Genetics, University Hospital of Wales, Cardiff, UK
Chapter 3: Genetic laboratory techniques

Neil Srinivasan
Cardiology SpR, Department of Cardiology, St Bartholomew's Hospital, London, UK
Chapter 8: Inherited arrhythmias and conduction disorders

中文版前言

遗传性心血管疾病是指由遗传因素导致的心血管系统的形态异常和功能障碍。遗传因素在心血管疾病中的致病作用常常被忽视。由于这种类型的心血管疾病在家族中呈代际之间垂直遗传，所以遗传性心血管疾病不仅使患者身心遭受病痛，而且使家族承受了巨大的经济和心理压力，还增加了社会负担。目前，在后基因组时代，心血管系统疾病与遗传学的关系越来越明晰，大部分单基因遗传疾病可以得到确切的遗传诊断，部分遗传性心血管疾病可以得到有效治疗。

《遗传性心血管疾病》是牛津大学出版社的《牛津心脏病学专家手册》丛书之一。本书原著自2011年第一版出版以来，颇受读者欢迎，后于2020年修订并出版了第二版。本书系统介绍了遗传性心血管疾病的各个方面。第1～4章介绍分子遗传学和遗传学检测的基础知识；第5～16章概述各类遗传性心血管疾病，重点介绍病因、临床表现和疾病管理等方面。第二版对第一版进行了全面更新，反映出分子遗传学检测技术的进步和相关疾病诊疗指南的进展。《遗传性心血管疾病》可以作为入门图书，供心内科医师、心胸外科医师和遗传咨询师学习。

在翻译过程中，我们依据我国现行教材和行业标准，对原著中的专业词汇反复进行推敲。由于分子遗传学领域的知识日新月异，不断涌现新概念、新名词和新方法，因此在翻译一些尚无定论或存在争议的专业词汇时，为了保证科学性和准确性，我们特别保留了原文，并且增加了注释。对于基因和蛋白质的名称，我们参考了人类基因命名委员会（HUGO gene nomenclature committee, HGNC）和 UniProt 数据库（Universal Protein），对书中所有基因和蛋白质的名称进行了修订；对于疾病名称，我们参考了我国现行教材、《国际疾病分类》（第十一版）（*International Classification of Diseases 11th Edition*, ICD-11）和《在线人类孟德尔遗传》（*Online Mendelian Inheritance in Man*, OMIM），对疾病名称进一步规范定义，并且提供了

OMIM号；对于原书中对诊疗手段和结局的评价，我们根据最新的指南，进行了更新。在后期的修改和润色过程中，为了方便读者阅读和理解，我们将原书中提纲式的行文形式做了一定程度的改进。在译文的汉语表达方面，我们还参考了《语法修辞讲话》，力求汉语修辞规范和表达流畅，避免译文佶屈聱牙。

本书的翻译和校对工作历时4年，得到了许多专家和老师的指导和帮助。感谢广东省中医院心脏大血管外科范小平教授、外科重症监护病房（SICU）谭松涛教授和心胸外科林冬群教授，二沙岛医院心力衰竭中心吕渭辉教授、超声科孙鹏涛教授、麻醉科李向宇教授，还有对译文进行审校的各位专家和老师。

感谢中山大学中山医学院医学遗传学教研室蒋玮莹教授，广东省人民医院产前诊断中心李萍主任、黄曙方副研究员，成都市妇女儿童中心医院产前诊断中心张蔼主任，暨南大学附属第一医院产科刘士三博士，湖南师范大学生命科学学院心脏发育研究中心吴秀山教授，广东省实验动物监测所杨丰华研究员，广东省心血管病研究所心外科杨永超博士、史艳博士。

感谢国家儿童医学中心（上海）-上海儿童医学中心上海结构性心脏病虚拟现实工程技术研究中心刘金龙研究员，上海交通大学医学院附属胸科医院心脏外科张杨杨教授，上海交通大学医学院附属瑞金医院皮肤科王珊青博士，四川省人民医院肾内科刘驰副研究员。

"饮水思源"，本书的翻译和出版还离不开广东省科普作家协会、上海交通大学广东校友会医学分会、思源康动力大讲堂的支持和帮助。

感谢殷赋科技公司张子颖博士和陈青见博士，上海寻因生物科技有限公司吴境雄博士，以及何铮铮先生、郭辉先生、杨天伦先生、凌骁先生、范为猛先生、季伦全先生和夏振宏先生的支持。

"莫听穿林打叶声，何妨吟啸且徐行""纵横千里独行客，何惧前路雨潇潇"，在译书的日日夜夜中，笔者感慨万千。"雄关漫道真如铁，而今迈步从头越"，尽管检测技术有了长足的发展，但是目前还有许多遗传性心血管疾病、涉及心血管系统的罕见病的遗传病因尚未明确，我们仍需要对这些疾病进行实践、认识，再实践、再认识。

由于经验有限，在译文中难免存在不足之处，敬请同仁指正！

夏 宇

广东省中医院（广东省中医药研究院）

心脏大血管外科

2025年4月

英文版前言

遗传性心血管疾病每年导致数以万计的国民死亡或者留下慢性残疾。在医学界，医疗人员在面对许多遗传性心血管疾病患者时，由于缺少对这个领域的关注，并且缺乏相关的知识，导致疾病诊断的遗漏或者延误。由于医疗人员未能意识到"家族性"是遗传性心血管疾病的特性之一，也未能意识到现代医疗在防治这类疾病方面的作用，甚至导致更多的患者亲属暴露在罹患疾病的风险中，而这些潜在的风险本应避免。

《遗传性心血管疾病》是牛津大学出版社出版的《牛津心脏病学专家手册》丛书之一。该丛书内容浅显、易懂，精辟实用，面向一线临床工作者，为他们在管理各种常见疾病方面提供指导。在《遗传性心血管疾病》第一版中，我们的目标也是面向所有具有卫生保健相关背景和从业经历的人员，为他们提供一套工具，帮助他们诊断和治疗遗传性心血管疾病，无论这个疾病是否常见。我们在编撰《遗传性心血管疾病》第二版中，不仅没有忘记聚焦临床诊疗这个初衷，而且更新了所有章节。这些更新的内容反映了技术的进步和遗传知识的进展。此外，我们还尝试在文中标出与每一种疾病相关的临床指南。

没有庞大的作者团队勠力同心，就不可能完成《遗传性心血管疾病》第二版的编撰工作。我们由衷感谢第二版中所有辛勤工作的撰稿人，并且向他们的敬业精神致敬。我们也非常感谢牛津大学出版社向这片现代医学重要领域的持续投入。

我们代表本书的所有编辑、作者和出版社，诚挚地希望你我共同珍惜这本来之不易的"小手册"。

常用术语缩略词英汉对照

缩略词	英　　文	中　　文
➲	cross-reference	交叉引用
🖱	mouse (online reference)	鼠标（在线参考）
A	adenine	腺嘌呤
AAA	abdominal aortic aneurysm	腹主动脉瘤
AApoAⅠ	apolipoprotein A-Ⅰ amyloidosis	载脂蛋白 A-Ⅰ 淀粉样变性
AApoAⅡ	apolipoprotein A-Ⅱ amyloidosis	载脂蛋白 A-Ⅱ 淀粉样变性
ACE	angiotensin-converting enzyme	血管紧张素转换酶
ACEI	angiotensin inhibitors	血管紧张素转换酶抑制剂
ACHD	adult congenital heart disease	成人先天性心脏病
ACTC1	cardiac actin	心肌肌动蛋白
AD	autosomal dominant	常染色体显性
AF	atrial fibrillation	心房颤动
AFD	Anderson-Fabry disease	法布里病
AFib	fibrinogen alpha chain Amyloidosis	纤维蛋白原 α 链淀粉样变性
AHA	American Heart Association	美国心脏协会
ALK-1	activin-like kinase-type 1	激活蛋白样激酶-1 型
ALys	lysozyme amyloidosis	溶菌酶淀粉样变性

续表

缩略词	英文	中文
AMP	adenosine mono phosphate	单磷酸腺苷
APOA1	apolipoprotein A-Ⅰ	载脂蛋白 A-Ⅰ
APOE	apolipoprotein E	载脂蛋白 E
AR	aortic regulation (cardiology)	主动脉调节（心脏病学）
AR	autosomal recessive (genetics)	常染色体隐性（遗传学）
ARMS	amplification refractory mutation system	扩增阻滞突变系统
ARVC	arrhythmogenic right ventricular cardiomyopathy	致心律失常性右心室心肌病
AS	Angelman syndrome	快乐木偶综合征
ASD	atrial septal defect	房间隔缺损
ASH	asymmetrical septal hypertrophy	非对称性间隔肥厚
ATP	adenosine triphosphate	三磷酸腺苷
ATP	anti-tachy pacing	抗心动过速起搏
ATTR	transthyretin-related familial amyloidosis	甲状腺素转运蛋白相关家族性淀粉样变性
AV	atrioventricular	房室的
aVF	augmented voltage unipolar left foot lead	加压单极左下肢导联
aVL	augmented voltage unipolar left arm lead	加压单极左上肢导联
AVM	arteriovenous malformation	动静脉畸形
AVSD	atrioventricular septal defect	房室间隔缺损
BB	beta-blocker	β 受体阻滞剂
BHF	British Heart Foundation	英国心脏基金会
BMD	Becker muscular dystrophy	贝克肌营养不良
BMI	body mass index	体重指数
BNP	brain natriuretic peptide	脑钠肽
bpm	beats per minute	次/分

续 表

缩略词	英 文	中 文
BS	Brugada syndrome	Brugada 综合征
BSA	body surface area	体表面积
BWS	Beckwith-Widemann syndrome	Beckwith-Widemann 综合征
C	cytosine	胞嘧啶
CACT	carnitine-acylcarnitine translocase	肉碱-酰基肉碱转位酶
CAD	coronary artery disease	冠状动脉疾病
CADASIL	cerebral arteriopathy, autosomal dominant, with subcortical infarcts and leukoencephalopathy	脑动脉病，常染色体显性，伴皮质下梗死和白质脑病
CARASIL	cerebral autosomal recessive arteriopathy with subcortical infarcts and leukoencephalopathy	脑动脉病，常染色体隐性，伴皮质下梗死和白质脑病
CAT	common arterial trunk	共同动脉干
CAVSD	complete atrioventricular septal defect	完全性房室间隔缺损
CGH	comparative genomic hybridization	比较基因组杂交
CH	chromosomal	染色体
CHD	congenital heart defects	先天性心脏缺陷
CHD	congenital heart disease	先天性心脏病
CK	creatine kinase	肌酸激酶
CMA	Cardiomyopathy Association	心肌病协会
CMR	cardiovascular magnetic resonance	心血管磁共振
CNS	central nervous system	中枢神经系统
CoA	coarctation of the aorta	主动脉缩窄
COL3A1	collagen type Ⅲ alpha 1 chain	Ⅲ型胶原 α1 链
COX	cytochrome c oxidase	细胞色素 C 氧化酶
CPEO	chronic progressive external ophthalmoplegia	慢性进行性眼外肌麻痹

续 表

缩略词	英文	中文
CPT-1	carnitine palmitoyl transferase 1	肉碱棕榈酰转移酶 1
CPT-2	carnitine palmitoyl transferase 2	肉碱棕榈酰转移酶 2
CPVT	catecholaminergic polymorphic ventricular tachycardia	儿茶酚胺敏感性多形性室性心动过速
CPVT	cholaminergic polymorphic ventricular tachycardia	胆胺能多形性室性心动过速
CRP	C-reactive protein	C 反应蛋白
CRT	cardiac resynchronization therapy	心脏再同步治疗
CRT-D	cardiac resynchronization therapy with defibrillator	心脏再同步治疗除颤器
CRT-P	cardiac resynchronization therapy with pacemaker	心脏再同步治疗起搏器
CSCE	conformation-sensitive capillary electrophoresis	构象敏感毛细管电泳
CSF	cerebrospinal fluid	脑脊液
CT	computed tomography	计算机体层成像
CVA	cerebro-vascular accident	脑血管意外
CVM	cardiovascular malformations	心血管畸形
CVS	chorionic villus sampling	绒毛膜绒毛取样
DADs	delayed after depolarizations	去极化后延迟
DCCV	direct current cardioversion	直流电复律
DCM	dilated cardiomyopathy	扩张型心肌病
del	deletion	缺失
DES	desmin	结蛋白
DGGE	denaturing gradient gel electrophoresis	变性梯度凝胶电泳
DHPLC	denaturing high-performance liquid chromatography	变性高效液相色谱
DM1	myotonic dystrophy type 1	强直性肌营养不良 1 型

缩略词	英文	中文
DMD	Duchenne muscular dystrophy	进行性假肥大性肌营养不良
DMPK	dystrophia myotonica protein kinase	强直性肌营养不良蛋白激酶
DNA	deoxyribonucleic acid	脱氧核糖核酸
DORV	double outlet right ventricle	双出口性右心室
dup	duplication	重复
EADs	early after depolarizations	去极化早期
ECHO	echocardiogram	超声心动图
ECG	electrocardiogram	心电图
EDMD	Emery-Dreiffus muscular dystropy	Emery-Dreiffus 肌营养不良
EDTA	EDTA blood specimen tube for molecular genetic analysis	用于分子遗传分析的 EDTA 抗凝血液标本管
EF	ejection fraction	射血分数
ELN	elastin	弹性蛋白
EMG	electromyography	肌电图
ENG	endoglin	内皮联蛋白
EPS	electrophysiological study	电生理研究
ESAC	extra structurally abnormal chromosome	额外结构异常染色体
ESC	European Society of Cardiology	欧洲心脏病学会
FA	Friedreich's ataxia	弗里德赖希共济失调
FAP	familial amyloid polyneuropathy	家族性淀粉样变性多发性神经病
FBN1	fibrillin-1	原纤维蛋白-1
FDA	Food and Drug Administration	食品药品监督管理局
fDCM	familial dilated cardiomyopathy	家族性扩张型心肌病
FH	familial hypercholesterolaemia	家族性高胆固醇血症
FHD	facio-humeral dystropy	面肱肌营养不良
FHx	family history	家族史

续 表

缩略词	英文	中文
FISH	fluorescence in situ hybridization	荧光原位杂交
FKRP	fukutin-related protein	Fukutin 相关蛋白
FSHD	facioscapulohumeral muscular dystrophy	面肩肱型肌营养不良
FTAA	familial thoracic aortic aneurysm	家族性胸主动脉瘤
Fup	follow up	随访
G	guanine	鸟嘌呤
GA	general anaesthesia	全身麻醉
Gd-DTPA	gadolinium chelate	钆螯合物
GWAS	genome-wide association studies	全基因组关联研究
HAMP	hepcidin antimicrobial peptide	铁调素抗菌肽
Hb H	haemoglobin H	血红蛋白 H 病
HCM	hypertrophic cardiomyopathy	肥厚型心肌病
HD	Huntington's disease	亨廷顿病
HDL	high-density lipoprotein	高密度脂蛋白
HELLP	haemolysis, elevated liver enzymes, low platelets	溶血、肝酶升高、低血小板
HF	heart failure	心力衰竭
HFEA	Human Fertilization and Embryo Authority	人类受精和胚胎管理局
HHT	hereditary haemorrhagic telangiectasia	遗传性出血性毛细血管扩张症
HLA	human leukocyte antigen	人类白细胞抗原
HLHS	hypoplastic left heart syndrome	左心发育不全综合征
HRM	high-resolution melt curve	高分辨率熔解曲线
IAA	interrupted aortic arch	主动脉弓中断
ICC	inherited cardiovascular condition	遗传性心血管疾病
ICD	implantable cardiac defibrillators	植入型心律转复除颤器

缩略词	英文	中文
ICR	imprinting control center	印记控制中心
IMD	inherited metabolic disease	遗传性代谢性疾病
INR	international normalized ratio	国际标准化比值
inv	inversion	倒位
IVC	inferior vena cava	下腔静脉
IVF	in vitro fertilization	体外受精
JVP	jugular venous pressure	颈静脉压
KSS	Kearns-Sayre syndrome	Kearns-Sayre 综合征
LA	left atrium	左心房
LAD	left axis deviation	电轴左偏
LAH	left anterior hemiblock	左前分支传导阻滞/左前半阻滞
LBBB	left bundle branch block	左束支传导阻滞
LCAT	lecithin-cholesterol acyltransferase	卵磷脂-胆固醇酰基转移酶
LCHAD	long chain 3-hydroxyl-acylCoA dehydrogenase deficiency	长链 3-羟基酰基辅酶 A 脱氢酶缺失
LCSD	left cardiac sympathetic nerve denervation	左心交感神经去除术
LEOPARD (syndrome)	multiple lentigines, ECG abnormalities, ocular hypertelorism, pulmonary stenosis, abnormal genitalia, retardation of growth, and deafness	猎豹（综合征）：多发雀斑样痣、心电图传导异常、眼距增宽、肺动脉狭窄、生殖器异常、生长迟缓和耳聋
LGE	late gadolinium enhancement	晚期钆增强
LGMD	limb girdle muscular dystrophy	皮带肌营养不良
LHON	Leber's hereditary optic neuropathy	Leber 遗传性视神经病变
LKAT	long-chain 3-ketoacyl-CoA thiolase deficiency	长链 3-酮脂酰基辅酶 A 硫解酶缺乏
LPL	lipoprotein lipase	脂蛋白脂肪酶
LQTS	long QT syndrome	长 QT 综合征
LS	Leigh syndrome	Leigh 综合征

续表

缩略词	英文	中文
L-TGA	congenitally corrected transposition of great arteries	先天性矫正型大动脉转位
LV	left ventricle	左心室
LVEF	left ventricular ejection function	左心室射血功能
LVH	left ventricular hypertrophy	左心室肥厚
LVNC	left ventricular non-compaction	左心室致密化不全
LVOTO	left ventricular outflow tract obstruction	左心室流出道梗阻
M	maternal	母体
MAD	multiple acyl-CoA dehydrogenase deficiency	多重酰基辅酶A脱氢酶缺乏
MCAD	medium chain acyl CoA dehydrogenase deficiency	中链酰基辅酶A脱氢酶缺乏
MD	muscular dystrophy	肌营养不良
MDT	multidisciplinary team	多学科团队
MELAS	mitochondrial encephalomyopathy with lactic acidosis and stroke syndrome	线粒体脑肌病，伴高乳酸血症和卒中样发作
MERFF	myoclonic epilepsy with ragged red fibres syndrome	肌阵挛癫痫伴破碎红纤维综合征
MFM	myofibrillar myopathy	肌原纤维肌病
MI	myocardial infarction	心肌梗死
MLPA	multiple ligation-dependent probe amplification	多重连接探针扩增技术
MNGIE	mitochondrial neurogastrointestinal encephalomyopathy	线粒体神经胃肠脑肌病
MPS	mucopolysaccharidoses	黏多糖贮积症
MRI	magnetic resonance imaging	磁共振成像
mRNA	messenger RNA	信使RNA
MRS	magnetic resonance spectroscopy	磁共振波谱
MS-PCR	mutation-specific PCR	突变特异性PCR

续表

缩略词	英　文	中　文
mtDNA	mitochondrial DNA	线粒体 DNA
MTHFR	5,10-methylenetetrahydrofolate reductase	5,10-亚甲基四氢叶酸还原酶
MTP	mitochondrial trifunctional protein deficiency	线粒体三功能蛋白缺失
MWT	maximal LV wall thickness	最大左心室壁厚度
MYOZ2	myozenin 2	肌原调节蛋白 2
NAR	nocturnal agonal respiration	夜间濒死状呼吸
NARP	neurogenetic weakness with ataxia and retinitis pigmentosa	神经遗传性虚弱伴共济失调和视网膜色素变性
NHAR	non-homologous allelic recombination	非同源等位基因重组
NPV	negative predictive value	阴性预测值
NS	Noonan syndrome	努南综合征
NSVT	non-sustained ventricular tachycardia	非持续性室性心动过速
NTBI	non-transferrin bound iron	非转铁蛋白结合铁
NTM	normal transmitting male	枕额围
OFC	occipito-frontal circumference	原位肝移植
PA	pulmonary atresia	肺动脉闭锁
PAH	pulmonary arterial hypertension	肺动脉高压
PAI1	Plasminogen activator inhibitor 1	纤溶酶原激活物抑制剂 1
PAVSD	pulmonary atresia ventricular septal defect with aortopulmonary collaterals	肺动脉闭锁伴室间隔缺损伴主肺动脉侧支
PCR	polymerase chain reaction	聚合酶链反应
PDA	patent ductus arteriosus	动脉导管未闭
PDE4D	phosphodiesterase 4D	磷酸二酯酶 4D
PEO	progressive external ophthalmoplegia	进行性眼外肌麻痹
PET	positron emission tomography	正电子发射体层成像
PGD	pre-implantation genetic diagnosis	植入前遗传学诊断

续表

缩略词	英文	中文
Pgp	P-glycoprotein	p糖蛋白
PLAX	parasternal long-axis view	胸骨旁长轴视图
PND	prenatal diagnosis	产前诊断
PPCM	peripartum cardiomyopathy	围产期心肌病
PPM	permanent pacemaker	永久起搏器
PPV	positive predictive value	阳性预测值
PS	pulmonary stenosis	肺动脉狭窄
PSAX	parasternal short-axis view	胸骨旁短轴视图
PWS	Prader-Willi syndrome	Prader-Willi综合征
QF-PCR	quantitative fluorescent PCR	荧光定量PCR
QTce	Q-Tend	Q波至T波末间期
QTcp	Q-Tpeak	Q波至T波峰顶间期
RBBB	right bundle branch block	右束支传导阻滞
RCM	restrictive cardiomyopathy	限制性心肌病
RNA	ribonucleic acid	核糖核酸
RQ-PCR	real-time quantitative PCR	实时定量PCR
RV	right ventricular	右心室
RVOT	right ventricular outflow tract	右心室流出道
S	sporadic	散发性
SADS	sudden arrhythmic death syndrome	心律失常性猝死综合征
SAM	systolic anterior motion	收缩期前向运动
SAP	serum amyloid P	血清淀粉样蛋白P
SCA	spinocerebellar ataxia	脊髓小脑共济失调
SCD	sudden cardiac death	心源性猝死
SCN5A	sodium voltage-gated channel alpha subunit 5	钠电压门控通道α亚基5
SDH	succinate dehydrogenase	琥珀酸脱氢酶

续表

缩略词	英文	中文
SLE	systemic lupus erythematosus	系统性红斑狼疮
SNHL	sensorineural hearing loss	感觉神经性耳聋
SNPs	single nucleotide polymorphisms	单核苷酸多态性
SQTS	short QT syndrome	短 QT 综合征
SR	sarcoplasmic reticulum	肌质网
SSFP GE	steady-state free procession gradient echo	稳态自由进动梯度回波
SVAS	supra valvar aortic stenosis	主动脉瓣上狭窄
SVT	supra ventricular tachycardia	室上性心动过速
T	thymine	胸腺嘧啶
T2D	diabetes type Ⅱ	2 型糖尿病
TA	tricuspid atresia	三尖瓣闭锁
TAA	thoracic aortic aneurysm	胸主动脉瘤
TAAD	thoracic aortic aneurysm with dissection	胸主动脉瘤伴夹层
TAPVC	total anomalous pulmonary venous connection	完全性肺静脉异位连接
TAPVR	total anomalous pulmonary venous return	完全性肺静脉异位回流
Tcp-e	corrected Tpeak-Tend interval	校正后 T 波峰－末间期
TDI	tissue Doppler imaging	组织多普勒成像
TdP	torsades de pointes	尖端扭转型室性心动过速
TDR	transmural dispersion of repolarization	跨壁复极弥散度
TFR2	transferrin receptor 2	转铁蛋白受体 2
TGA	transposition of great arteries	大动脉转位
TGF	transforming growth factor	转化生长因子
TIA	transient ischemic attack	短暂性脑缺血发作
TIMP1	tissue inhibitor of metalloproteinases 1	金属肽酶抑制剂 1

续 表

缩略词	英文	中文
TNNI3	cardiac troponin I	心肌肌钙蛋白 I
TNNC1	cardiac troponin C	心肌肌钙蛋白 C
TNNT2	cardiac troponin T	心肌肌钙蛋白 T
TIMP3	tissue inhibitor of metalloproteinases 3	金属肽酶抑制剂 3
TOF	tetralogy of Fallot	法洛四联症
TPM1	tropomyosin 1	原肌球蛋白 1
TP-PCR	tandem-primer PCR	串联引物 PCR
TSE	turbo spin echo	快速自旋回波
TTN	titin	肌联蛋白
TTR	tranthyretin	甲状腺素转运蛋白
TWI	T-wave inversion	T 波倒置
ULSR	upper:lower segment ratio	上部与下部的比值
UPD	uniparental disomy	单亲二倍体
USS	ultrasound scan	超声波扫描
VCFS	velocardiofacial syndrome	腭心面综合征
VF	ventricular fibrillation	心室颤动
VLCAD	very long-chain acyl-CoA dehydrogenase deficiency	超长链酰基辅酶 A 脱氢酶缺失
VO_2	oxygen consumption	耗氧量
VSD	ventricular septal defect	室间隔缺损
VT	ventricular tachycardia	室性心动过速
WHO	World Health Organization	世界卫生组织
WPWS	Wolff-Parkinson-White syndrome	沃-帕-怀综合征
XL-R	X-linked recessive	X 连锁隐性

词 汇 表

近端着丝染色体（acrocentric chromosome） 着丝粒中靠近一端的染色体。

等位基因（allele） 位于一对同源染色体基因座上，不同形态的基因，例如 *LQTS1* 等位基因（*KCNQ1*）中的不同突变。

等位基因异质性（allelic heterogeneity） 对于一个基因的不同等位基因，引起相同或相似的表现型。

选择性剪接（alternative splicing） 一种调节机制，通过这种机制，基因的编码区（外显子）的变异掺入信使RNA（mRNA）中，导致产生一种以上相关蛋白质或同工型蛋白质。

氨基酸（amino acid） 蛋白质的化学亚基。多个氨基酸由肽键连接，聚合形成线性的链，被称为多肽。所有蛋白质都由20种天然存在的氨基酸组成。

扩增阻滞突变系统（amplification refractory mutation system，ARMS） 一种等位基因特异性PCR扩增反应。

致心律失常性右心室心肌病（arrhythmogenic right ventricular cardiomyopathy，ARVC）、致心律失常性右心室发育不全（arrhythmogenic right ventricular dysplasia，ARVD） 一个新名词，致心律失常性心肌病（AC），由于在大多数ARVC/ARVD病例中累及双心室，因此首选。

微阵列比较基因组杂交（array comparative genome hybridization，Array CGH） 使用竞争性荧光原位杂交来检测染色体区域的扩增或缺失。这项技术已经取代了传统染色体分析（用于调查有躯体和学习困难的儿童）。该方法还曾用于肿瘤分子细胞遗传分析。

常染色体（autosome） 除了性染色体（X 或 Y）和线粒体染色体以外的染色体。

同合性（autozygosity） 在近亲婚配的人群中，血缘一致的等位基因的纯合性。在这种情况下，在常染色体隐性疾病中定位杂合等位基因的实验室方法被描述为同合性定位。

碱基（base） 核酸（DNA 或 RNA）的化学成分，包括腺嘌呤（A）、胸腺嘧啶（T）、胞嘧啶（C）和鸟嘌呤（G，仅存在于 DNA）或尿嘧啶（U，仅存在于 RNA），也被称为核苷酸。

碱基对（base pairs） 双螺旋中，核酸分子腺嘌呤与胸腺嘧啶（A=T）配对，胞嘧啶与鸟嘌呤（C=G）碱基配对。

碱基替换（base substitution） 核苷酸种类的置换，这种替换可能改变遗传密码，也可能不改变遗传密码。

携带者（carrier） 没有疾病表现型的个体，但携带隐性疾病等位基因（杂合），并且可以遗传给下一代。

携带者检测（carrier testing） 用于确定个体是否携带一个拷贝的特定隐性疾病的基因变异。

着丝粒（centromere） 染色体中心附近的狭小区域，在细胞分裂中起关键作用。

染色体（chromosome） 一种亚细胞结构，包含和传递生物体遗传物质。

染色体涂染（chromosome painting） 使用 FISH 方法对整个染色体进行荧光标记，其中不同标记探针各自由来自单条染色体的不同 DNA 序列的复杂混合物组成。

临床敏感性（clinical sensitivity） 检测呈阳性，判断为具有疾病表现型的人的比例。

临床特异性（clinical specificity） 检测呈阴性，判断为没有疾病表现型的人的比例。

编码序列（coding sequence） 基因（DNA 序列）中转录成 mRNA 的部分（外显子）。

密码子（codon） DNA 或 RNA 的三碱基序列，明确规定了单个氨基酸。

复杂疾病/性状（complex disease/trait） 不是严格按照孟德尔遗传（显性、隐性或性连锁）产生的表现型，可能涉及几个基因之间或基因与环境之间的相互作用，例如原发性高血压、冠状动脉疾病、肥胖症和2型糖尿病。

先天性（congenital） 从出生起就存在的性状、疾病或异常。

同血缘（consanguinity） 有共同祖先的两个人之间的婚姻，通常是堂兄妹之间的婚姻；在一些共享社会、文化和宗教信仰的社区中的常见做法；在遗传学术语中，若同血缘个体后代的等位基因杂合，称为"亲缘系数"；若后代的等位基因纯合，称为"近交系数"。

拷贝数（copy number） 基因组中特定DNA序列的不同拷贝的数量。拷贝数变异（CNV）是指拷贝数序列的变异，可能对某些复杂疾病性状具有重要意义。

扩张型心肌病（dilated cardiomyopathy，DCM）

除颤（defibrillation） 通过输送到心脏组织的高能直流电终止不稳定的、危及生命的室性心律失常。除颤放电通常会使心脏恢复正常节律。

二倍体（diploid） 由每条染色体的两个同源拷贝组成的基因组（每个细胞中包含的总DNA含量）。

疾病表达（disease expression） 致病基因型在表现型中显现出来。

疾病管理（disease management） 在整个疾病过程中寻求管理和改善患者或人群的健康状况的连续、协调的医疗保健过程。也指的是多学科团队管理。

疾病表现型（disease phenotype） 包括通过大体解剖学、组织学和分子病理学变化判断出的组织中的疾病相关变化。

脱氧核糖核酸（DNA） 由骨架上的四种碱基（腺嘌呤、胞嘧啶、鸟嘌呤和胸腺嘧啶）组成的脱氧核糖核酸。

克隆（DNA cloning） 在合适宿主机体中，对连接到合适载体中的DNA序列进行复制。

DNA指纹（DNA fingerprinting） 在Southern印迹上，使用高变小卫星探针，产生个体特异性条带以鉴定个体或关系。该技术现在被使用群体特异性SNP阵列分析的SNP所取代。

词汇表 | 003

DNA 测序（DNA sequencing） 可以确定 DNA 分子中碱基对顺序的技术。常规 Sanger 测序方法用于验证来自下一代测序的测序结果。

DNA 变异（DNA variant） 特定基因的 DNA 分子中的序列变异，不一定致病。例如肥厚型心肌病患者中肌球蛋白结合蛋白 C3（*MYBPC3*）基因的变异。

结构域（domain） 蛋白质的离散部分，具有自身功能。单个蛋白质中结构域的组合决定了该蛋白质的整体功能。

显性（dominant） 当以杂合形式存在时，产生其特征表现型的等位基因（或由该等位基因编码的性状）。

显性负效突变（dominant negative mutation） 一种导致突变型基因产物的突变，该突变型基因产物可以抑制杂合子中野生型产物的功能。

双心腔起搏器（dual chamber pacemaker） 起搏器具有两根导线，一根安置在心房，一根安置在心室，这种起搏器可以感知和起搏心房和心室，人工恢复心脏的自然收缩顺序，这种起搏方式也被称为生理性起搏。

电生理研究（electrophysiologic study, EPS） 为了诊断心律失常，使用程序化的刺激评估心脏的电活动。

胚胎干细胞（embryonic stem cells, ES cells） 一种来源于胚胎的未分化的细胞系，具有多潜能分化的特性。

外显子（exon） 在基因中，编码所有功能产物的组成部分。外显子代表了成熟 mRNA 产物，在成熟 mRNA 产物中，所有内含子的部分被剪接去除，外显子的作用是蛋白质合成的模板。

环境因素（environmental factors） 环境因素包括化学物质、饮食因素、抗感染制剂、躯体和社会因素等。环境因素可能与一些基因相互作用，进而导致疾病。

酶（enzyme） 一种具有生物催化功能的蛋白质，它们控制着生物反应的速率，但是不改变反应物的化学结构。

表观遗传（epigenetic） 遗传学术语，描述不是突变，但是改变基因表达的现象，诸如甲基化和组蛋白修饰。

常染色质（euchromatin） 核基因组中含有转录活性 DNA 的部分，与异染色质不同，常染色质采用相对延伸的构象。

真核生物（eukaryote） 一类生物体，这类生物的细胞内部显示出膜包被细胞器的形式，包括动物、植物、真菌和藻类。

家族史（family history） 临床遗传学必不可少的工具。解释家族史时，可能会因为许多因素而变得复杂，包括家族规模小，信息不完整，错误的家族史和血缘关系，外显率变异和目前缺乏对多基因疾病（复杂疾病）中涉及众多基因的深入了解。

荧光原位杂交（fluorescence in situ hybridization, FISH） 染色体原位杂交的一种方法，核酸探针被荧光基团标记，荧光基团是一种当暴露于 UV 辐射时，可以发出荧光的化学基团。

始祖突变（founder mutation） 少数民族移民群体中存在的特定基因的特定突变，这种现象在土著居民中很普遍存在。

框移突变（frame-shift mutation） 增加（重复）或缺失一定数量的碱基，但是数量不是三的倍数，进而导致基因阅读框的偏移。这种偏倚导致基因突变下游所有的阅读框发生变异，比如，导致过早产生终止密码子，进而产生截短的蛋白质产物。

功能基因组学（functional genomics） 开发和应用相关技术，研究基因及其产物的功能，相互作用，以及基因产物与环境因素相互作用的机制的一门学科。

功能增强（gain-of-function） 一些基因突变导致产生的蛋白质具有新功能或使蛋白质功能增强，这类突变通常是杂合性的。

基因（gene） 遗传的基本单位。在分子生物学术语中，基因包括一条长的 DNA，编码功能性产物，这些功能性产物可以是多肽或核糖核酸。多肽包括蛋白质和酶的整体或组成部分。基因还包括编码区之前和之后的区域，以及内含子和外显子。基因的边界通常不明确，因为许多启动子和增强子区域分散在很广阔的碱基序列区间上，它们都可能影响转录。

基于基因的治疗（gene-based therapy） 指所有使用遗传物质或靶向作用于遗传物质的治疗方案。包括：① 转染（引入遗传信息被修饰的细胞）。② 反义疗法。③ 裸 DNA 疫苗接种。

基因表达 / 密码（gene expression） 基因编码区核苷酸碱基顺序与多肽产物氨基酸顺序之间的关系。遗传密码是通用的，三字母，非重叠密码，使得每组三碱基

（称为密码子），指定 20 个氨基酸中的某一个定位于多肽链产物中的特定位置。

遗传咨询（genetic counselling） 为患者和其他家庭成员提供有关遗传病情的信息，并帮助他们做出决定。对于患有遗传疾病，或有患遗传疾病风险的个人和家庭来说，这是一个重要的过程。

基因工程（genetic engineering） 使用分子生物学技术，如限制性内切酶、连接和克隆，在生物体之间转移基因，也称为重组 DNA 技术。

遗传流行病学（genetic epidemiology） 一个研究领域，在这个领域中主要目标是寻找表现型趋势与种群遗传变异之间的相关性。

基因治疗（gene therapy） 涉及用健康基因替换、操纵和补充无功能基因的治疗性医疗过程。基因治疗既可以靶向体细胞（躯体），也可以靶向生殖细胞，如卵子和精子。在体细胞基因治疗中，接受者的基因组被改正，但这种改正不会遗传给下一代。而在生殖细胞基因治疗中，父母卵子、精子的遗传信息被改正，目的是将这些改正的遗传信息传递给他们的后代。

遗传易感性（genetic susceptibility） 由于个体基因组中存在特定等位基因或若干等位基因组合，而导致个体存在易患特定疾病的倾向。

遗传筛查（genetic screening） 检测特定人群，识别高风险个体，他们往往携带或传递特异性遗传疾病。

遗传学检测（genetic test） 对人类 DNA、RNA、基因和染色体进行分析，检测那些遗传性和获得性的基因型。另外，对人类蛋白质和某些代谢物进行分析，主要目的是检测遗传性或获得性的基因型、突变和表现型的，也可以包括在遗传学检测的范畴内。

遗传学检测（genetic testing） 严格来说是指检测家族成员中存在的已知特定染色体和 DNA 异常。DNA 包括核 DNA 和线粒体 DNA。遗传学检测包括诊断性遗传学检测（产前或产后）、症状前遗传学检测、预测性遗传学检测和确定携带者状态。应通过"非评判性和非指导性"的遗传咨询过程，向有关个人提供关于遗传学检测所有方面的全部信息。大多数实验室要求正式充分地告知，签署知情同意后，再进行遗传学检测。遗传学检测通常包括基于 DNA 或 RNA 的单基因变异、复杂基因型、获得性突变和测量基因表达量。需要流行病学研究来确定每种检测方法的临床有效性，敏感性、特异性和预测价值。

基因组（genome） 生物体、细胞、细胞器和病毒的全套染色体和染色体外 DNA 或 RNA。

基因组学（genomics） 研究基因组及其功能的学科。基因组学这个术语通常用于指对多个基因、基因产物和区域的遗传物质（DNA 和 RNA）进行大规模、高通量分子分析。此外，基因组学这个术语还包括比较各种物种，研究它们的进化及相互关联。

基因型（genotype） 生物体的基因组构成，通常用于指特定的疾病和性状。

生殖细胞系（germ-line cells） 一种具有单倍体染色体的细胞（也称为配子）。在动物中是指精子和卵子，在植物中是指花粉和卵子。

生殖细胞系嵌合（germ-line mosaic） 个体携带了突变的生殖细胞系亚群，这类亚群在其他生殖细胞系中未发现。与生殖细胞系嵌合类似表达的其他术语包括生殖细胞嵌合、生殖腺镶嵌，生殖细胞和体细胞均发生嵌合。

生殖细胞系突变（germ-line mutation） 生殖细胞（卵子或精子）中的基因变异，这种变异被整合到后代身体每个细胞的 DNA 中，生殖细胞突变由父母传给后代，也称为垂直遗传突变（hereditary mutation）。

肥厚型心肌病（hypertrophic cardiomyopathy, HCM）

单倍体（haploid） 描述每条染色体只有一个拷贝的细胞，这类细胞通常是配子。人类是 23 条染色单体。

单倍体基因型（haplotype） 简称单倍型，指特定染色体上一系列紧密相连的基因座，它们往往作为一个整体一起垂直遗传。

异质性（heterogeneous） 同一种疾病和病症的不同基因、不同遗传机制、不同突变、表现型和临床表现。本文中的各种术语包括遗传异质性、基因座异质性、突变异质性、等位基因异质性、表现型异质性和临床表现异质性。

杂合子（heterozygote） 指在确定的染色体基因座处特定的等位基因。杂合子是指在两条同源染色体中，每一条上具有不同的等位基因的状态。

杂合性（heterozygosity） 在个体或群体中，表现出等位基因不同的状态。杂合性是遗传多样性的量度。

纯合子（homozygote） 指两条同源染色体上存在相同的等位基因的状态。

植入型心律转复除颤器（implantable cardioverter defibrillator, ICD） ICD 是一种用于治疗快速心律失常的植入装置。ICD 使用几种类型的治疗，包括心律转复、除颤和抗心动过速起搏。

印记（imprinting） 起源于亲本（母本或父本）的表现型效应。遗传印记是表观遗传学中的一个重要现象。

内含子（intron） 真核生物基因内的非编码序列，它们分隔开外显子（编码区）。在转录后，在蛋白质翻译（合成）之前，在基因产生的 mRNA 过程中，内含子被剪接去除。

同源异构体/同工酶（isoforms/isozymes） 蛋白质和酶的选择表达形式。

计算机分析（in silico analysis） 基于计算机分析的 DNA 或 RNA 多态性的生物学意义。

体外（in vitro） 生物体外部，证实分子和病理变化的试验过程。

长 QT 综合征（long QT syndrome, LQTS）

连锁（linkage） 位于同一染色体上的若干基因或多态性紧密靠近，倾向于共同垂直遗传。

连锁分析（linkage analysis） 通过测量表现型和遗传标记之间的重组率，在染色体上定位基因的过程。用 Lod 评分（log of the odds）评价连锁的程度。

连锁不平衡（linkage disequilibrium） 在群体中，相近等位基因的基因座非随机关联。

基因座（locus） 染色体上特定的位点。基因或其他 DNA 标志位于这些位点上。

Lod 评分（Lod score） 基因座之间遗传连锁可能性的量度：$> +3$ 通常视为有连锁的证据；<-2 通常认为是没有连锁的证据。

功能丧失突变（loss-of-function mutation） 某些基因突变降低了基因产物的产生和功能，或两者均是。通常用于描述肿瘤抑制基因。

杂合性丢失（loss of heterozygosity, LOH） 一条染色体上等位基因缺失，可以通过检测个体在组成上是否是杂合标志物来证实。

莱昂作用（lyonization） 哺乳动物 X 染色体随机失活的过程。

减数分裂（meiosis） 减数分裂只发生在睾丸和卵巢中，产生单倍体细胞，包括精子和卵子。

孟德尔遗传学（Mendelian genetics） 经典遗传学，关注具有高外显率的单基因性状。孟德尔遗传学用于讨论遗传模式的真正的范式，因为单基因病被熟知。

信使 RNA（messenger RNA, mRNA） 一种 RNA 分子，以细胞核中的 DNA 为模板（基因）合成，并转运到细胞质中的核糖体。在核糖体内，mRNA 充当蛋白质合成（翻译）的模板。

微阵列-诊断（microarrays-diagnostics） 一种快速发展的工具，越来越多地用于制药和基因组学研究，并有应用于高通量诊断装置的潜力。微阵列可以由 DNA 序列和蛋白质分子制成。DNA 序列包括已知基因突变和多态性。

微卫星 DNA（microsatellite DNA） 小的短串联重复 DNA 序列，通常长度小于 0.1 kb。

小卫星 DNA（minisatellite DNA） 中等长度的短串联重复 DNA 序列，通常长度 0.1 至 20 kb。高度变异的小卫星 DNA 是 DNA 指纹和许多可变数目串联重复（variable number tandem repeat, VNTR）标志物的基础。

错义突变（missense mutation） 单个 DNA 碱基的替换，由特定的密码子产生替代氨基酸。

线粒体（mitochondria） 一种存在于真核生物细胞中的细胞器，能够进行有氧呼吸，产生能量，驱动细胞的生物过程。每一个线粒体内含有少量的环状 DNA，编码少量基因，大约 50 个。

有丝分裂（mitosis） 体细胞的细胞分裂。

嵌合体（mosaic） 遗传嵌合体是个体遗传了两个或两个以上不同的细胞系，这些细胞系来源于单个受精卵。

突变（mutation） 可能导致疾病的 DNA 水平改变，分为致病性、可能致病性、非致病性或良性。突变可以定义为无义（终止转录）、错义（改变氨基酸序列）、移码（改变遗传密码的相位，并且最终停止转录）、剪接位点（改变加工后的 mRNA）、缺失（去除一个或多个核苷酸）、重复（一个或多个核苷酸的重复）、插入（添加一个或多个核苷酸）和串联重复扩增（重复 DNA 区域的扩增）。

下一代测序（next generation sequencing） 使用集成自动测序仪分析 DNA 或 RNA 的序列信息。可以针对单个基因、基因集和目标变异进行测序。

非编码序列（non-coding sequence） 不翻译成蛋白质的 DNA 区域。一些非编码序列是基因的调控部分，另一些可能是某些结构，如端粒、着丝粒，其余的有可能没有任何功能。

核苷酸（nucleotide） 核苷酸是 DNA 或 RNA 分子的分子基础。碱基是核苷酸的基础分子（腺嘌呤、胞嘧啶、鸟嘌呤和胸腺嘧啶，在 DNA 的情况下），碱基与糖分子（脱氧核糖或核糖）和磷酸基团连接（碱基），组成核苷酸。

无义突变（nonsense mutation） 单个 DNA 碱基的替换，形成了终止密码子，进而导致转录终止，蛋白质长度截短。

孟德尔人类遗传数据库（Online Mendelian Inheritance in Man, OMIM） 这是一个在线定期更新的人类遗传性疾病和表现型性状的电子目录，可在 NCBI 网站上访问。每个条目由一组数字（OMIM 号）进入。

致病性（pathogenic） DNA 分子突变或变异导致蛋白质缺失、异常和截短，与疾病表现型密切相关。

外显率（penetrance） 对特定显性遗传性状，具有杂合基因型个体出现特定相关表现型的比例。

脉冲场凝胶电泳（pulse field gel electrophoresis, PFGE） 一种凝胶电泳的形式，可以分离大分子级的 DNA。目前不常用，很大程度上被下一代测序分析取代。

药物基因组学（pharmacogenomics） 鉴定影响药物疗效或毒性个体差异的基因，以及这些遗传信息在临床实践中的应用。

表现型（phenotype） 由特定基因、环境因素或上述两者引起的临床表现和其他任何表现，如生化免疫学改变。

点突变（point mutation） 正常 DNA 序列中，单个碱基被替换。

多基因性状（polygenic trait） 由多个基因座的联合作用决定的特征和性状，每个基因座的作用都很小，又被称为复杂性状。

拟表现型（phenocopy） 具有相似表现型的个体，但是尚没有认识到相关基因型；例如扩张型心肌病的非遗传性和遗传性。

聚合酶链反应（polymerase chain reaction, PCR） 一种扩增 DNA 特定片段的分子生物学方法。

多态性（polymorphism） 参见 DNA 变异，未被评估为致病性的 DNA 水平上的变异。多态性可以是同义的，氨基酸未发生改变，也可以是非同义的，氨基酸发生了改变。

多肽（polypeptide） 蛋白质分子由通常以三螺旋方式排列的不同链组成。单个链由各种氨基酸组成，每个氨基酸具有特定的密码子（参见密码子）。

植入前遗传诊断（pre-implantation genetic diagnosis, PGD） 体外受精后，对植入前的胚胎进行遗传诊断，判断是否存在遗传疾病。

产前诊断（prenatal diagnosis） 对发育中胎儿进行遗传诊断，判断是否存在遗传疾病。

症状前检测（presymptomatic test） 对有家族史个体进行预测性遗传学检测。从历史上看，该术语一直用于检测疾病或病症，检测结果呈阳性的个体患该病的可能性高。如亨廷顿病，此病因为外显率非常高而闻名。

引物（primer） 一条短的核酸序列，通常是合成的寡核苷酸，其特异性结合靶核酸序列的单链，并通过合适的聚合酶，启动互补链的合成。

探针（probe） 是以某种方式标记的 DNA 或 RNA 片段，探针用于分子杂交试验，鉴定和识别 DNA 或 RNA 序列。

预测性检测（predictive testing） 对有家族史，遗传风险增加的个体进行基因检测。在提供预测性基因检测之前，应了解家族中的特定突变，并向患者提供充分的咨询和告知。

报告时间（reporting time） 从实验室收到患者样本，到出具分析报告的时间。

隐性（recessive） 在杂合状态下，等位基因没有表现型效应。

核糖核酸（sibonucleic acid, RNA） 包含由四种核苷酸亚基组成的线性单链核酸分子，四种核苷酸分别是腺嘌呤、胞嘧啶、鸟嘌呤和尿嘧啶。RNA 有三种类型：信使 RNA、转运 RNA 和核糖体 RNA。

分离（segregation） 在减数分裂期间，染色体及其携带的等位基因的分离。在配子（和子代）中，不同染色体上的等位基因随机分离。

分离分析（segregation analysis） 分析亲属关系中特定遗传性状和表现型的传递状态和分布模式。

性染色体（sex chromosome） 决定生物体性别的一对染色体。在人类中，1条X染色体和1条Y染色体构成男性，而女性有2条X染色体。

单核苷酸多态性（single-nucleotide polymorphism, SNP） 基因组序列中常见的变异，人类基因组包含约1 000万个SNP。

体细胞（somatic） 体内所有生殖细胞系以外的细胞。

印迹杂交（southern） 一种分子杂交形式，其中靶核酸由DNA分子组成，所述DNA分子已经通过凝胶电泳进行层析，随后转移到硝酸纤维素或尼龙膜上。现在不常用，除非某些基因组区域的定量分析可能很重要，例如三核苷酸（三联体）重复分析。

剪接（splicing） 在翻译前，在信使RNA中除去内含子，使外显子相互连接的过程。

干细胞（stem cell） 根据所接受的环境刺激，有潜能分化成各种不同类型细胞的细胞。

终止密码子（stop codon） 导致基因转录终止的密码子，而不是添加氨基酸的密码子。三个终止密码子分别是TGA、TAA和TAG。

心源性猝死（sudden cardiac death, SCD） 症状发作后1小时内因心脏原因引起的死亡，心源性猝死之前无预警，通常由心室颤动引起。

端粒（telomere） 染色体的末端结构。

转录（transcription） 利用RNA聚合酶，以DNA为模板，产生互补RNA分子的基因表达的过程。

翻译（translation） 将mRNA信息转化成为多肽链的生物学过程。

X染色体失活（X-chromosome inactivation） 在哺乳动物中，通过特殊的遗传印记，两条X染色体其中一条随机地失活。

目 录

第 1 章　背景简介 ……………………………………………… 001
　　　　　Introduction

第 2 章　基因、基因组和遗传模式 …………………………… 003
　　　　　Genes, genome, and inheritance patterns

第 3 章　遗传学实验室的检测技术 …………………………… 021
　　　　　Genetic laboratory techniques

第 4 章　遗传咨询 ……………………………………………… 037
　　　　　Genetic counselling

第 5 章　先天性心脏病 ………………………………………… 047
　　　　　Congenital heart disease

第 6 章　马方综合征和相关的遗传性结缔组织病 …………… 065
　　　　　Marfan syndrome and related inherited disorders of connective tissue

第 7 章　心肌病 ………………………………………………… 093
　　　　　Cardiomyopathies

第 8 章　遗传性心律失常和传导异常 ………………………… 187
　　　　　Inherited arrhythmias and conduction disorders

第 9 章　神经肌肉疾病和代谢性疾病 ………………………… 225
　　　　　Neuromuscular disorders and metabolic disease

第 10 章　线粒体心血管疾病 ·· 251
　　　　　Mitochondrial cardiovascular diseases

第 11 章　家族性高胆固醇血症 ··· 263
　　　　　Familial hypercholesterolaemia

第 12 章　冠状动脉疾病和心肌梗死 ·· 269
　　　　　Coronary artery disease and myocardial infarction

第 13 章　肺动脉高压 ·· 275
　　　　　Pulmonary arterial hypertension

第 14 章　遗传性出血性毛细血管扩张症 ·· 281
　　　　　Hereditary haemorrhagic telangiectasia

第 15 章　心脏和遗传性血液异常 ··· 285
　　　　　The heart and inherited haematological disorders

第 16 章　卒中 ··· 297
　　　　　Stroke

第 1 章
背景简介
Introduction

距离首次发现以肥厚型心肌病为代表的遗传性心脏疾病相关的基因突变，已经过去 30 多年了。从那时起，临床遗传学家逐渐阐明了遗传性心肌病，离子通道病和大血管疾病的遗传层次结构，还发现了常见风险等位基因变异在诱发常见心血管疾病中的作用。

《遗传性心血管疾病》的目标是描述与日常心血管疾病临床实践相关的临床遗传学基本原理，广泛总结心血管系统遗传疾病的病因学、临床表现、诊断和治疗等方面。第一版出版之后，测序技术已经取得了长足的进步，这加速了遗传学知识向临床应用的转化，而且催生了直接面向消费者的商业化遗传学检测。医疗专家较之以往更迫切地需要掌握遗传学的基本原理，他们还意识到在以往的医疗实践中，可能忽略了遗传性心血管疾病。

遗传性心血管疾病的概念范围广泛，包括胎儿心血管疾病、先天性心脏病、心肌病、心律失常、血管和淋巴疾病等一系列疾病。心血管疾病还是许多疾病的特征表现，包括畸形综合征，代谢性疾病，遗传性血脂异常，神经肌肉疾病，结缔组织疾病和遗传性血液疾病等。

我们在保留第一版结构的基础上，对手册第二版的结构进行了更新。我们把每一种疾病列在副标题下，而总体的内容编排包括临床概述（包含流行病学），诊断性检测和相关的治疗方法，并且对特殊检查相关的内容单独分开加以描述。此外，内容编排还包括了多系统遗传疾病，因为其临床表现经常涉及心血管系统。其中的心血管疾病还需要与获得性心血管疾病进行鉴别诊断，因为两者的临床表现类似。

第 2 章
基因、基因组和遗传模式
Genes, genome, and inheritance patterns

人类基因组	004
基因表达和遗传密码	005
突变和多态性	007
正常染色体结构	008
染色体病	009
孟德尔遗传	012
多因素和多基因遗传	014
全基因组关联分析	016
非传统遗传模式	016

人类基因组

人类基因组（human genome）这个术语用于描述人类细胞内包含的所有遗传信息（genetic information）。遗传信息的绝大部分是复杂的核基因组（nuclear genome），极小部分是简单的线粒体基因组（mitochondrial genome）。在上述两种基因组内，遗传信息均由脱氧核糖核酸（deoxyribonucleic acid, DNA）编码。

DNA 是由两条链组成的分子，每一条链由核苷酸（nucleotide）亚基组成。核苷酸亚基依次由 2-脱氧核糖（2-deoxyribose）、磷酸基团（phosphate group）和碱基（base）组成。碱基有四种，分别是腺嘌呤（adenine, A）、鸟嘌呤（guanine, G）、胞嘧啶（cytosine, C）和胸腺嘧啶（thymine, T）。DNA 的两条链相互缠绕，

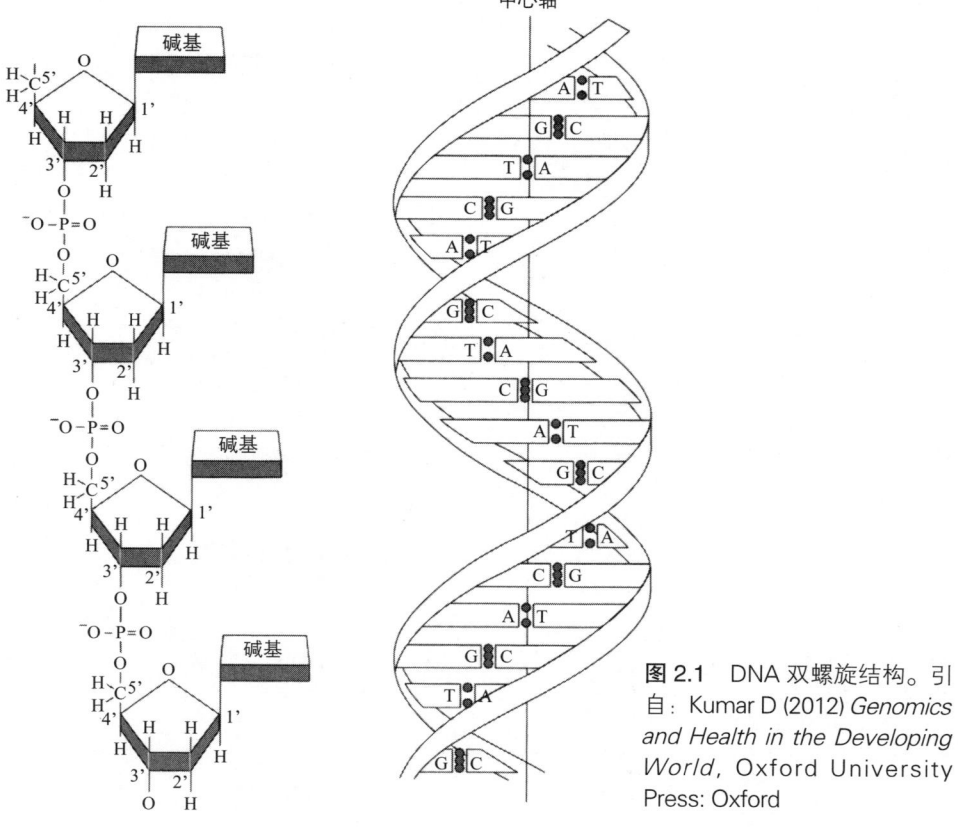

图 2.1　DNA 双螺旋结构。引自：Kumar D (2012) *Genomics and Health in the Developing World*, Oxford University Press: Oxford

形成双螺旋（double helix）结构。在 DNA 双螺旋结构中，磷酸和 2-脱氧核糖形成骨架，朝向外侧，而碱基对在内侧。DNA 双螺旋结构的两条链以碱基互补的方式排列。在碱基对中，A 与 T 配对，G 与 C 配对（图 2.1）。在 DNA 聚合物之一的 3′ 末端（3′UTR），脱氧核糖有一个暴露的羟基，而在另一侧的 5′ 末端（5′UTR），脱氧核糖有一个暴露的磷酸基。

基因（gene）是 DNA 内的核苷酸序列，这些核苷酸序列编码有功能的分子。在人类 DNA 上大概有 20 000 多个编码蛋白质的基因。此外，相当比例的人类基因组由重复 DNA 和非编码 DNA 组成。除了编码蛋白质序列之外，基因还由许多其他元件组成，包括调节序列。图 2.2 示在真核生物中，编码蛋白质基因的一般结构。

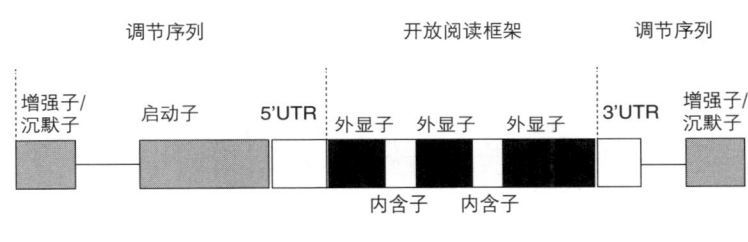

图 2.2　基因的结构

基因表达和遗传密码

基因表达（gene expression）是指基因内编码的遗传信息通过转录（transcription）和翻译（translation）合成蛋白质的过程（图 2.3）。转录是指在细胞核中通过基因序列合成信使 RNA（messenger RNA, mRNA），并且去除掉内含子的剪接过程。翻译是指加工后的 mRNA 序列编码氨基酸的过程。在细胞质中，这些氨基酸连接起来，合成特定的多肽，进而形成蛋白质。

遗传密码（genetic code）

RNA 合成和随后的多肽合成是由基因的遗传密码直接控制的。遗传密码是三字母密码，被称为密码子（codon），每个位置上，碱基的可能性有四种（A、T、C 和 G）。遗传密码是一种冗余密码，明确规定了 20 种不同的氨基酸，每种氨基酸平均由三种不同的密码子编码（表 2.1）。遗传密码还包括终止密码子（termination codon，或称 stop codon），终止密码子明确规定了翻译结束。

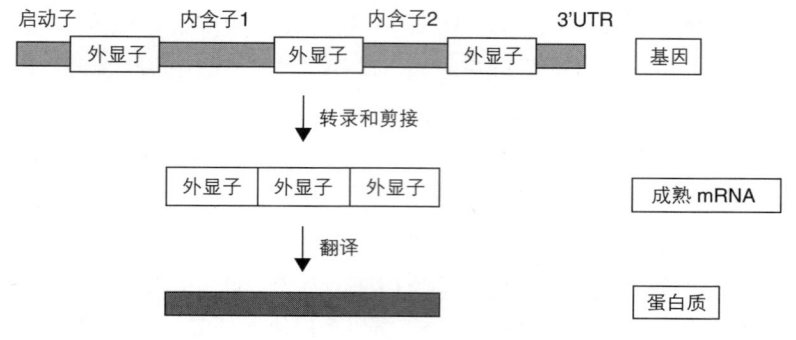

图 2.3 转录和翻译

表 2.1 核基因组的遗传密码

AAA	赖氨酸（Lys）	CAA	谷氨酰胺（Gln）	GAA	谷氨酸（Glu）	TAA	终止（STOP）
AAG		CAG		GAG		TAG	
AAC	天冬酰胺（Asn）	CAC	组氨酸（His）	GAC	天冬氨酸（Asp）	TAC	酪氨酸（Tyr）
AAT		CAT		GAT		TAT	
ACA	苏氨酸（Thr）	CCA	脯氨酸（Pro）	GCA	丙氨酸（Ala）	TCA	丝氨酸（Ser）
ACG		CCG		GCG		TCG	
ACC		CCC		GCC		TCC	
ACT		CCT		GCT		TCT	
AGA	精氨酸（Arg）	CGA	精氨酸（Arg）	GGA	甘氨酸（Gly）	TGA	终止（STOP）
AGG		CGG		GGG		TGG	色氨酸（Trp）
AGC	丝氨酸（Ser）	CGC		GGC		TGC	半胱氨酸（Cys）
AGT		CGT		GGT		TGT	
ATA	异亮氨酸（Ile）	CTA	亮氨酸（Leu）	GTA	缬氨酸（Val）	TTA	亮氨酸（Leu）
ATG	甲硫氨酸（Met）	CTG		GTG		TTG	
ATC	异亮氨酸（Ile）	CTC		GTC		TTC	苯丙酰胺（Phe）
ATT		CTT		GTT		TTT	

注：线粒体基因组的遗传密码与核基因组的遗传密码非常相似，只是有少数密码子不相同（未显示）。

突变和多态性

基因内或附近的遗传密码改变，既有可能是导致疾病的突变（mutation），又有可能是沉默的（不引起疾病的）多态性（polymorphism），取决于由变异基因编码的蛋白质是否与原蛋白质存在明显的差异。突变可引起蛋白质功能改变或蛋白质合成减少。而多态性可以通过遗传密码的冗余性，合成完全相同的蛋白质，或者通过氨基酸链结构的容忍性（tolerated），即使氨基酸序列发生了改变，仍不影响蛋白质功能。

突变

核苷酸替换（nucleotide substitution）
- 无义突变（nonsense mutation）或终止突变：是指过早地插入终止密码子，导致蛋白质提早截断。
- 错义突变（missense mutation）：是指正常的氨基酸被另一个氨基酸替换，导致蛋白质功能改变，这可能导致蛋白质功能丧失或者增强。

移码突变（frameshift mutation）
- 是指缺失或插入一个或几个碱基。如果缺失或插入的碱基是非3的倍数，就会扰乱遗传密码的阅读框，导致该基因相应的编码序列发生改变。
- 如果缺失或插入的碱基是3的倍数，遗传密码的阅读框没有被扰乱。尽管如此，增加或者去除的氨基酸仍然有可能导致蛋白质功能改变。

剪接位点突变（splice site mutation）
- 是指外显子与内含子边界的序列发生改变，可使错误剪接的内含子出现在mRNA中。剪接位点突变还可能位于内含子深处。
- 剪接位点突变还可能导致多肽的截断、缺失或者获得若干个氨基酸。

串联重复扩展（tandem repeat expansion）
- 串联重复的碱基既可以位于外显子内部，又可以位于外显子外部。这些串联重复的碱基不稳定，能够扩展到一定长度。某些扩展的碱基序列不编码蛋白质，但是扰乱了基因正常表达和加工。参与编码蛋白质的三核苷酸重复扩张，导致蛋白质功能改变。

外显子和基因的缺失和重复
- 相对普遍的突变机制是单个或若干个外显子或基因的缺失或重复。一般导致蛋白质截断或缺失。

甲基化或印记突变

- 在 DNA 水平，基因表达被特定核苷酸的甲基化控制。如果正常甲基化模式被扰乱，基因表达可被不适当地开启或关闭。

多态性

同义多态性（synonymous polymorphism）

- 是指尽管遗传密码发生改变，但是由于遗传密码的冗余性，不会导致氨基酸序列的改变。

非同义多态性（non-synonymous polymorphism）

- 是指遗传密码的改变导致在蛋白质内产生了不同的氨基酸。尽管如此，这些氨基酸序列的变化不会导致蛋白质功能改变。

意义未明的变异（variants of unknown significance, VUS）

- 经常会遇到一些 DNA 变异，不能准确地预测这种变异是否会导致蛋白质功能受损。
- 区分突变和多态性之间的差别有时具有挑战性，也许需要对家族中所有人进行临床分析和分子生物学分析，并对改变的蛋白质进行功能分析。

正常染色体结构

人类有 23 对染色体，其中 22 对是常染色体（autosome），第 23 对染色体被特别用以定义男性（XY）和女性（XX），因此第 23 对染色体被定义为性染色体（sex chromosome，图 2.4）。

人类染色体构成复杂，由数量不一的常染色质和异染色质构成，它们形成特征性的条带，这些条带可以被观察到，使得每一条染色体都具有不同的外观模式。通常，一对染色体包括两条染色单体同系物，每一条染色单体包括长臂（long arm, q）和短臂（short arm, p）。长臂和短臂之间被富含 G-C 的异染色质区域分隔开，这片区域被称为着丝粒（centromere）。从本质上讲，人类的染色体核型（karyotype）是整个基因组图像化的展示。

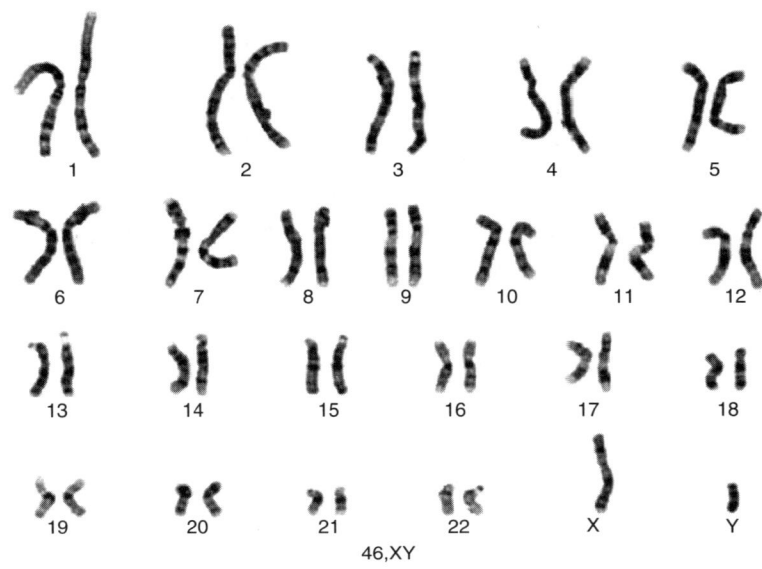

图 2.4　男性正常核型（46，XY）

染 色 体 病

　　有临床意义的染色体异常（chromosome abnormality）发生在近 1% 的活婴中，其发病率约占儿科住院人数的 1%，死亡率占儿童时期死亡率的 2.5%。整条染色体丢失（loss）或者获得（gain）通常导致胚胎不能存活，这样的染色体异常是自然流产（spontaneous abortion, miscarriage）的主要原因。几乎一半的自然流产主要与染色体异常相关，如 45,XO（Turner 综合征）和 16 三体等。大约 1/4 的妊娠也许存在染色体问题，因为大约 50% 的妊娠可能不被确认为妊娠，这其中的 15% 以流产告终。染色体病的主要影响基本发生在出生之前和生命早期。

　　染色体病包括染色体数目异常和结构异常。染色体数目异常是由于整条或部分染色体数目丢失或增加，常见的是非整倍体（aneuploidy）。染色体结构异常导致基因组排列紊乱，这是因为整条或部分染色体由数千个基因和若干非编码多态性 DNA 序列组成。染色体病的表现包括生长迟缓，发育延迟和各种躯体的异常。

　　在染色体数目异常和结构畸变中，心血管发育异常是最常见的。唐氏综合征

（Down syndrome）是典型的例子。

常见的唐氏综合征由 3 个拷贝的 21 号染色体（21 三体）引起（图 2.5），这是染色体数目异常的经典例子。在罗伯逊易位（Robertsonian translocation）引起的唐氏综合征中，21 号染色体长臂与另一条染色体近端长臂在着丝粒处接合在一起，进而导致不平衡减数分裂重排，这是经典的染色体结构异常的例子。

唐氏综合征的发病率约为 1/800 活产儿，并且发病率随着产妇年龄的增大而增加。唐氏综合征临床表现包括生长迟缓、发育延迟，常常存在严重的智力迟缓，特征性面容，如向上倾斜的眼睛。这些唐氏综合征患者的主要死因与先天性心脏病有关，通常是房室间隔缺损（atrioventricular septal defect, AVSD）和室间隔缺损（ventricular septal defect, VSD）。这些心脏畸形可能会使相当比例的唐氏综合征患者的临床管理复杂化。目前在大多数国家的临床和公共卫生实践中，已建立了各种影像学和生化标志物的诊断手段，通过产前诊断，评估胎儿患唐氏综合征的风险。

主要染色体结构异常包括许多微缺失综合征（microdeletion syndrome）和微重复综合征（microduplication syndrome）。从本质上说，这些微缺失和微重复综合征都是基因组区域结构遭到扰乱的例子，缺失和重复的区域被定位到不同的染色体上。22q11.2 微缺失综合征（22q11.2 microdeletion syndrome; OMIM: #611867）是染色体结构异常疾病的典型例子，其缺失的染色体片段定位于 22 号染色体长臂区

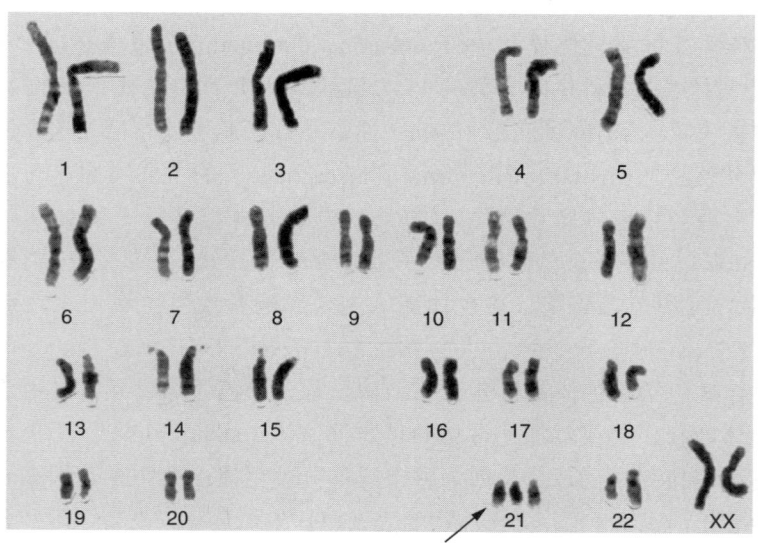

图 2.5　女性唐氏综合征核型（箭头指向 21 号染色体）

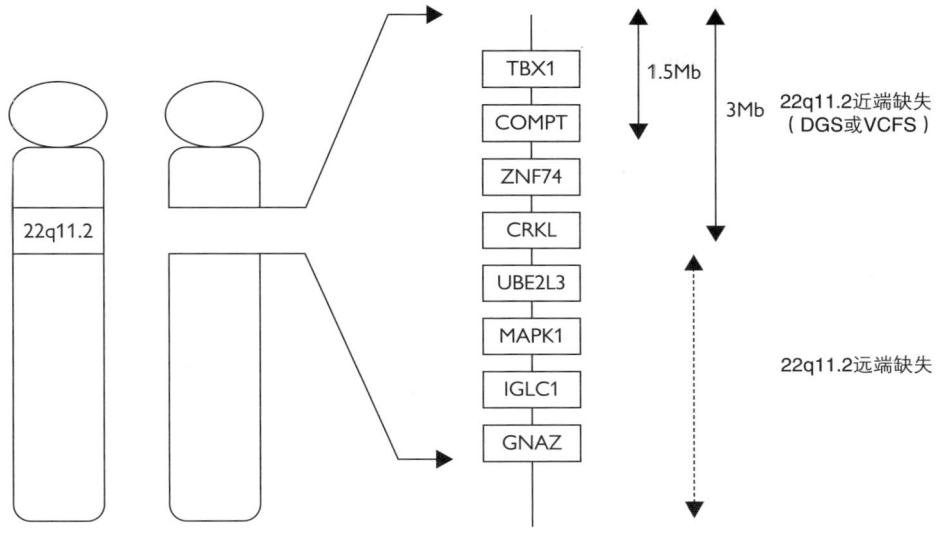

图 2.6 22q11.2 缺失综合征，包括这片区域的一些基因

域（图 2.6，表 2.2）。22q11.2 区域包含许多基因，这些基因对于早期颅面部发育和心脏发育至关重要。22q11.2 微缺失综合征的临床表现广泛而多变，并且某些临床表现与其他可识别的临床异常共存和重叠，诸如迪格奥尔格综合征（DiGeorge syndrome, DGS; OMIM: #188400）和腭心面综合征（velocardiofacial syndrome, VCFS, OMIM: #192430）。邻接基因综合征（contiguous gene syndrome）是描述上述染色体缺失或重复疾病的术语。

表 2.2　22q11.2 微缺失综合征的临床表现

先天性心脏缺陷	主动脉弓中断 B 型 永存动脉干 法洛四联症
甲状腺、甲状旁腺异常	胸腺和甲状旁腺发育不良或发育不全
精神疾病	精神分裂症 双相情感障碍
面部畸形特征	小头畸形，颧骨扁平，眼睑饱满（眼睑下垂），鼻梁宽、管状鼻，鼻尖宽、鼻尖圆，圆形耳朵，厚耳轮、耳轮过度折叠和轻微低位耳
生长迟缓	发育延迟和言语困难

孟德尔遗传

孟德尔遗传（Mendelian inheritance）是根据单基因病的垂直遗传（inheritance）模式，对单基因病进行分类的方式。"孟德尔"这个词是指格雷戈尔·约翰·孟德尔（Gregor Johann Mendel），他是一位奥地利僧侣。孟德尔发现和研究了豌豆各种性状的分离规律和自由组合规律，是现代遗传学的奠基人。

常染色体基因具有双等位基因性（bi-allelic），它们通常存在两个拷贝。但性染色体例外，如男性性染色体上的基因具有单等位基因性（monoallelic）。基因涉及的位置和拷贝数量（一个或两个），决定了孟德尔遗传模式。孟德尔遗传的种类分别是常染色体显性遗传（autosomal dominant inheritance），常染色体隐性遗传（autosomal recessive inheritance）和X连锁遗传（X-linked inheritance，隐性或显性）。

常染色体显性遗传

常染色体显性遗传疾病是由一对等位基因中的某一个拷贝的突变引起的，即基因型呈现为杂合状态（heterozygous state）。常染色体显性遗传的基因位于1~22号常染色体。常染色体显性遗传的特点如下。

- 男性和女性受累的比例相等。
- 家族史中的男性向男性传递，如父亲向儿子传递，可证实是常染色体显性遗传。
- 子代的患病风险是50%。
- 在某些遗传性心血管疾病中，男性的严重程度可能更加明显。

在患病子代中，临床表现的分布和严重程度均存在变异。在杂合子中缺少临床表现提示不完全外显（incomplete penetrance），例如常染色体显性遗传性肥厚型心肌病。有些常染色体显性遗传疾病经常贯穿在家族内几代成员中，例如长QT综合征（long QT syndrome）（图2.7）。

常染色体隐性遗传

常染色体隐性遗传疾病是由一对等位基因的两个拷贝均突变引起的，即基因型呈现为纯合状态（homozygous state）。常染色体隐性遗传疾病通常只出现在一代人中，并且之前没有家族史，例如弗里德赖希共济失调（Friedreich ataxia, FRDA; OMIM: #229300）（图2.8）。常染色体隐性遗传的特点如下。

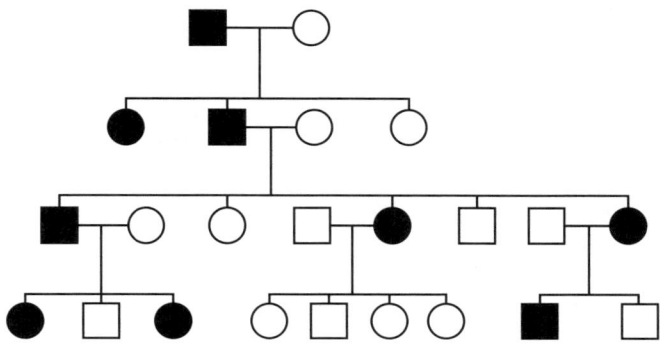

图 2.7 常染色体显性遗传家系举例，注意在第二代中，父亲向儿子传递（正方形表示男性，圆形表示女性；黑色表示患病，白色表示未患病）

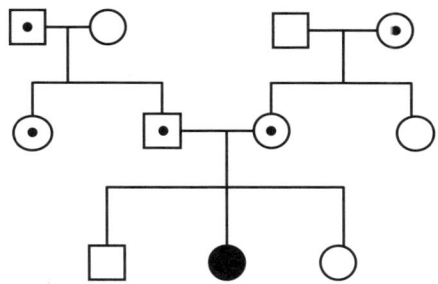

图 2.8 常染色体隐性遗传家系举例（正方形表示男性，圆形表示女性；黑色表示患病，白色表示未患病，黑色点表示未患病携带者）

- 杂合突变携带者通常无症状。纯合突变个体通常受累。
- 常染色体隐性遗传的基因位于 1～22 号常染色体。
- 受累的男性和女性纯合个体在数量上相等。
- 如果父母都是携带者，子代患病的风险是 25%。

如果家族中第一代表亲之间近亲结婚，可能使发生常染色体隐性遗传疾病的可能性增加，如糖原贮积病（glycogen storage disease）。

复合杂合状态（compound heterozygote state）是指在一对等位基因的两个拷贝上均存在突变，并且这两个突变分别在等位基因上的两个不同位置。复合杂合状态也可能导致与纯合状态类似的临床表现。

X 连锁遗传

X 连锁遗传疾病由位于 X 染色体上的基因改变引起。隐性和显性这两个术语可以用于 X 连锁疾病，尽管它们之间的含义有一些重叠。X 连锁隐性疾病通常只影响男性。X连锁显性疾病对男性和女性均有影响,对于男性常常是致命的。术语X连锁半显性疾病经常被使用,例如脆性X综合征(fragile X syndrome, FXS; OMIM: #300624)的遗传模式。X连锁遗传的特点如下。

- 没有男性向男性传递发生,男性总是受累。
- 女性携带者通常没有明显健康受累,或者女性杂合子的临床表现更轻,发病年龄更晚,如法布里病(Fabry disease; OMIM: #301500)。
- 子代风险来自母亲携带者。对于母亲携带者,其儿子受累的概率是50%,其女儿成为携带者的概率是50%。

X连锁疾病可能会表现出"跳跃过"一代,经过第二代未受累的女性携带者,影响第三代,例如X连锁贝克肌营养不良(X-linked Becker muscular dystrophy, BMD; OMIM: #300376)或法布里病(图2.9)。

在分析X连锁遗传疾病过程中,缺少家族史时,可能提示新发突变。但是这种情况经常存在误导,因为缺少足够的家族史或者临床信息,以证明是新发突变。

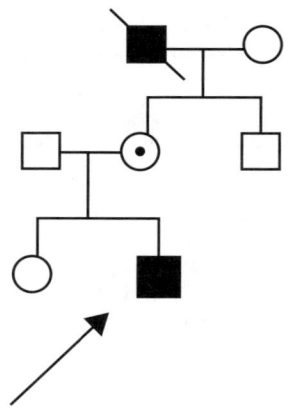

图2.9 X染色体连锁法布里病伴肥厚型心肌病。一名30岁男性法布里病伴肥厚型心肌病患者,在调查了他的家系情况后,他想起他的祖父在60岁时,四肢疼痛,死于卒中。这提示法布里病由母亲传递(正方形表示男性,圆形表示女性;黑色表示患病,白色表示未患病,黑色点表示未患病突变携带者)

多因素和多基因遗传

许多心血管疾病不是由单基因异常引起,而是结合了遗传因素和环境因素。这种遗传因素和环境因素相结合引起疾病发生的情况,称为多因素遗传

（multifactorial inheritance）或多基因遗传（polygene inheritance）。在一般人群水平，遗传因素决定了基因与环境相互作用的阈值。由于存在若干基因突变，导致阈值更低，有可能引起先天畸形，还有可能引起一些复杂疾病性状，如先天性心脏缺陷，冠状动脉疾病（图2.10）。多因素和多基因遗传的特点如下。

- 家族中随机发生临床表现类似的疾病，如脊柱裂疾病谱（spina bifida spectrum），这一组疾病也被称为神经管缺陷（neural tube defect）。
- 一级亲属中疾病再发的可能性增加，这些亲属包括父母和亲兄弟姐妹。
- 如果先证者恰好是发病率较低的女性，其他亲属疾病再发的可能性增加，例如幽门狭窄女性，其兄弟患病风险增加。
- 再发风险通常更小，通常在5%左右，如果多个一级亲属受累，将使再发风险增加。例如父母和兄弟姐妹中有多人受累，父母下一个子女患病风险更高。
- 再发风险约等于出生时发病率的平方根，如先天性心脏病在出生时再发风险是3%，出生时发病率是1/1 000，$\sqrt{1/1\,000}=3\%$。这可能适用于大多数先天性心脏病患者，下一个孩子再发风险是2%~3%。
- 由于一些环境因素的累积效应，终生风险（life-time risk）也许更高，如缺血性心脏病和高血压等。家族史阳性有可能使个体风险增加。尽管如此，其他非遗传因素也有所贡献，如吸烟。
- 虽然疾病受遗传因素影响，但是多因素和多基因遗传与个体中疾病的发生没有必然联系。

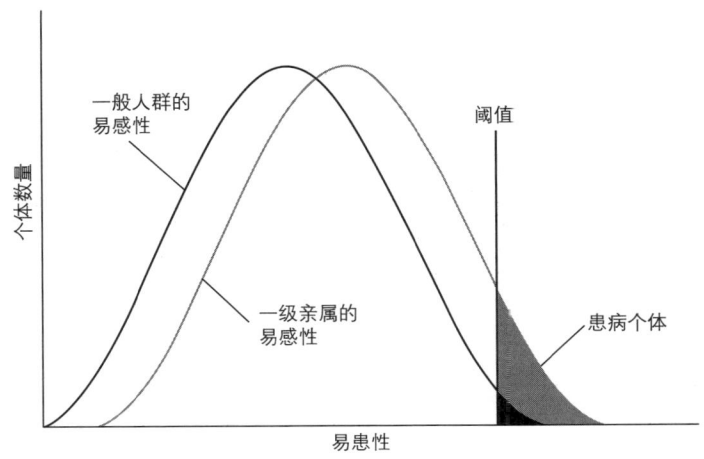

图2.10　曲线间接提示了在一般人群中遗传阈值向右侧偏倚，表示第一代再发风险增加

- 没有可靠分子遗传学检测技术能够确定终生风险。全基因组关联分析也许在定位人类基因组的不同部分有帮助，如单核苷酸多态性与疾病的关联性，但是研究结果还不能有把握地应用于临床实践。良好的家族史足以用于临床评价、风险评估和提出改变生活方式的建议。

心血管疾病中多基因遗传疾病包括，先天性心脏缺陷（孤立性，非综合征性），动脉粥样硬化，缺血性心脏病，外周血管疾病，脑血管疾病，2型糖尿病，原发性（系统性）高血压和腹主动脉瘤等。

全基因组关联分析

在所有人群的基因组内，某些区域的遗传序列存在细微的差异，这些存在细微差异的区域被称为多态性（polymorphism）。这些多态性遍布整个基因组，在单核苷酸水平的变异被称为单核苷酸多态性（single-nucleotide polymorphism, SNP）。全基因组关联分析通过大规模地筛查，比较健康对照组人群与特定疾病组人群之间存在的多态性的差异，确定特定疾病的风险。通过全基因组关联分析发现的大多数基因变异风险增加并不高。这些变异相互联合，并且它们还与环境因素相结合，与多因素和多基因性遗传一致。

除非能提供病因学和表现型之间关联的证据，否则临床应用全基因组关联分析(genome wide association study, GWAS) 数据是有限的。最近原发性高血压 GWAS meta 分析列出了 1 000 个基因座；与之相似的研究，冠状动脉疾病和 2 型糖尿病（diabetes mellitus, T2DM）也列出了许多基因座。

GWAS 的主要优势是计算遗传率丢失（missing heritability）。遗传率是指多基因疾病中，引起表现型的遗传因素所占的比例。遗传率的常规估计方法包括三代家族史和同卵双胞胎一致率估计。

非传统遗传模式

除了之前各节讨论的经典遗传模式之外，在临床遗传实践中，还有其他少数重要的遗传模式。通常这些在经典遗传模式之外的少数遗传模式被称为非经典遗传模式。识别出这些非经典遗传模式，对于家族中的风险评估和遗传咨询是重要的。

线粒体遗传

线粒体基因或多态性是通过母系遗传方式传递的（见第10章，线粒体心血管疾病）。因为精子中缺乏线粒体DNA（mitochondrial DNA, mtDNA），所以线粒体基因或多态性无法通过父系遗传方式传递至子代。尽管存在少数例外，父系mtDNA一般在受精期间丢失。在大多数线粒体疾病中，会遇到临床表现型的变异。这种变异绝大多数由于在不同组织内，既有野生型mtDNA，又有突变型mtDNA，二者数量比例不同（异质性）。

母系mtDNA突变传递至子代的遗传风险接近100%，而父系没有这种遗传风险。在大多数病例中，是有可能估计遗传再发风险的，但是常常难于准确地预测表现型，这是由于异质性（heteroplasmy），涉及器官自身的能量依赖性和组织的阈值水平（图2.11）。

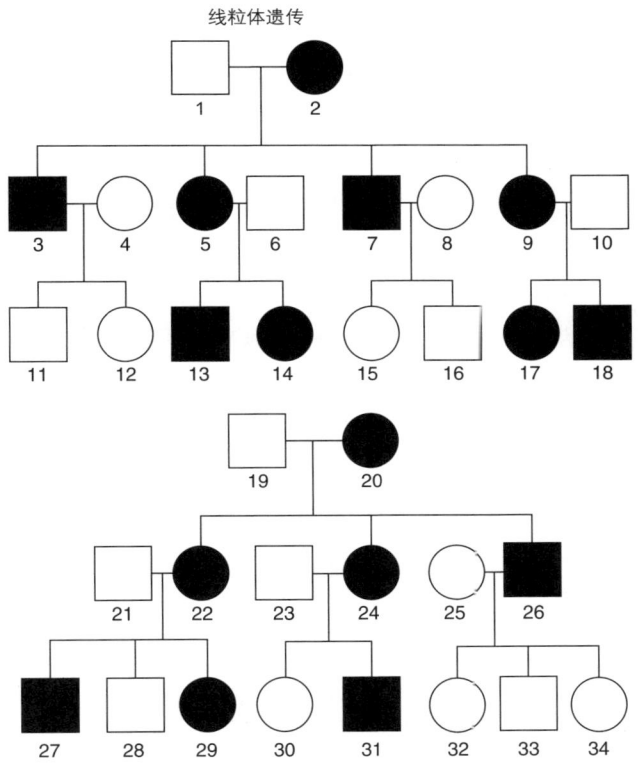

图2.11 显示线粒体遗传家系，注意没有父系传递。传递突变的线粒体DNA数量可能为40%～100%，临床表现取决于器官和组织特应性阈值（正方形表示男性，圆形表示女性；黑色表示患病，白色表示未患病）

一些常染色体基因也能够影响线粒体的功能，这是非常重要的概念，一定要牢记。在这样的病例，遗传模式仍遵循经典孟德尔遗传模式，通常是常染色体隐性遗传，如弗里德赖希共济失调。

三核苷酸重复（三联体）（tri-nucleotide repeats, triplet）

在基因组各处，存在着长短不一的短核苷酸序列，这些序列以串联重复的形式有组织地排列，被称为可变数目串联重复（variable number tandem repeats, VNTR）。在大多数患者中，这些 VNTR 与疾病或表现型不存在关联性，尽管如此，在某些基因附近或内部的三核苷酸或三联体的集合可以扰乱基因的表达。

在许多常染色体显性遗传的神经退行性疾病和肌肉疾病中描述了这种分子现象，如亨廷顿病（Huntington disease, HD）、脆性 X 综合征、强直性肌营养不良（dystrophia myotonica, DM 或者 myotonic dystrophy）、眼咽型肌营养不良（oculo-pharyngeal muscular dystrophy, OPMD）和不同类型的脊髓小脑性共济失调（spinocerebellar ataxia, SCA）。在大多数疾病中，涉及的核苷酸是 C、A 和 G（CAG）；其他少数疾病中是 A 被 T 替代（CTG）。这类疾病准确的分子机制尚未阐明，这很可能涉及抑制或干扰相关基因编码区转录。

心血管表现型在三联体异常中不常见，除了强直性肌营养不良（DM）。在 DM 中公认存在心脏传导异常或罕见的心肌受累。在常染色体隐性遗传弗里德赖希共济失调中，三联体重复（GAA）与定位于 9q13 的 *frataxin* 基因，与 1 号内含子毗邻，导致多变的临床表现，这其中包括心肌病。重复的长度与发病年龄有关，并且与心肌病的临床表现有关。

基因组遗传印记（genetic imprinting）

遗传基因组印记使基因以亲源特异性的方式表达。表观遗传涉及 DNA 的甲基化和组蛋白，而不改变遗传序列，遗传过程独立于经典孟德尔遗传。这些表观遗传现象印刻在父母的生殖细胞中（精子或卵子），并且在体细胞有丝分裂中持续存在。

其他机制包括，其中一方亲本基因组区域的丢失或重复导致另一方亲本基因组区域缺失。全部或部分同源物也许会表现为与父、母的其中一方相同，被描述为单亲二倍体（uniparental disomy, UPD）。UPD 常常是新发的，但是也可能以常染色体显性方式传递。

遗传印记取决于父亲或母亲的起源，两者的临床表现有可能完全不同，如父系的 15q13 微缺失导致普拉德-威利综合征（Prader-Willi syndrome）；相对应地，相同条带区域母系的 15q13 微缺失，导致快乐木偶综合征（angelman syndrome）。Prader-Willi 综合征的主要临床表现是新生儿肌张力低下（松软婴儿）、喂养困难、过度饮食、暴饮暴食和发育迟缓。快乐木偶综合征的主要临床表现为快乐外观、无语言表达、癫痫和严重发育迟缓。

父系纯合激活 *SNRPN* 和 *snoRNA* 基因，导致普拉德-威利综合征，而母系纯合激活 *UBE3A* 基因导致快乐木偶综合征。父系或母系同源物的特异性缺失，或父系或母系同源物被另一亲本同源物完全或部分替换（单亲二倍体）导致两种不同表现型中的任何一种（图 2.12）。

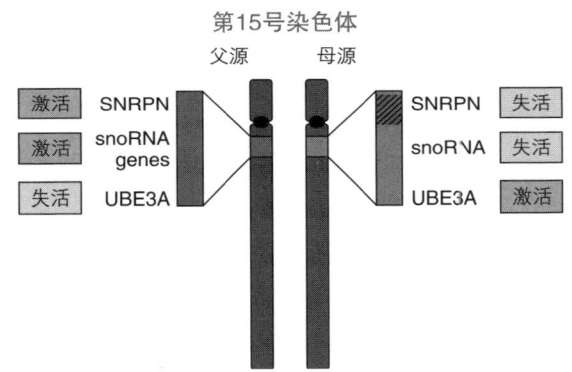

图 2.12　15q11-q13 上父母亲本起源的基因

基因表达

基因表达本质上是一个复杂的过程，包括在内含子在交界处的精确剪接，涉及 mRNA 和许多其他 RNA 变异体转录。剪接位点多态性和不同形式的 RNA，是已知导致基因表达缺乏和多变性的原因，这些显著地影响了表现型。RNA 干扰（RNAi）是指 RNA 的许多不同结构形式，导致各种转录错误，如双链 RNA（double stranded RNA, dsRNA）、微 RNA（micro RNA, miRNA）、核仁小 RNA（small nucleolar RNA, snRNA）。

总体而言，基因表达在转录组或功能基因组的话题下被广泛讨论。这个话题的讨论和细节超过了本书的范围。

最终，结构或功能形式的基因产物（肽）还依靠翻译后修饰（post-translational modification），此时具体的突变分析不能揭示任何 DNA 或 RNA 的致病性变异。分子医学中的广阔前景集中在临床蛋白质组学。

延伸阅读

Read, A. and Donnai, D. 2015 *New Clinical Genetics*, 3rd edition. Scion, Banbury, UK.

Turnpenny, P. and Ellard, S. 2017 *Emery's Elements of Medical Genetics*, 15th edition. Churchill Livingston Elsevier, Amsterdam, The Netherlands.

第3章
遗传学实验室的检测技术
Genetic laboratory techniques

介绍	022
变异的分类	022
检测 DNA 序列变异的技术	022
下一代测序	023
桑格测序	024
拷贝数分析	025
全基因组拷贝数分析	026
目标剂量技术	027
已知变异检测（目标分析）	030
遗传学实验室的报告	030

介 绍

现代遗传学实验室能够提供一系列诊断技术。本章将简要介绍用于诊断遗传性心血管疾病的实验室诊断技术。

变异的分类

对遗传性心血管疾病疑似病例进行基因组检测的目的是寻找潜在的遗传学病因。

用于描述遗传学检测可能发现的术语最近已经发生了改变。之前用于描述DNA变化时,"多态性"(polymorphism)用于描述与临床无关的DNA变化,而"突变"(mutation)用于描述引起疾病的DNA变化。当前的实践是将所有的DNA变化当作"变异"(variant),并且根据这些变异的致病性,将变异分成五类,良性(benign)变异,可能良性(likely benign)变异,意义未明变异(variant of uncertain significance,VUS),可能致病性(likely pathogenic)变异和致病性(pathogenic)变异。

变异既可以指DNA序列变化,如单个核苷酸替换、插入或缺失,也可以指序列的缺失或重复,如拷贝数变异(copy number variation, CNV)。一些技术能够在单次检测中检测多种类型的基因组变异,如全基因组测序(whole genome sequencing, WGS)。

在将这些遗传学检测报告发布给转诊医师之前,诊断实验室须应用本国家、地区最佳实践指南,对变异的临床意义进行评估。

对变异的致病性进行分类,这对于鉴别遗传性心血管疾病的病因是重要的,因为许多不同的遗传学病因能够引起心血管疾病。

检测DNA序列变异的技术

当前一些用于分析DNA的遗传学应用技术正在不断发展中,检测变异的敏感性和速度在不断进步,遗传性疾病可以在分子水平上被证实或排除。

测序技术用于检测潜在的异常,如单核苷酸变异(single nucleotide variant,

SNV），小的插入变异或缺失变异（insertion or deletion variant, indel）。测序技术还可应用于检测结构性重排，如易位（translocation）和倒位（inversion），拷贝数变异（copy number variants, CNV），从单个外显子到大范围基因组缺失和重复。

在许多基因中，许多不同的 DNA 序列变化作为遗传性心血管疾病的病因被报道。采用何种分子遗传学分析手段取决于待检测变异的类型。目前下一代测序（next generation sequencing）已经常规应用于诊断遗传性心血管疾病。

下一代测序

下一代测序（next generation sequencing, NGS）是用于描述测序技术的术语，又被称为高通量测序（high throughput sequencing）。NGS 可以让科学家们对 DNA 和 RNA 进行测序，较之以往使用的桑格测序（Sanger sequencing），NGS 技术的效率不断增加，而费用不断降低，现在已经在诊断实验室普遍开展。这使得科学家们选择 NGS 技术作为分子诊断的方法，筛查疑似遗传性心血管疾病患者的致病基因。

NGS 的益处

NGS 能够对许多基因同时进行平行测序，包括基因集。基因集可以是 1 个基因或者数百个基因。基因集 NGS 允许同时对于与特殊心脏表现型相关的若干基因，或者一项实验中对多位患者与一系列广泛表现型相关的若干基因同时进行测序。

定制你需求的 NGS 分析的种类

单基因集分析（singleton gene panel analysis）

单基因集分析可以对导致患者表现型的一组基因进行分析。对于多达 100 个基因的分析，通常只对先证者进行测序，即单基因集 NGS 分析。

全外显子组测序（whole exome sequencing, WES）

全外显子组测序对约 20 000 个编码蛋白质基因的外显子组进行测序，这些基因序列代表了大概 2% 的基因组。全外显子组测序通过杂交和聚合酶链反应富集目标序列。因为分析的复杂性，一般对先证者及其父母测序，以减少需要研究的变异数量，如家系分析。确定研究变异优先顺序时，既可以通过观察表现型相关的基因集的方法，也可以使用"表现型不可知"的方法，这取决于实验室的分析策略。

全基因组测序（whole genome sequencing, WGS）

全基因组测序可以提供给定样品中全部基因组测序数据。因为对样本中的全部 DNA 序列进行测序，所以没有富集目标序列。WGS 已经具有替代所有当前分子基因组筛查技术的潜力，例如在编码和非编码 DNA 中检测 SNV、indel、拷贝数变异和结构变异。WGS 产生海量数据，这对于诊断明确的疾病可能效率不高，而靶向测序也许更加高效。

桑 格 测 序

桑格测序（Sanger sequencing）分析通常用于检测高危家族成员是否携带致病性变异，而这个致病性变异已经在先证者中被鉴定出来了。例如，对高危家族成员 DNA 特定外显子内的突变进行 PCR 扩增和测序，而这个突变是先证者已经被鉴定出来的。分析高危患者样本时，正常对照和先证者可以同时进行桑格测序（图 3.1～图 3.3）。

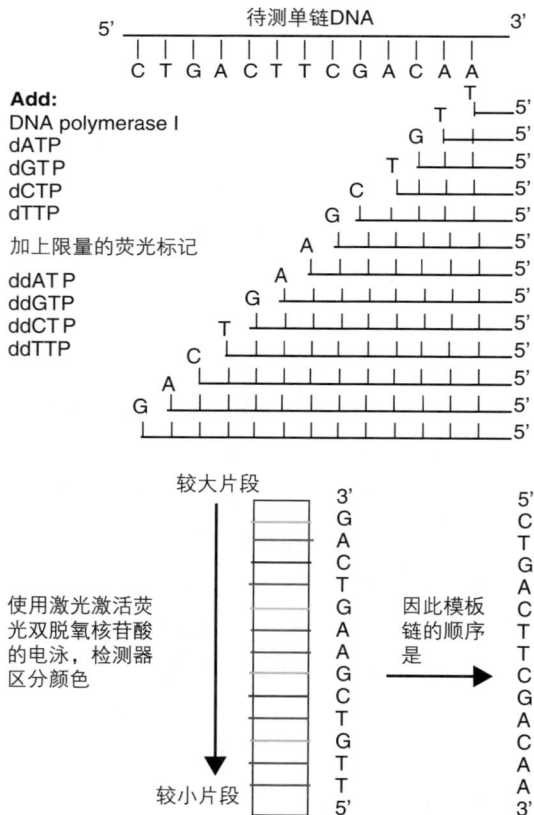

图 3.1　PCR 产物变性，产生单链 DNA。Taq 聚合酶以单链 DNA 为模板，通过插入 4 种互补的碱基（A、C、G 和 T），复制另一条 DNA 链。还插入了一定量的荧光标记修饰的核苷酸。插入的修饰核苷酸导致 DNA 拷贝延伸停止。上述过程像 PCR 一样循环进行，产生不同大小的 DNA 片段，它们与原始 PCR 产物内 DNA 序列的每个位置相对应。每个片段具有对应于其最终 DNA 序列核苷酸的荧光标记标签。在自动 DNA 测序仪上按大小分离荧光标记 DNA 片段，并记录每个标记片段的颜色和大小，进而确定 DNA 序列

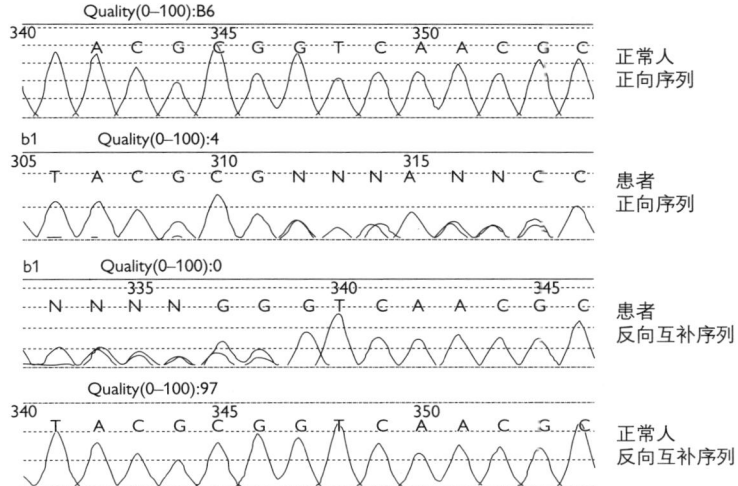

图 3.2 患者和对照样品 MYBPC3 c.2545delG 突变的 DNA 序列分析结果。MYBPC3 c.2545delG 突变存在于患者样本中，但是在正常人中不存在。MYBPC3 c.2545delG 杂合突变引起 DNA 序列内的移码，导致患者两个等位基因一个正常，另一个缺失，并且彼此重叠

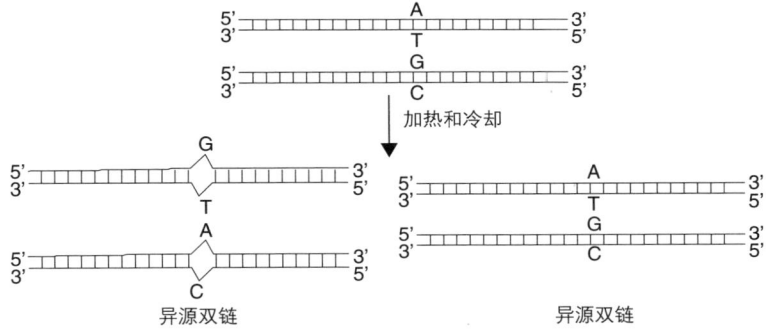

图 3.3 异源双链形成。在患者样品中产生特定外显子的 PCR 产物。PCR 后，加热样品以使双链 DNA 变性，然后缓慢冷却，促进双链 DNA 的形成。如果扩增的 DNA 片段中存在杂合核苷酸改变，则在互补 DNA 链之间将形成异源双链，含有不同核苷酸组成成分。具有完全互补 DNA 链的双链片段形成同源双链 DNA

拷贝数分析

除了 DNA 序列变异之外，拷贝数变异也是可以引起遗传性心血管疾病的致病性变异。

拷贝数变异既可以是缺失，也可以是重复。缺失或重复的DNA片段可以包括单个外显子、多个外显子、整个基因甚至多个基因。

检测拷贝数不平衡的技术既可以在全基因组水平，也可以在目标区域水平。使用何种分辨率的检测技术，不仅取决于那些临床上高度怀疑遗传病的病因，还取决于拷贝数变异的种类，如单个外显子、1个基因、多个基因等。

全基因组拷贝数分析

一些遗传学检测技术用于在全基因组水平检测拷贝数变异。

下一代测序

WGS和更小范围的WES均可以在测序变异之外，检测拷贝数不平衡。

DNA微阵列基本原理

基于G显带的常规染色体分析，发展于20世纪70年代，尽管目前在一线检测中使用数量不断减少，至今仍旧在遗传学实验室中使用。传统细胞遗传学技术的最大分辨率是5 Mb，因为分辨率有限，所以更小的染色体异常经常不能得到诊断。

现在应用微阵列技术检测基因组拷贝数不平衡，这项技术已经在实验室常规使用。技术路线包括寡核苷酸微阵列比较基因组杂交（oligonucleotide array comparative genomic hybridization, CGH）和单核苷酸多态性微阵列（single nucleotide polymorphism array, SNP微阵列）。

1997年，微阵列CGH第一次被报道。微阵列CGH的原理是基于探针被点在载玻片上（图3.4）。通过分析微阵列上每一个目标探针的荧光比值，识别拷贝数变化，包括缺失和重复。微阵列的分辨率受限于平台设计和贯穿整个基因组的探

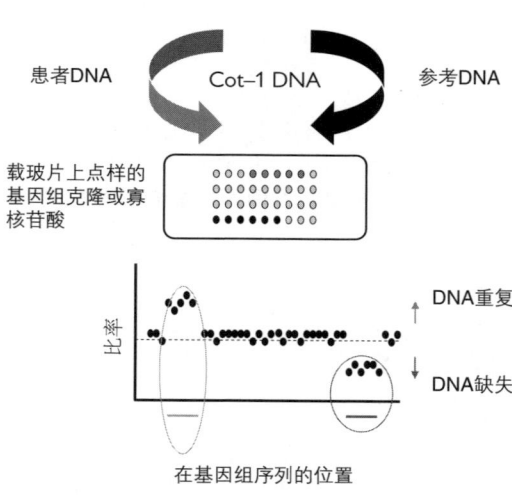

图3.4　微阵列CGH的实验过程

针布置。SNP 微阵列是高密度寡核苷酸微阵列，包含几百万个更短的探针，这项技术能够在一次分析中，确定成百上千的选定的 SNP 基因型。

目标剂量技术

多重连接依赖式探针扩增（multiplex ligation-dependant probe amplification, MLPA）技术

MLPA 能够同时分析多个 DNA 片段的拷贝数。MLPA 经常被设计成检测某一个基因所有的外显子，或者检测与遗传表现型有关的少量基因。

如果致病性拷贝数变异是已知的，可以使用 MLPA 这项检测，例如家庭成员之前被微阵列检测鉴定过。因为 MLPA 不能够在全基因组水平上筛查异常，所以必须基于先证者的筛查明确的致病性拷贝数变异，实用性有些被削弱（图 3.5，图 3.6）。

荧光原位杂交（fluorescence in situ hybridization, FISH）

原位杂交检测目标材料上的特定核酸序列，目标材料往往被固定在显微镜载玻片上。荧光原位杂交的原理是标记 DNA 的荧光探针与目标区域序列的杂交。大多数 FISH 检测是探针与中期染色体杂交，间期的细胞核和固体组织切片也可使

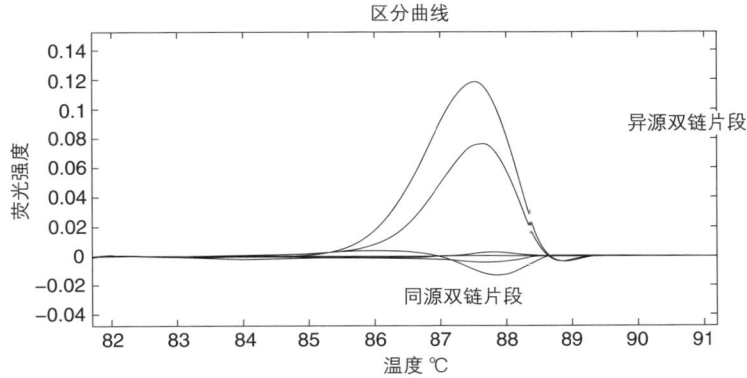

图 3.5　高分辨率熔解曲线（high-resolution melting, HRM）分析。通过发射荧光检测异源双链和同源双链解链时的不同温度，并给出与特定 DNA 变异相关的特征熔解曲线。因为异源双链存在不完全匹配的双链 DNA，所以异源双链在较低温度下熔解；而与之相反，同源双链 DNA（正常）在较高温度下熔解。异源双链 DNA 样品被简单地鉴定为具有不同的熔解曲线

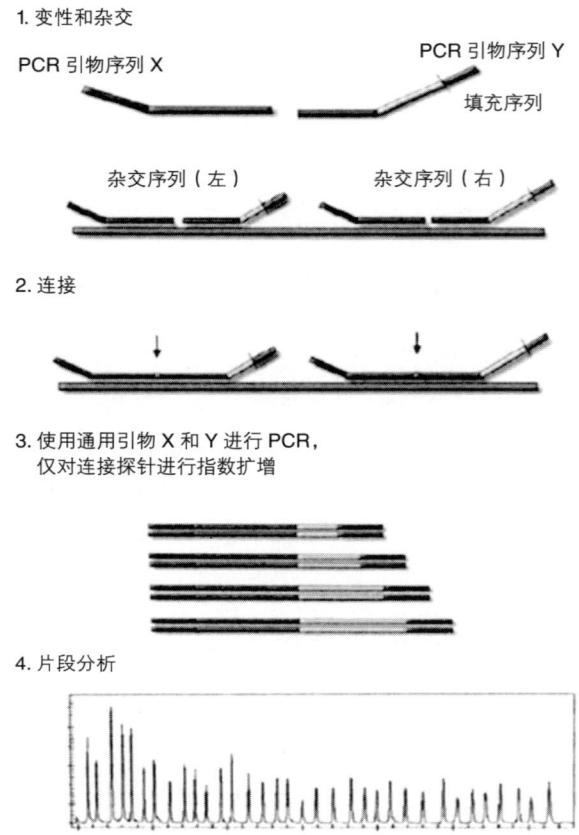

图 3.6 多重连接依赖式探针扩增（multiplex ligation-dependent probe amplification, MLPA）技术（图由 MRC Holland 提供）。DNA 探针由人工设计合成，探针针对基因上特定的 DNA 片段，通常为每个外显子设计一个探针，探针在基因特定片段上进行杂交和连接。杂交产物受起始材料中每个基因片段的拷贝数的限制。然后通过 PCR 扩增连接的序列，然后按照大小分离。随后的片段分析包括定量每个 PCR 产物，并将患者样品与正常对照进行比较，确定是否存在缺失或重复

用。杂交之后，如果在目标材料内存在与探针相对应的序列，在荧光显微镜下可以观察到信号；如果在目标材料内缺乏与探针对应的序列，就观察不到信号。

图 3.7 显示由 FISH 检测出的 22q11 缺失。FISH 能够识别更小的基因组不平衡（75～5 000 kb），但是只能同时应用于有限数目的染色体区域，无法在基因组水平筛查异常。

探针的类型

可以应用的一系列探针类型，包括：

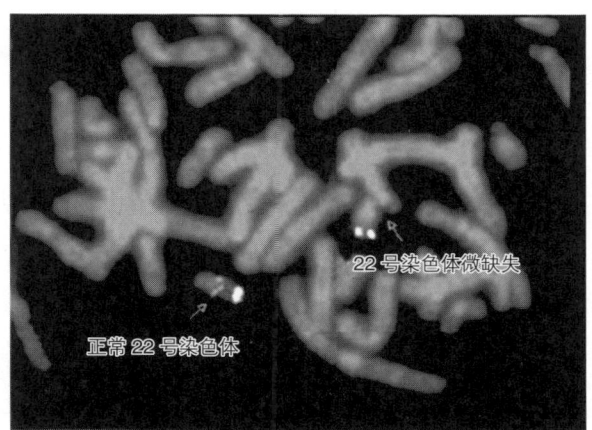

图 3.7　Vysis 探针。Vysis 探针 TUPLE1 是检测 22q11 区域的探针，用橙色光谱标记；对照探针 ARSA 定位于 22q13.3，用绿色光谱标记；染色体用 DAPI 复染

- 全染色体染料，它可以与整个染色体杂交。
- 重复序列探针，用于染色体特定着丝粒区域。
- 特殊序列探针，可以与染色体单个拷贝里的序列杂交。
- 市售商业化的全染色体染料，着丝粒探针和特殊序列探针，用于常见微缺失综合征，例如 22q11 缺失综合征和威廉姆斯综合征。

结构异常的分辨

尽管剂量技术诸如微阵列 CGH 能够准确地定义基因组不平衡区域，但是它们不能给出平衡重排的信息，无法提供相关基因组不平衡信息。

而描述基因组片段结构位置的特征是 FISH 重要的应用领域之一。FISH 可以更准确地描述染色体结构异常。随后对于求医的患者和家庭，医师能给出更准确和更多的细节信息。

微缺失检测

对于高度怀疑某种疾病，商业化的探针也可用于检测染色体缺失或重复。尽管如此，在大多数检测中心，微阵列检测仍旧是一线的选择。更常见的与心脏病变有关的微缺失综合征的商业化探针包括威廉姆斯综合征（Williams-Beuren syndrome, WBS; OMIM: #194050），沃尔夫－赫希霍恩综合征（Wolf-Hirschhorn syndrome; WHS; OMIM: #194190），1p36 缺失综合征（OMIM: #607872），22q11 缺失综合征等。

FISH 分析的例子

需要 FISH 检测的患者，与一般细胞遗传学分析的患者相同。

已知变异检测（目标分析）

在以往已经被鉴定过的家系中，对已知变异的检测一般比筛查"私人"变异快得多，这是因为对于已知变异只需要分析基因的一个区域，可以使用检测特定变异的技术。检测手段包括目标剂量技术，目标测序分析，如 Sanger 测序。

已知变异检测

如果要求进行预测性或验证性分析，还应收集先证者的有关信息。应该首先明确先证者携带的是已经被鉴定过的家族性变异。如果遗传学实验室以往没有对先证者进行分析，遗传学报告和先证者的样品需要先被送到分析实验室。在进行预测性试验时，分析实验室最好先确认以往报告中的家族性变异是否存在。

遗传学实验室的报告

《用户手册》是本地遗传学实验室必备的。这本《用户手册》可通过互联网、内部网或根据服务对象要求的途径提供。《用户手册》中必须列出各种需求的具体细节，如邮寄样品到实验室，实验室的检测报告，报告时间、成功率和报告的其他事宜、有效的联系方式等。

接下来的基因组检测信息来自全威尔士医学遗传学实验室用户手册（*All Wales Medical Genomics Laboratory User Manual*，经实验室负责人 Sian Morgan 夫人同意）。

样品要求

需要遗传学检测的样品既可以是培养的细胞，也可以是 DNA，还可以是 RNA，这取决于检测的需要。接收的样品一般应该在 24 小时内送往本地遗传学实验室。由于培养细胞的检测需要在活细胞上进行，应尽快将培养细胞的样品送至实验室，运送途中不得冷冻或暴露于过热环境中。

所有样品应当被标记上合适的唯一的身份标签，可以包括患者姓名、出生日期、地址、NHS（National Health Service，英国国家医疗服务体系）号码，还有其他标记，包括医院代码等。

每份样品应附有申请表。实验室既可以使用电子申请系统，也可以使用纸质申请系统，或者二者兼有。遗传学诊断实验室申请表由实验室提供给病房和诊所，并可以在网络上下载。请联系当地中心或访问他们的网页，以确定适当的安排。

知情同意书

如果转诊表上记录着知情同意书未签字，实验室通常会假定已同意进行试验。请检测者签署知情同意书由转诊临床医生负责。

检测时间

周转时间由专业机构确定，在英国，检测时间由临床基因组科学协会（Association for Clinical Genomic Science, ACGS）确定。

结果报告

基因组变异将被分为五类，分别是致病性变异，可能致病性变异，意义未名变异（variants of unknown significance, VUS），可能良性变异和良性变异。

通常在报告内只包括致病性和可能致病性变异。某些情况下 VUS 也可能被报告，更进一步地研究，将变异从 VUS 重新分类到可能致病性或致病性。进一步指导的相关信息，请参阅《ACGS 变异分类最佳实践指南》。

指南和样品报告由 ACGS 提供。报告应当明晰且无偏差地描述结果，解释检测发现的临床意义。为了规范英国各地遗传学实验室的报告，Ellard 等人开发了报告的模板，并得到 ACGS 的认可和认证。

在任何基因组检测结果中，需要在报告中清晰地阐述检测的局限性。在出现阴性结果的情况下，这一点尤为重要，因为这可能会提示未来的检测策略。

图 3.8～图 3.10 显示了不同基因的基因组报告，由 Sian Ellard 教授提供。

微阵列（图 3.8）

异常病例的报告应当包括：

- 用国际人类细胞遗传命名法（international system for human cytogenetic nomenclature, ISCN）描述变异。
- 明确发现的异常进行书面描述，是否平衡或不平衡（如果细胞遗传学可发现），以及任何相关综合征的名称。
- 得出结果所用的方法和技术的局限性。
- 结果是否与临床发现一致，是否提示预后不良。
- 要求对有相同或相关异常暴露风险的家庭成员进行随访。

实验室的网站和联系方式	商标

染色体微阵列报告

报告向： 某咨询医生 儿童医院 英国某处	患者姓名： **Jean HELIX** 出生日期　02/11/2012 性别　　　女 国民保险号码　012 345 6789 医院号码 患者家庭号码

检测原因
诊断：探查Jean智力障碍和先天性异常的原因

结果总结 与智力障碍的遗传基础（症状）一致

结果总结
Jean携带杂合致病性17q21.31缺失，与常染色体显性遗传的Koolen-de-Vries综合征（MIM：610443）的诊断一致。这种综合征的临床表现中以重度智力障碍、肌张力减退、友善的举止和高度独特的面部特征，包括高而宽的额头、长脸、睑裂上翘、内眦赘皮、管状鼻子、球形鼻尖和大耳朵。更多变异的特征包括，心脏异常、泌尿生殖系统异常和癫痫发作（Koolen等，2012）

结果作用
患者后代有50%的概率遗传此变异，并且也被累及

后续测试
建议转诊到临床遗传学服务机构进行遗传咨询和启动后续检测，以确认变异是从新发的。

发布日期： 17/07/2017

技术信息

变异信息

条带	合性	GRCh37（hg19）	分类
17q21.3	杂合性	arr[hg19] 17q23.1(41600000_41540000)x1	致病性

测试方法
使用8x60k OGT GytoSure v3.1微阵列进行探针微阵列比较基因组杂交（array CGH）分析。请注意，该检测方法的灵敏度仅限于关键单倍体基因中的外显子水平拷贝数变异（CNV），在整个更广泛基因组的最低"200kb分辨率"。Array CGH不能检测序列水平变异、平衡结构重排，并且仅限于检测CNV嵌合体。更多信息请访问yww.GIH.nhs uk*Varlants，并使用AcG进行分类（Kearay等，2012，Genet Med）。

患者表现型
严重智力残疾、面部畸形、房间隔缺损

样品信息

项目编号：	1234567		
实验室编号：	150001	样品收集时间：	06/08/2015
样品类型：	从外周血中提取的DNA	样品复核时间：	06/08/2015

附件1：变异分类

报告向： 儿童内分泌医师 儿童医院 英格兰某地	患者姓名： **Jean HELIX** 出生日期　02/11/2014 性别　　　女 国民保险号码　012 345 6789 医院号码 家庭号码

变异信息

条带	合性	GRCh37（hg19）	分类
17q21.3	Heterozygous	arr[hg19] 17q23.1(41600000_41540000)x1	致病性

变异分类的ACMG指南 (Evidence code_ level) Kearney et al 2012 Genet Med)

- 微缺失显示与17p21.3微缺失重叠98%，此变异已经鉴定，反复出现，并且下传递
- Koolen, D. A., Kramer, J. M., Neveling, K., Nillesen, W. M., Moore-Barton, H. L., Elmslie, F. V., Toutain, A., Amiel, J., Malan, V., Tsai, A. C.-H., Cheung, S. W., Gilissen, C., and 13 others. **Mutations in the chromatin modifier gene KANSL1 cause the 17q21.31 microdeletion syndrome.** Nature Genet. 44: 639-641, 2012. [PubMed: 22544703, related citations] [Full Text]

图 3.8 染色体微阵列报告的范例

- 风险评估、再发风险评估。
- 如果合适，推荐在未来妊娠时考虑产前诊断。
- 继续转诊遗传咨询。

诊断性 NGS 报告（图 3.9）

致病性突变，包括以往报道过的，或明确的致病性的，如 STOP 突变：

- 临床诊断的证实。
- 检测也许提供给有风险的家庭成员。

或者，对于某些心脏遗传疾病，某一个基因已经与临床表现型相关（如法布里病与 *GLA* 基因）。因此，如果用灵敏度接近 100% 的分子方法检测不到突变，那么确诊的可能性很小。

- 临床诊断不太可能，或临床诊断既不能确定，也不能排除。
- 建议进一步分析基因 X，Y，Z。
- 目前没有预测性检测。

预测分析结果

在检测未受累的、有风险的家族成员的家族性致病性突变时，如果发现家族性变异，患者发展成临床表现型的风险高。患者具体患病风险取决于疾病外显率。如果在这些家族成员中没有发现家族性变异，他们发展成临床表现型的风险低。也许可以考虑停止筛查，需要临床介入。这取决于家系结构，应当由临床遗传医师评估。

证实分析结局

在检测受累的、有风险的家族成员的家族性致病性突变时，如果发现家族性突变，临床表现型得到证实。如果没有发现家族性突变（图 3.10），可以排除家族性突变导致患者临床表现型。在家族内，亲属可能表现出与临床疾病类似的拟表现型（phenocopy），或者亲属也许由不同突变导致相同临床表现型，后者发生的可能性比较小。

| 实验室的网站和联系方式 | | 商标 |

基因组报告

报告向：
某咨询医生
儿童医院
英国某地

患者姓名： **Jean HELIX**
出生日期　02/11/2014
性别　　　女
国民保险号码　012 345 6789
医院号码
家庭号码

检测原因
诊断：探查Jean智力障碍和先天性异常的原因

结果总结
遗传诊断 *KAT6A*基因相关发育迟缓

结果总结
Jean携带杂合致病性KAT6A基因框移突变（详见下文），KAT6A基因杂合致病性变异引起智力障碍、特殊面容、心理动作发育迟缓、失语症（MIM616268）。KAT6A基因框移突变未在其父母中发现，因此可能是新发突变。

结果作用
患者后代有50%的概率遗传此变异，并且也被累及

发布时间：　30/10/2017

技术信息

变异信息

基因	杂合性	HGVS描述	HGVS描述	分类
KAT6A	杂合子	NM_006766.4:c.3116_3117del p.(Ser1039Ter)	Chr8:g.41795009_41795010del	致病性

检测方法
由100000 Gcnomes项目进行的三人全基因组测序，并分析智力残疾（第1版395）基因集，由内部Sanger测序证明。请注意，该检测的灵敏度受到可检测的致病性变异类型、低深度覆盖区域和疾病基因关联不完全确定的限制。可应要求提供包括阅读深度在内的更多信息。
*根据ACMG/AMP指南对变异进行分类（Richards等，2015，Genet Med）。

患者表现型
严重全面发育迟缓，小头畸形

样品信息
项目编号：　　1234567
实验室编号：　150001
样品类型：　　从外周血中提取的DNA
样品收集时间：　06/08/2016
样品复核时间：　06/08/2016

附件1：变异分类

Report to:
某咨询医生
儿童医院
英国某地

患者姓名： **Jean HELIX**
出生日期　02/11/2014
性别　　　女
国民保险号码　012 345 6789
医院号码
家庭号码

变异信息

基因	杂合性	HGVS描述	HGVS描述	分类
KAT6A	杂合子	NM_006766.4:c.3116_3117del p.(Ser1039Ter)	Chr8:g.41795009_41795010del	致病性

根据ACMG/AMP指南对变异进行分类（Richards等，2015，Genet Med）
- 预测这种移码变异会导致*KAT6A*基因倒数第二个外显子（外显子16）密码子1 039处的翻译提前终止（PVS1非常强）。 - c.3116_3117del变异是从头出现的（三人核心家系外显子组分析）（Ps2_Strongl）。 - c.3116_3117del变异在gnomAD数据库中尚未报告（约120 000人）（PM2中度）。

图 3.9　基因组报告的范例

| 实验室的网站和联系方式 | | 商标 |

基因组报告

报告向:	患者姓名:	**Rosalind HELIX**
某咨询医生	出生日期	17/06/1984
儿童医院	性别	女
英国某地	国民保险号码	012 345 7689
	医院号码	
	家庭号码	

检测原因
诊断：探查Jean智力障碍和先天性异常的原因

结果总结
遗传诊断 未检测出致病性*KAT6A*基因变异

结果
Rosalind的女儿，Jean，携带杂合性致病性KAT6A框移变异。这个变异未在她的母亲Rosalind的DNA样品中检测到，尽管还存在低水平嵌合或种系嵌合的可能性，尚未被排除。

检测方法
KAT6A框移变异未在Jean的父亲的DNA样品中发现，这个结果提示这个变异是新发变异。不能排除Rosalind因种系嵌合体而生下另一个受影响孩子的可能性。希望她被转诊到临床遗传学家处，讨论在未来怀孕时进行产前检测的可能性（如果合适）。

Date issued: 30/10/2017

技术信息

变异信息

基因	杂合性	HGVS描述	HGVS描述	分类
KAT6A	杂合子	NM_006766.4:c.3116_3117del p.(Ser1039Ter)	Chr8:g.41795009_41795010del	致病性

检测方法
由100000 Gcnomes项目进行的三人全基因组测序，并分析智力残疾（第1版.395）基因集，由内部Sanger测序证明。请注意，该检测的灵敏度受到读序的覆盖区域的限制。可应要求提供包括阅读深度在内的更多信息。*根据ACMG/AMP指南对变异进行分类（Richards等，2015年，Genet Med）。

患者表现型
健康父母

样品信息

项目编号:	1234567		
实验室编号:	150001	样品收集时间：	06/08/2016
样品类型:	从外周血中提取的DNA	样品复核时间：	06/08/2016

图 3.10 进一步的基因报告

第 4 章

遗传咨询
Genetic counselling

介绍	038
定义	038
遗传咨询师的作用	038
遗传咨询的流程	039
知情同意和保密事宜	040
儿童和青少年的遗传学检测	042
产前诊断	043
遗传风险的评估和交流	044
遗传咨询的结局	045

介　　绍

遗传咨询（genetic counselling）是管理遗传性心血管疾病的主要工具之一。遗传性心血管疾病既包括单基因病，又包括多基因疾病。常见的单基因病包括肥厚型心肌病，长QT综合征等；常见的多基因病包括冠状动脉疾病和先天性心脏病等。

本章主要介绍针对遗传性心血管疾病的遗传咨询，这些疾病的遗传模式是经典孟德尔遗传模式，例如心肌病，心律失常，马方综合征和遗传性血脂异常。通常情况下，遗传咨询师在多学科团队中工作，团队的成员还包括心内科医师、临床遗传医师、护士、社会工作者和心理医师等。

定　　义

美国国家遗传咨询师协会提出了遗传咨询定义，此定义也适用于心血管遗传学。"遗传咨询是帮助人们理解和适应遗传因素对疾病的医疗、心理和家庭的影响的过程。"这个定义不仅适用于遗传性心血管疾病，而且展现出遗传咨询师角色的多样性，包括教育、提供信息、咨询、处理社会心理事宜、促进知情决策、调适个体和家庭等多个角色。

遗传咨询师的作用

大多数受累个人或亲属在寻求与遗传疾病有关的信息时，产生了遗传咨询的诉求，这些诉求包括诸如评估遗传风险、选择生殖方式、选择筛查项目和遗传学检测方式等。

遗传性心血管疾病患者与遗传咨询师面谈是重要的。遗传咨询师可以直接为这些患者和家庭服务，向患者本人和他们的家庭提供疾病信息，支持他们做出适当的决定。遗传咨询师在考虑到遗传性心血管疾病患者疾病特殊性的同时，向这些患者个人和家庭进行疾病宣教，帮助和支持他们做出决定。通过这些工作，患者个人和家属能够向其他存在潜在患病风险的家庭成员准确沟通信息，确保其他家庭成员也能够接受适当的筛查和检测。

我们对遗传性心血管疾病的理解有了巨大的进步。在为遗传性心血管疾病患者的家庭服务前，遗传咨询师必须及时了解和掌握当前疾病的指南，能够准确地解释有关疾病的信息，进而识别有潜在患病风险的家庭成员，这样做的目的在于充分地帮助和支持家庭成员。因此遗传咨询服务包括提供疾病自然病史的宣教信息，还包括遗传模式在内的遗传信息。我们还应该注意到对遗传性心血管疾病的认知与遗传学检测的局限性、复杂性之间存在鸿沟，这样患者就可以意识到已知什么和未知什么，并且能够在这样的情境下做出决定。

遗传咨询师的专业知识为心脏病遗传学临床带来的益处包括：
- 增进患者和家属对疾病遗传基础的理解。
- 帮助患者和家属了解疾病的信息。
- 使患者和家属了解不同遗传学检测项目的优势和局限性。
- 帮助患者和家属调整和适应遗传疾病对家族成员情绪和心理的巨大影响。
- 对多位亲人去世家庭的支持。
- 适应家庭状态（family dynamics）的能力。
- 在尊重个人的同时与为家族服务的技能。
- 支持患者告知所有合适的亲属，安排遗传学检测和心血管疾病筛查。
- 注意到患者的价值观、理念和宗教信仰，对一种疾病的认知通常是建立在他们以前对这种疾病的经验基础上的。

遗传咨询的流程

遗传性心血管疾病的遗传咨询一般流程包括转诊、遗传咨询准备、确认诊断和提供信息。

转诊

- 对于患者未受累亲属的初级保健。
- 对于发生心脏事件的患者或者罹患遗传性心血管疾病患者的二级保健。
- 在诊断或近亲心源性猝死后，家庭成员直接转诊。
- 遗传性心血管疾病患者死后由法医确认。
- 来自另一个临床遗传学单位转诊，可能从一例患者扩展到家族。

遗传咨询准备

获得三代家族史
- 年龄和围绕死亡或心脏事件的情况。
- 进行性心脏疾病。

识别高风险家族成员
- 包括卒中，肾脏病史，肌无力，耳聋，糖尿病，婴儿猝死、溺水或无法解释的交通事故。

其他
- 甚至在家族内，还需要考虑外显率降低和基因表达变异度可能性。

确认诊断

重要的是确认诊断，因为病史中，不同的心脏疾病存在重叠。

确认诊断的信息来源包括病历、死亡证明、法医的验尸报告（验尸结果），病理学报告（活检或特殊的心脏组织病理学）和分子遗传学检测等。

提供信息

- 筛查和（或）遗传学检测，在适当年龄转诊。
- 遗传学检测的益处和局限性。
- 疾病遗传模式。
- 是否牵涉其他家庭成员。
- 确认哪些家庭成员存在风险。
- 支持告知亲属。
- 告知在适当时候转诊至遗传学专家或心内科医师。

知情同意和保密事宜[*]

能否分享遗传学检测结果

在是否需要与其他家庭成员共享遗传学检测结果这个问题上，遗传咨询师与

---

[*] 本内容基于英国的法律和国情。

个人讨论是重要的。

对于有完全民事行为能力的成人，遗传咨询师可以获得知情同意。对于无完全民事行为能力的成人，遗传咨询师应考虑患者的最大利益。

对于已故的成人，应该遵从其生前的愿望。如果那些已故的成人没有明确这些，遗传咨询师需要从他们指定的代理人处获得知情同意。如果没有指定的代理人，遗传咨询师需要从那些有资格的亲属中获得知情同意。

儿童（英格兰和威尔士18岁以下，苏格兰16岁以下）如果有能力签署知情同意书，应签署知情同意。如果没有能力，遗传咨询师需要获得父母监护人的知情同意。对于已故的儿童，除非孩子在生前没有能力或者没有做出决定，否则需要父母监护人知情同意。

此外遗传咨询师还需确定家庭内部沟通和联系的水平，评估先证者向其他家庭成员分享信息的意愿。遗传咨询师还要与大家庭成员们接洽，询问他们是否愿意向其他遗传学检测单位、心脏病医疗单位分享信息。

遗传学检测

安排对应的遗传学检测时，遗传咨询师需要注意告知的信息有以下几点。
- 预先告知特定的遗传学检测的项目。
- 被检测基因的数量和种类。
- 敏感性水平的信息。
- 检测回报的时间。
- 完全知情同意的记录，自由退出、拒绝继续检测的后果。
- 同意结果报告的方式，包括预约门诊、电话或信件等方式。

安排诊断性遗传学检测时，遗传咨询师需要注意：
- 首次受影响的个人。
- 对于去世的个人，确认可用的组织/存储的DNA，以用于检测。
- 获得知情同意。

诊断性遗传学检测的结果如下。
- 对于鉴定出的致病性变异、可能致病性变异的结果，能够向有风险的亲属提供预测性遗传学检测。
- 对于意义未明变异的结果，需评估是否有进一步家系研究可能性，否则不能向有风险的亲属提供预测性检测。
- 没有鉴定出致病性变异。

- 包括偶然发现或发现与心脏病无关的基因变异，如，当患者诊断为肥厚型心肌病时，发现了致心律失常的基因。如果通过微阵列比较基因组杂交，外显子组测序或基因组测序，讨论在鉴定心脏疾病无关的基因中鉴定致病性/可能致病性变异可能性。

预测性遗传学检测

- 只有在家族中检测到家族性致病性/可能致病性变异时，才有可能进行预测性遗传学检测。
- 预测性遗传学检测只能在无症状个体中进行，如果有症状，考虑诊断性检测。
- 预测性遗传学检测的年龄取决于遗传性心血管疾病。

预测性遗传学检测一般有两种检测结果，发现变异、未发现变异。

如果未发现变异，提示个体不处于发展为该疾病的高风险，风险降低至人群风险。无须进行目标心脏基因的筛查。应该放心的是，他们孩子患遗传性心血管疾病的风险不会再增加。

如果发现变异，遗传咨询师应对个体进行心理支持，调整遗传性心血管疾病高风险对咨询者情绪和心理的影响。遗传咨询师拟将患者转诊至心内科医师处时应当考虑的事宜包括：开始着手或继续心脏病目标基因集的筛查，评估患者猝死风险和植入装置的需求，建议调整药物治疗和生活方式，为患者们的子女和亲属们提出建议。

儿童和青少年的遗传学检测

儿童和青少年的遗传学检测不仅具有挑战性，还需要小心地处理复杂的伦理事宜。对被认为有较高遗传性心血管疾病风险的儿童，遗传咨询师有责任促进和支持对其做出进行遗传学检测的决定。

指南原则

- 儿童或青少年被证实存在高遗传风险，有可能出现疾病的症状和体征。
- 家族性变异是致病性变异。
- 儿童和青少年处于需要临床介入疾病的年龄。
- 确认遗传状态，这将使特定和可靠的长期临床监测成为可能，以早期发现疾病的症状或体征。

- 在早期诊断之后，可使用治疗或介入装置。

遗传咨询师需要考虑的因素

- 在有可能的情况下，应该邀请患病儿童一起参与讨论。
- 父母的焦虑和担忧不应成为影响决策的唯一因素。
- 遗传学检测流程中必须保护儿童，使其免受与其他专业机构共享信息时，个人信息可能被滥用的影响，诸如儿童保护机构、社会服务部门和教育当局等。
- 决定进行基因检测是否最符合儿童或青少年的利益的。

产 前 诊 断

一旦找到引起患者疾病的变异，有许多生殖技术可供选择。这些生殖技术包括无创产前诊断（invasive prenatal diagnosis）和植入前遗传学诊断（preimplantation genetic diagnosis, PGD）。侵入性检测目前包括绒毛活检术（chorionic villus sampling, CVS）和羊膜腔穿刺术（amniocentesis）。

了解以下产前诊断的基本概念非常重要

CVS 和羊膜腔穿刺术与流产风险有关。实践中通常引用的 CVS 的流产风险为 1%～2%，羊膜腔穿刺术的流产风险为 0.5%～1.0%。风险大小可能因不同中心而异。CVS 通常在妊娠 11～14 周之间进行，羊膜腔穿刺术在妊娠 15 周左右开始。

对于任何选择进行侵入性检测的个人，都必须考虑如果他们得到一个好消息，但却因为侵入性检测而终止妊娠，他们会有什么样的感受。

侵入性检测不只是检测变异，而是分三个阶段收到结果，并且包括 13 三体、18 三体和 21 三体的荧光定量 PCR 检测，大约需要 2～3 个工作日。

大多数接受上述任何一种侵入性检测的夫妇都是为了终止妊娠。考虑产前诊断的夫妇必须接受正式的遗传咨询，以协助他们完成这些流程。

植入前遗传学诊断

在过去的 15 年里，PGD 变得更加普遍。PGD 包括：

- 对胚胎进行家族性变异的遗传分析。
- 夫妇需要接受体外受精（vitro fertilization, IVF）。
- 对胚胎进行组织活检，并对 1、2 个细胞进行分析。

- 通过细胞检测确定哪些胚胎遗传了家族性变异。
- 只植入没有携带家族性变异的胚胎。

目前，遗传性心血管疾病的家庭要求产前诊断或 PGD 并不常见。如果夫妇担心未来的孩子有风险，他们需要被转诊到当地的遗传服务机构，充分讨论他们可以选择产前诊断的方案，以及这些方案的影响。

临床随访

诊所信函的详细信息

- 涵盖遗传预约讨论的所有方面。
- 酌情转诊至相关专科，例如为有风险的亲属转诊至心脏病科。
- 后续行动计划和时限。
- 将"致相关人员"的信函邮给有风险的亲属，以便酌情转诊至心脏病科或当地遗传服务机构。

遗传学检测结果的处理

- 根据结果进行进一步的后续随访。

与心脏病专科/其他临床支持单位联络

- 与心脏病专科医护人员联系，如心力衰竭或心律失常。

遗传风险的评估和交流

遗传风险评估使用方法

遗传风险评估使用的方法包括谱系分析，确认先证者的诊断，与先证者的亲缘关系程度，患者的年龄、性别和合适的遗传学检测结果。

在任何情况下，确定遗传模式是评估遗传风险的基础。大多数遗传性心血管疾病是以常染色体显性模式垂直遗传的。尽管如此，遗传性心血管疾病也以 X 连锁遗传，线粒体遗传和更罕见的常染色体隐性模式遗传。

遗传风险的交流

遗传咨询师应该确定家族内发生的变异与遗传性心血管疾病有关。为此遗传咨询师应该考虑：

- 可能有不止一个基因引起相同的疾病，比如不同的钾离子通道基因引起长

QT综合征。
- 基因的致病效应也许不是100%，导致不完全外显。
- 在一个家族内的不同患者之间，症状和体征谱有可能并不一致，并且有可能在不同的家族里存在相同的疾病。
- 在家族内的不同患者之间，疾病的自然病史也可能不同，比如没有明确风险的心源性猝死。
- 个体对他们自身遗传风险的看法也许不同，并且有可能受家庭信仰影响。对于遗传风险的接受水平也许还受社会和文化观念影响。

遗传咨询的结局

可以通过以下几方面判断心血管疾病遗传咨询的结果是否成功，如果患者或家庭能够做到，就说明遗传咨询获得了成功。
- 患者和家属理解了疾病的遗传特性。
- 患者和家属理解和考虑遗传风险和相关事宜。
- 患者和家属知道他们的选择，并且知道如何处理。
- 患者和家属对于是否进行遗传学检测做出了明智的决定。
- 患者和家属做出了明智和合适的生殖技术选择。
- 患者和家属能够处理长期的医疗需求。
- 患者和家属对生活方式和职业选择做出了合适的调整。
- 患者和家属帮助和支持其他家族成员，并积极与他们交流。

第5章

先天性心脏病
Congenital heart disease

介绍	048
先天性心脏病的遗传学	048
先心病管理的一般方面	050
先心病的遗传咨询	050
先心病的遗传学检测	052
遗传咨询	053
完全性肺静脉异位连接	055
完全性房室间隔缺损	056
法洛四联症	056
左心发育不全综合征	057
大动脉转位	058
永存动脉干	059
主动脉瓣上狭窄	060
主动脉缩窄	061
主动脉弓中断	062
产前诊断	063

介 绍

就管理先天性心脏病（congenital heart disease, CHD，下文简称：先心病）患者的结果而言，大多数是成功的，患儿可以存活，并且可以生长发育直到成年。因此在一般人群中，先心病的患病率有着相当大幅度的升高。升高的患病率还可能反映了出生发病率的升高，这是由于存活的先心病成年患者后代的再发风险升高。

大多数先天性心脏病是孤立性（isolated）、非综合征性（nonsyndrome）和散发性的（sporadic）。先心病发病率一般是（7～8）/1 000 活产儿。室间隔缺损（ventricular septal defect, VSD）是最常见的先天性心脏病类型。

在某些西方国家，先心病占婴儿死亡原因的10%，并且婴儿死亡原因接近半数归因于先天畸形。15%的先心病婴儿在第一年内死亡，而那些存活下来的婴儿中，4%在16岁前死亡。

在1/4的先心病患儿中，除了心脏畸形以外，还存在其他器官畸形的表现。这些有关的心脏以外器官畸形提示存在潜在的染色体异常的可能性，还提示遗传多发畸形综合征的可能性。

先天性心脏病的遗传学

染色体异常大概占婴儿先心病病因的12%，而在染色体异常的婴儿中，30%左右存在先心病。染色体异常包括染色体非整倍性和较小的拷贝数变异。常见的染色体非整倍性有18三体、21三体；常见的较小的拷贝数变异包括DiGeorge综合征（22q11微缺失）、Williams-Beuren综合征（7q11.23微缺失）等。而一些患者存在明显的非综合征性散发性先心病，也可能存在22q11微缺失。关键发育基因的点突变也可以导致综合征性先心病，如*JAG1*基因的致病性变异与Alagille综合征（Alagille syndrome; OMIM: #118450）有关。

尽管在非综合征先心病个体中，已经鉴定出了心脏发育基因的变异，例如*CITED2*基因和*NKX2.5*基因，但是这只占一小部分。对于那些既无家族史，又非综合征性先心病的潜在机制，仍旧知之甚少。

潜在的遗传病因既可以引起综合征性先心病，也可以引起非综合征性先心病，可以观察到典型的表现型的异质性（表 5.1）；在不同家族之间，甚至在同一家族内，相同基因组变异可以导致不同种类的先心病，并且先心病的严重程度也不相同。

表 5.1　单基因致病性变异和某些染色体疾病导致的先天性心脏病患者表现型的异质性

基　因	心脏的表现型
CFC1	TGA、ASD、AVSD、VSD、PDA、左房异构、DORV、内脏异位（heterotaxy）
CITED2	TOF、ASD、VSD、TAPVR、TGA
CRELD1	AVSD、内脏异位
GATA4	TOF、AVSD、AS、PS、右位心（dextrocardia）
LEFTY A	HLHS、AVSD、右位心、内脏异位
TBX5	ASD、VSD、AVSD、HLHS、TOF、CAT、TA、DORV、TAPVR
TBX20	ASD、VSD、瓣膜缺陷
JAG1	ASD、AVSD、VSD、TOF、PA、PDA、PS、CAT
NKX2-5	ASD、VSD、TOF、DORV、L-TGA、IAA、HLHS、PAVSD
NOTCH1	AS、TOF、VSD
PROSIT240	TGA、VSD、COA
PTPN11	PS、PDA、ASD
ZIC3	内脏反位（situs inversus）、TAPVR、HLHS、VSD、TGA、DORV、PS
22q11 缺失	IAA、VSD、CAT、PAVSD、TOF
21 三体	AVSD、VSD、TOF

注：主动脉瓣狭窄（aortic stenosis, AS）；房间隔缺损（atrial septal defect, ASD）；缺如肺动脉瓣综合征（absent pulmonary valve syndrome, APUS）；房室间隔缺损（atrioventricular septal defect, AVSD）；二叶主动脉瓣（bicuspid aortic valve, BAV）；主动脉缩窄（coarctation of aorta, COA）；共同动脉干（common arterial trunk, CAT）；双出口右心室（double outlet right ventricle, DORV）；左心发育不全综合征（hypoplastic left heart syndrome, HLHS）；主动脉弓中断（interrupted aortic arch, IAA）；先天性矫正大动脉转位（congenitally corrected transposition of great arteries, L-TGA）；肺动脉闭锁（pulmonary atresia, PA）；肺动脉闭锁室间隔缺损伴主动脉–肺侧支（pulmonary atresia ventricular septal defect with aorto-pulmonary collaterals, PAVSD）；动脉导管未闭（patent ductus arteriosus, PDA）；外周肺动脉狭窄（peripheral pulmonary artery stenosis, PPAS）；右位主动脉弓（right aortic arch, RAA）；三尖瓣闭锁（tricuspid atresia, TA）；大动脉转位（transposition of great arteries, TGA）；法洛四联症（tetralogy of Fallot, TOF）；完全性肺静脉异位回流（total anomalous pulmonary venous return, TAPVR）。

先心病管理的一般方面

为了满足先心病的管理需求,管理先心病需要综合多学科的医疗资源。多学科团队(multidisciplinary team, MDT)应当包括:
- 胎儿或新生儿心内科医师:对胎儿或新生儿进行诊断,领导团队制定管理计划,为患儿家属提供建议和监督管理流程中的心脏方面。
- 外科医师:来自三级或跨区域小儿心胸外科单位。
- 小儿心脏病医师:监测儿科医疗的一般方面,如生长和发育进展,根据儿童的需求,为父母提供支持和指引。
- 临床遗传医师:评估和诊断潜在的遗传性疾病,包括多发畸形综合征;遗传咨询,临床监测和遗传监测家族近亲;对生殖选择提供建议和支持;参与管理高危妊娠,包括产前诊断。
- 成人先心病服务:通常成人心内科医师特别关注先心病;对于那些进展至15~16岁的已知复杂性先心病和综合征性先心病患者,成人心内科医师在MDT管理的执行和监督中发挥主要作用。

延伸阅读

Goodship, J. and Wren, C. 2010 Congenital cardiovascular malformations, in Kumar, D. and Elliott, P. (eds), *Principles and Practice of Clinical Cardiovascular Genetics*, Oxford University Press, New York.

先心病的遗传咨询

尽管先心病患儿的父母主要关注的是他们子女的健康,但是"为什么会发生先心病?"和"先心病还会再发生吗?"是主导遗传咨询的两个问题。解决这些问题需要采集家族史,母亲的健康记录和在妊娠期间风险暴露的情况,并且评估孩子是否是孤立性先心病,有无其他器官异常。为了了解子女自身受遗传影响的风险,越来越多的成人先心病患者要求进行遗传评估。

家族史

应当在记录三代家族史之后,再计算出再发风险。尤其应当注意的是家族中其他那些同样罹患先心病的家庭成员，还包括新生儿、婴儿的死亡原因。

先心病发病率在同卵双胞胎中更高。由于妊娠的双胎其中之一在足月前妊娠丢失并不罕见，因此应该特别询问是否进行了早孕期产科超声检查，观察到了多少个胚胎。家属不太可能自觉地提供这些信息，因为他们不会意识到这些信息的重要性。

母亲病史

母亲的某些疾病使子代患先心病的风险增加，特别是风疹、苯丙酮尿症、糖尿病和癫痫等。

风疹

在有疫苗接种计划的国家，风疹是很罕见的，但是仍应当考虑是否曾有风疹病史。

苯丙酮尿症

未治疗的苯丙酮尿症使下一代罹患先心病的风险增加6倍，这些先心病包括法洛四联症，室间隔缺损，动脉导管未闭和单心室等。妊娠前7周严格控制饮食可以降低这种风险。

糖尿病

糖尿病使下一代罹患偏侧异常（laterality disturbance）的风险增加，包括大动脉转位，房室间隔缺损，室间隔缺损，左心发育不全，流出道缺陷和动脉导管未闭等。在妊娠之前和妊娠期间，良好的血糖控制能够降低胎儿先心病的风险，但是这也许难以实现。

癫痫

癫痫使下一代罹患先天畸形的风险增加，这些先天畸形中包括了先心病。有可能是抗癫痫治疗药物的直接致畸效应，也有可能是抗癫痫治疗药物干扰叶酸代谢的间接致畸效应。

先心病还是胎儿酒精综合征（fetal alcohol syndrome），沙利度胺胚胎病（thalidomide embryopathy，反应停胎儿病）和异维甲酸胚胎病（isotretinoin embryopathy）的特征之一。

临床检验和检查

先心病也许与其他畸形或形态异常特征结合共存，这为诊断染色体病和遗传综合征提供了线索。这样的诊断还涉及个人管理和家庭管理。个人管理包括减少学习、听力和视力受损的风险等。家庭管理包括降低再发风险等。值得注意的具体特征包括身高、体重和头围，发育里程碑和智力障碍，肢体异常，诸如轴前多指（preaxial polydactyly）或轴后多指（postaxial polydactyly），或拇指、桡骨异常，言语质量和言语发育，如在染色体 22q11 缺失的儿童中，腭咽未闭合较常见。

如果可能，须检查父母双方的心血管系统。如果患儿存在多种先天畸形，形态异常特征，产前产后生长发育迟缓，无法解释的发育延迟，或者与先心病并发的任何这些特征，除非遗传模式是可识别的孟德尔遗传综合征，否则应安排进行染色体微阵列分析检查。

先心病的遗传学检测

染色体微阵列（chromosomal microarray, CMA）

染色体微阵列识别染色体物质不平衡，既可以是全基因组水平上 DNA 片段的获得（gain; duplication，重复），也可以是丢失（loss; deletion，缺失）。这些异常改变被命名为拷贝数变异（copy number variant, CNV）。虽然 CMA 可以检测大多数的非整倍体，但是如果临床上怀疑非整倍体，其他一些更快速的检测方法也许更加合适，如荧光定量 PCR（quantitative fluorescent PCR）。

由于 CMA 在基因组水平上确定 CNV 是一种相对广泛的检测，因此可能产生与原始诊断无关，却有临床意义的发现，例如偶然发现、二级发现。鉴于此点，在采集血液样本之前，建议先与 CMA 实验室或者临床遗传专家讨论患者的检测事宜。

分子遗传学

多重连接探针扩增技术（multiplex ligation-dependent probe amplification, MLPA）可以识别特定 CNV，当临床怀疑有特殊诊断时可以使用 MLPA，并且避免了偶然发现。综合征性先心病或家族性非综合征性先心病患者中，MLPA 对某些基因的突变分析也许更加合适，诸如 22q11 缺失（表 5.2）。

表 5.2　先天性心脏病 CHD/ 综合征基因 / 染色体异常研究中的遗传实验室检查

疾病名称	致病原因	检查方法
完全性肺静脉异位引流	22qdup	CMA；MLPA
室间隔缺损	13、18、21 三体；3p25del	QF-PCR；CMA
大动脉转位	22q11del	MLPA

续 表

疾病名称	致病原因	检查方法
永存动脉干	NKX2.6；22q11del	突变检测或 CMA
法洛四联症	22q11del	MLPA
主动脉弓中断	22q11del	MLPA
主动脉缩窄	45X；22qdel	CMA；MLPA
主动脉瓣上狭窄	*ELN* 基因或 7q11.23 微缺失	突变检测或 CMA
左心发育不全综合征	1p36del；11qdel；22q11del	CMA；MLPA

　　已被批准和正式认证的分子遗传学实验室的最新名单可以在在线资源中查询，例如欧洲遗传学检测网络（European genetic testing network, Eurogenest）和北美遗传学检测网络（North American genetic testing network, GeneTests）。

　　基因测序通常采用基因集的方法，同时分析与类似疾病相关的一组基因。在遗传学检测申请单中应该包含描述表现型的细节，这些细节是解释基因组数据所必需的。对于样品采集，突变分析的敏感性和特异性的完整信息，与临床遗传医师和实验室讨论是重要的。确认一个潜在的变异后，也许可以告知患者与变异有关的临床问题的可能性，长期预后和筛查建议。这样的诊断也许为产前遗传学诊断或植入前遗传学诊断提供了选择。

遗 传 咨 询

　　复杂性先天性心脏病和多发畸形综合征合并显著的心血管表现型是向遗传咨询转诊的两种主要病例类型。通常由遗传咨询师准备和进行遗传咨询，正常地遵循遗传咨询协定原则和执行惯例（第四章）。遗传咨询的目标是提供先心病和畸形疾病的有关信息，可能病因的事实信息，特别是遗传因素，未来生育的再发风险，生育选择和可行的治疗和管理选择。

　　如果排除综合征和家族性病因，对于大多数患者，讨论聚焦于多因素多基因性遗传。对于讨论相关的染色体病，孟德尔遗传病，线粒体病和垂直遗传模式，见第 2 章。大多数咨询师都重视详细解释导致先心病的许多基因的联合作用，每个基因都有一个小的但是累加的效应。遗传咨询的结果通常是积极的、有建设性的，通过解释支持患者，降低再发风险（表 5.3），讨论可行的生殖和管理选择。

表 5.3 非特殊先天性心脏病一级亲属的再发风险

人群发病率	0.5%
孤立性病例的亲兄弟姐妹（同胞）	2%～3%
同父异母的兄弟姐妹或其他二级亲属	1%～2%
孤立性病例的后代：	
父亲	2%～3%
母亲	5%～6%
2 名受累的同胞/同胞父母	10%
2 名以上受累的一级亲属	50%（大约）

对于大多数先心病，再发风险在 2%～3%，除非是连续两个患病的兄弟姐妹（同胞）。这些数字来源于家系研究。一级亲属，即兄弟姐妹和后代的再发风险，约为一般人群中活产儿发病率的平方根。例如，活产儿 VSD 的发病率为 1/1 000，那么下一胎估计再发风险约 3%。对于非特定的先心病和特定先心病（表 5.4），实证估计再发风险是可行的。这些研究的结果仅用于指导评估再发风险，重要的是通过考虑个体因素来计算复发风险。对于有妊娠风险的妇女，应提供异常胎儿筛查的详尽细节，并且应当尽可能在妊娠早期，在当地产前医疗单位进行讨论。

表 5.4 孤立性先天性心脏病患者同胞的遗传风险

先天性心脏病种类	遗 传 风 险
室间隔缺损	3%
房间隔缺损	3%
动脉导管未闭	2.5%
法洛四联症	2%
动静脉管缺损	2%
肺动脉狭窄	2%
主动脉瓣狭窄	3%

续 表

先天性心脏病种类	遗传风险
大血管转位	2%
左心发育不全综合征	<1%
肺动脉闭锁	1%
共同动脉干	1%
三尖瓣闭锁	1%
Ebstein 畸形（三尖瓣下移畸形）	1%

完全性肺静脉异位连接

在完全性肺静脉异位连接中，所有四根肺静脉均未与左心房连接，取而代之的是与体静脉系统连接。连接部位各异，并且存在不同程度的梗阻。例如，心上型 TAPVC，肺静脉与无名静脉或上腔静脉连接。膈下型 TAPVC，肺静脉与肝静脉或门静脉连接。这种连接类型发生梗阻的可能性最大。心内型 TAPVC，肺静脉与冠状窦或右心房连接，这种连接类型与房间隔缺损有关，存在由右心房流向左心房的血流。

发绀和心力衰竭是 TAPVC 婴儿的表现。外科修复需要将肺静脉重新与左心房连接。尽管一些婴儿存在进展性肺静脉狭窄和再发的肺静脉狭窄，手术存活患者的长期结局十分令人满意。中期死亡率是 8%～35%，如果 TAPVC 是孤立性畸形时，结局明显更好。

大多数 TAPVC 病例是散发性的，但是已经有一些家庭一代以上多个个体受累的报道。TAPVC 与猫眼综合征（cat-eye syndrome）有关，猫眼综合征是由来源于 22 号染色体的附加标记染色体（marker chromosome）引起。标记染色体的形成过程是由染色体内重组介导的，由 22 号染色本上低拷贝重复之间倒转引起的。因此，这种标记染色体由带有卫星（核糖体 RNA 基因）的两个着丝粒组成，这两个着丝粒之间有 22 号染色体长臂近端区域的两个拷贝。通常这种标记染色体是一种嵌合性染色体畸变，仅存在于一定比例的细胞中。因此在这样的受累个体中，在其一定比例的细胞中的近端染色体 22q11 上有四个拷贝（四倍体）的基因。

完全性房室间隔缺损

完全性房室间隔缺损的主要畸形部位发生在房间隔的低位部分，室间隔的出口部和房室瓣。在二尖瓣和三尖瓣的部位，形成了共同房室瓣（common atrioventricular valve）。共同房室瓣通常具有五片瓣叶，并且常常存在反流。

CAVSD 发病率约 30/100 000 活产儿。大多数婴儿表现出心力衰竭或心脏杂音。一些婴儿相对肺血管阻力较高，无心脏杂音或心力衰竭，在这种情况下，即使进行诊断后，该缺陷可能不能及时手术。未经治疗的 CAVSD 自然病史较短，常常过早死亡，这是由于婴儿期心力衰竭，儿童后期和成年早期不可逆的肺血管病（艾森曼格综合征）而导致的。外科修复包括用补片关闭 VSD，将共同房室瓣分隔成左房室瓣和右房室瓣。尽管有时在术后对于房室瓣反流必须进行再次手术，但是在大多数患者中，术后房室瓣的功能是良好的。

60% 的 CAVSD 病例存在唐氏综合征，而在唐氏综合征中的先心病患者中，CAVSD 占了几乎一半。CAVSD 也与 13 三体和 18 三体有关，还与一些染色体缺失有关，如染色体 3p25 缺失。CAVSD 还可见于 Smith-Lemli-Opitz 综合征（Smith-Lemli-Opitz syndrome, SLOS; OMIM: #270400）和 Ellis-Van Creveld 综合征（Ellis-van Creveld syndrome, EvCS; OMIM: #225500）。SLOS 的临床表现为出生前后生长迟缓、小头畸形、中度至重度智力障碍和多种先天畸形。EvCS 的临床表现为骨骼和外胚层发育不全，并与先心病相关联。孤立性 CAVSD 通常呈散发性，但是已经报道了在少数家庭内存在多个患者，外显率变异等情况。还有一些 CAVSD 患者由 *NR2F2* 基因杂合变异引起。

法洛四联症

法洛四联症的病理解剖特征是主动脉下 VSD，主动脉向左向前移位，复杂的右心室流出道梗阻（right ventricular outflow obstruction, RVOTO）和右心室继发性向心性肥厚（图 5.1）。

TOF 是婴儿最常见的紫绀性先心病，发病率约 30/100 000 活产儿。大多数 TOF 是在婴儿时期发现紫绀和心脏杂音之后作出的诊断。治疗处理方案取决于流出道梗阻的严重程度。可以通过早期姑息性主-肺动脉分流（aorto-pulmonary shunt）手术，增加肺动脉流量，治疗严重并且不断加重的发绀，以及阵发性缺氧

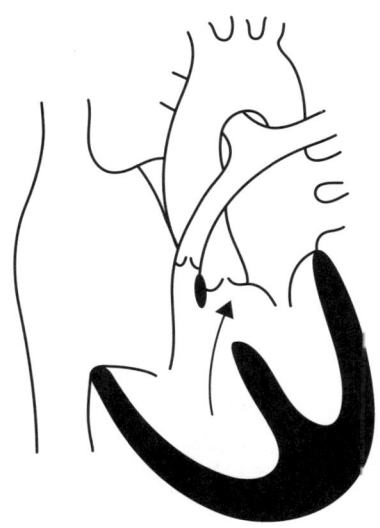

图 5.1　法洛四联症。主动脉骑跨和肺动脉狭窄，存在的室间隔缺损会产生左向右分流

发作。根治性修复包括关闭 VSD 和缓解肺动脉流出道梗阻。在许多单位，修复的中位年龄大概在 1 岁左右，外科死亡率为 1%。肺动脉瓣反流是术后晚期并发症，在成年时也许需要进一步手术，矫治肺动脉瓣反流。

法洛四联症通常是孤立性畸形，但是也可以与其他先心病有关，诸如肺静脉异位连接，房室间隔缺损。在少数孤立性 TOF 中，已经发现 *TBX1* 基因、*NOTCH1* 基因和 *FLT4* 基因的变异与 TOF 相关。22q11 微缺失的儿童中，15% 的病例表现出 TOF，而 22q11 微缺失出现在 5%～10% 的 TOF 婴儿中。TOF 还发生在 5% 的 21 三体儿童中。TOF 与 13 三体和 18 三体有关，还与许多多发畸形综合征有关。

左心发育不全综合征

HLHS 的病理解剖特点是主动脉瓣闭锁，左心室未发育，二尖瓣发育不全或闭锁（图 5.2）。

肺静脉回流血液从左心房进入右心房，心脏唯一的出口是肺动脉。体循环是导管依赖性的。主动脉弓发育不全，升主动脉非常细小，只是简单地作为流入冠状动脉的管道。

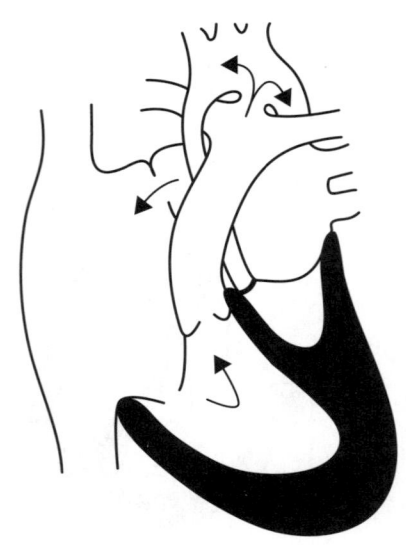

图 5.2　左心发育不全综合征。左心室腔明显狭窄

HLHS 的自然患病率约 20/100 000 活产儿,并且由于产前诊断和终止妊娠,发病率持续降低。这些 HLHS 活产儿的产后诊断中位年龄大约是出生后 2 天。HLHS 占出生后 1 周内因心脏疾病死亡数的 23%。

HLHS 患儿出生后,须即刻进行前列腺素注射治疗。以往 HLHS 患儿经常死亡,这是因为介入治疗的疗效不佳,现在可以进行激进的姑息外科治疗,如 Norwood 手术,多种将右心室与重建的主动脉相连接的术式等。

HLHS 通常呈散发性畸形,但是还与其他左侧的畸形存在遗传相关性,如二叶主动脉瓣和主动脉缩窄。HLHS 与染色体综合征相关联,包括 Turner 综合征 (45, XO),1p36 微缺失和 Jacobsen 综合征 (Jacobsen syndrome, JBS;11q23-qter 缺失;OMIM: #147791)。HLHS 还可见于其他由单基因变异引起的综合征疾病,诸如 Rubenstein-Taybi 综合征 (Rubinstein-Taybi syndrome 1;RSTS1;OMIM: #180849)。RSTS1 临床表现为身材矮小,智力障碍,宽阔的拇指和足趾,眼、心脏和肾脏异常等。

大动脉转位

大动脉转位是新生儿最常见的紫绀性先心病之一,发病率约为 30/100 000 活产儿。"简单"大动脉转位的主要病理解剖特点是心室动脉连接不一致,主动脉从右心

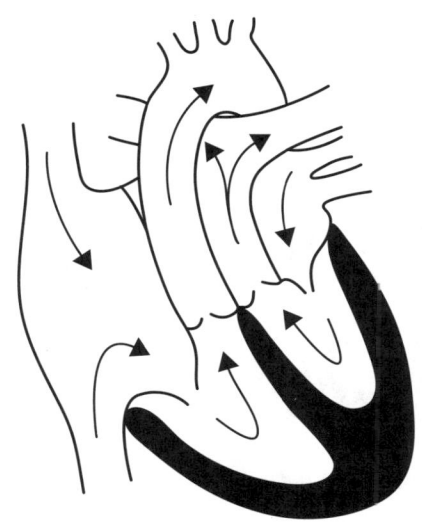

图 5.3　大动脉转位。主动脉从右心室起源，肺动脉从左心室起源

室发出，而肺动脉从左心室发出。分隔开的体循环、肺循环与生理不匹配。在出生后早期，主要由开放的动脉导管和卵圆孔维持体循环和肺循环之间的分流（图 5.3）。

　　TGA 患儿多数在出生后的几天表现出发绀。发现紫绀时，可以开始持续注射前列腺素，维持婴儿动脉导管开放，并且进行房间隔造口术。早期通过动脉调转术进行修复，外科死亡率低于 5%。

　　TGA 较罕见与遗传综合征关联，但是在糖尿病风险母亲后代中是一种常见的畸形。

永存动脉干

　　永存动脉干，又称共同动脉干（truncus arteriosus communis），是心脏流出道的主要畸形之一，发病率约为 10/100 000 活产儿。

　　永存动脉干的病理解剖特点是左、右两个心室出口未能形成分隔，动脉管道的近端节段之间也未能形成分隔，在两心室的出口处形成了一个共同动脉瓣，这种共同动脉瓣跨越在动脉下的室间隔缺损上（图 5.4）。左心室流出道和右心室流出道均通过这个唯一的共同动脉瓣，通向共同干，这根共同干再分隔为主动脉和肺动脉。肺动脉与共同动脉干连接的形式各异。共同动脉干瓣膜通常呈三叶瓣或

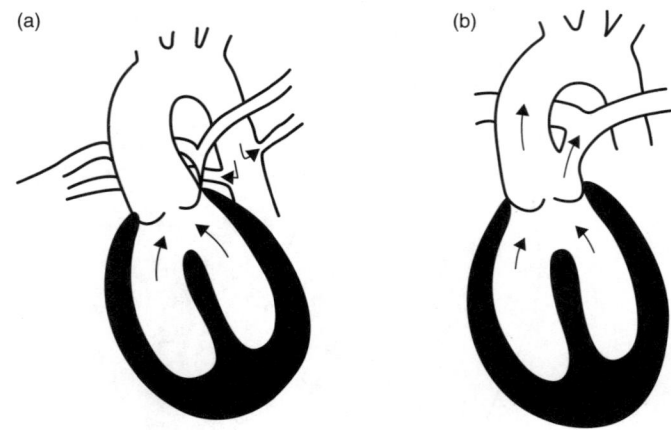

图5.4 永存动脉干。单根主动脉干从左心室和右心室发出。存在动脉下室间隔缺损，肺动脉从右心室发出（a），或者直接从主动脉发出（b）

四叶瓣，可能还存在狭窄和反流。永存动脉干常常存在于右位主动脉弓，有时也存在于主动脉弓中断患者。

永存动脉干的早期初次修复涉及用补片将VSD分隔到共同干右侧，将肺动脉从共同干移出，将左心室通过共同干瓣（新的主动脉瓣）与主动脉连接，在右心室与肺动脉之间建立管道，以完成双心室矫治。手术结局令人满意，但是后期不可避免地需要更换管道。

约10%的22q11缺失婴儿存在共同动脉干，30%～40%的共同动脉干患者存在22q11缺失。共同动脉干也与母亲糖尿病相关。据报道，发现了一个常染色体隐性遗传家系携带的*NKX2.6*突变与永存动脉干有关。

参考文献

Hoffman, J. 1987 Incidence mortality and natural history. In: Anderson, R.H., et al., eds. *Pediatric Cardiology*, Churchill Livingstone, London.

主动脉瓣上狭窄

主动脉瓣上狭窄是一种罕见的畸形，病理解剖特点是升主动脉窦管交界处狭窄，有时SVAS也与其他动脉和肺动脉狭窄有关，还与主动脉瓣异常有关（图5.5）。

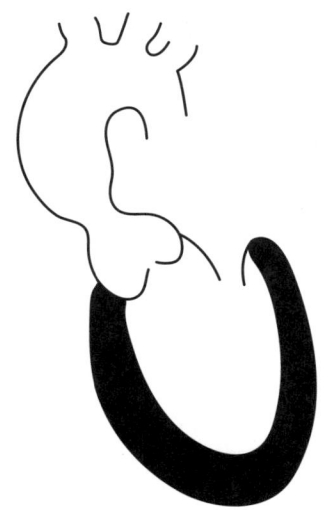

图 5.5　主动脉瓣上狭窄。近端主动脉狭窄，狭窄处位于主动脉瓣的上方

与 SVAS 有关的其他畸形也有报道，如二尖瓣异常，主动脉缩窄和室间隔缺损等。

SVAS 常常发生在 Williams-Beuren 综合征（Williams-Beuren syndrome, WBS; OMIM: #194050）中，50% 的 Williams-Beuren 综合征患者存在 SVAS。即使 SVAS 呈孤立性畸形，也可能是家族性的。家族性 SVAS 呈常染色体显性遗传模式，符合分离规律。家族性 SVAS 是 *ELN* 基因（elastin）致病性变异导致的，致病方式包括点突变和基因内微缺失。

主动脉缩窄

CoA 能够发生在从产前胎儿到成年人中，但是大多数在婴儿时期得到诊断。CoA 的病理解剖特点是在主动脉弓远端存在缩窄，并且缩窄部位与动脉导管毗邻（图 5.6）。CoA 常常伴随发育不全的近端主动脉，有时还涉及发育不全的主动脉弓。大约 40% 的 CoA 婴儿存在与之有关的心脏畸形，最常见的是 VSD，二叶主动脉瓣和主动脉瓣狭窄。更复杂的心脏畸形也常见。

CoA 是最常见的引起新生儿心力衰竭、循环衰竭的病因。CoA 婴儿可以表现出杂音、心力衰竭和发育不良。婴儿期之后可能存在高血压。CoA 外科死亡率低，总体结局取决于与 CoA 有关的畸形。

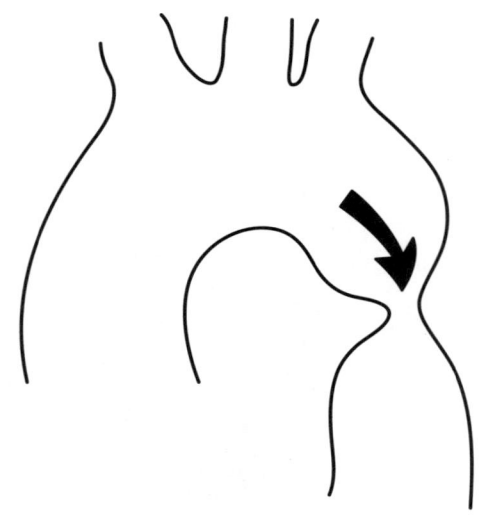

图 5.6　主动脉缩窄

CoA 与 Turner 综合征有关，高达 20% 的 CoA 患者存在 Turner 综合征。大概 40%～50% 的 Kabuki 综合征（Kabuki syndrome; OMIM: 147920）患者存在先心病，左侧的病变常包括 CoA。Kabuki 综合征是一种多系统畸形综合征，临床表现包括出生后生长迟缓、畸形特征和智力障碍。Kabuki 综合征的致病基因是 *KMT2D* 基因和 *KDM6A* 基因。

主动脉弓中断

IAA 的病理解剖特点是部分主动脉未能发育，降主动脉的血流完全由动脉导管供应。中断也许发生左锁骨下动脉的远端（A 型），或者发生在左颈动脉和左锁骨下动脉之间（B 型，图 5.7）。主动脉弓中断总是与主要的心脏异常有关，诸如 VSD，主肺动脉窗，永存动脉干和其他复杂畸形。

IAA 患者的下半身循环完全是动脉导管依赖性的，动脉导管关闭能够导致患儿在数小时内因循环衰竭而死亡。50% 没有发现异常的 IAA 病例在回家后，在 6 周龄之内表现出心力衰竭，进而死亡。

在 IAA 治疗方面，初次手术修复主动脉弓，其他的手术取决于合并的畸形。由于主动脉弓部残余或再发的梗阻，患者预期寿命有所减少。

50% 的 B 型 IAA 患者存在 22q11 缺失，15% 的 22q11 缺失婴儿患有 IAA。

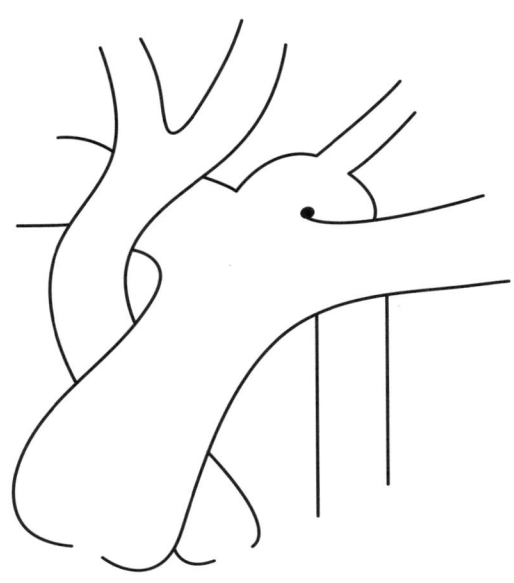

图 5.7　主动脉弓中断。降主动脉直接由动脉导管供应血流

产 前 诊 断

大多数先心病患儿的父母也许正考虑生育下一个孩子。由于再次生育有可能存在风险,越来越多这样的准父母被产前诊断吸引。尽管如此,选择产前诊断通常受他们的本能感觉指引,这些准父母的本能感觉是"在出生前知晓",而不是"等到孩子出生"。

遗传咨询师在帮助准父母们作出决定时,前提是应当确保尽可能获得所有信息,这其中包括适用于他们具体病情的再发风险。大多数临床遗传单位拥有专业的产前诊断团队,而向这些父母提供向胎儿医学团队咨询的机会非常重要。这种多学科诊疗(multi-disciplinary treatment, MDT)方法被公认为是良好的产前诊断实践。

对于先心病产前诊断通常包括以下一项或多项:

● 在妊娠 18 周进行排畸超声检查,排畸项目包括心脏、脑、肾和骨骼等。除此之外,可以记录生长和其他身体测量参数。

● 胎儿超声心动图通常紧接在排畸超声检查之后。在一些病例,当有可能获取四腔心切面时,胎儿超声心动图可以在 12 周或更早进行。大多数病例,直到妊娠 18 周，都会进行连续扫描。
- CMA 对可解释的发现或可处理的发现进行选择性报告。
- 可以进行目标基因的分子遗传学检测。

延伸阅读

British Cardiovascular Society Working group on Grown Up Congenital Heart disease (GUCH).
Kumar, D. and Elliott, P. (eds). 2010 *Principles and Practice of Clinical Cardiovascular Genetics*. Oxford University Press, New York.

第6章

马方综合征和相关的遗传性结缔组织病

Marfan syndrome and related inherited disorders of connective tissue

介绍	066
遗传性结缔组织病的临床处理	066
结缔组织病中的心血管表现型	069
血管型 Ehlers–Danlos 综合征	077
胸主动脉瘤和腹主动脉瘤	079
临床遗传学和分子遗传学	086
腹主动脉瘤	090

介　绍

遗传性结缔组织病有着宽泛的疾病表现型谱，可能涉及身体的多个系统。在大多数遗传性结缔组织病患者中，疾病呈慢性进展，病变程度轻重不一，临床表现涉及皮肤、骨关节、眼和心血管等系统。这其中，心血管疾病谱表现广泛，由轻微的结构畸形到威胁生命的病变，如二尖瓣关闭不全，主动脉夹层等。

对于诊断和管理马方综合征中的心血管病变和相关的遗传性结缔组织病，这一章提供了一般的指南。本章讨论常见结缔组织病的细节，对于其他更少见的结缔组织病，建议对此感兴趣的读者可以使用线上资源（www.orphanet.org）。

遗传性结缔组织病的临床处理

包括马方综合征在内的遗传性结缔组织病的临床处理方式，与其他多系统疾病类似。对于所有患者，回顾家族史细节，全面深入的临床查体和检查是必不可少的。

家族史

细心地获取至少分散在三代中的家庭成员的家族史，这一步是必不可少的。记录家族史的同时绘制谱系图，绘制方法同第 2 章。家族中一些轻微的和非特异性症状，也许对怀疑家族性结缔组织病起支持作用。

关节松弛

关节松弛程度不一，既可以是轻微的，也可以是严重的。关节松弛还包括频发性脱位。询问患者的爱好，如体操和芭蕾舞等。这些爱好可能是关节松弛的社会和个人相关原因。记录关节松弛的范围和严重程度，使用 Beighton 评分（the Beighton Score, BS）是必要的（图 6.1）。

关节炎症状

表现为轻至中度频发性和慢性关节疼痛，而无明显的体征和炎症，如肿胀、积液和运动受限等。

皮肤松弛

松弛的皮肤通常环绕颈部。皮肤松弛的常见部位有腋窝、腹部、肘部、前臂

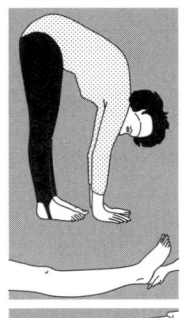
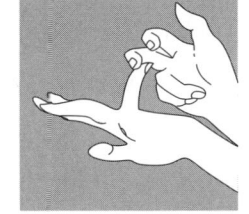
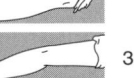
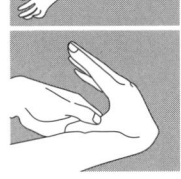

1. 能够不弯曲膝盖，弯腰把手平放在地板上，得1分。
2. 膝关节能够向前弯曲，每个膝关节得1分。
3. 肘关节能够向后弯曲，每个肘关节得1分。
4. 拇指能够向后弯曲，可以触摸到前臂，每个拇指得1分。
5. 小指能够向后弯曲超过90°，每个小指得1分。

图6.1　Beighton 关节过度活动评分（Beighton hypermobility score）

和膝部等。

瘢痕，新鲜和陈旧瘀伤

小腿上香烟纸样的薄瘢痕。

伤口延迟愈合

切口和伤口延迟愈合，包括外科手术的切口。

急性医疗事件

诸如严重的胸痛，卒中，突然失明，急腹症和必须急诊外科干预的威胁生命的事件。

临床查体

临床查体通常局限于先证者或来访者，也就是首先向临床遗传医师或者遗传咨询师寻求帮助的个人。

对于临床确诊，以下的临床查体计划可以提供足够的信息，如果有必要，还可以进行特殊检查。

一般视诊

- 与实际年龄相比，患者显得年纪更大。身材高瘦。由于面部的皮肤松弛，面无表情。脸型呈薄面，长脸。有着不寻常的关节形状和畸形。不寻常位置的手臂和双腿。长手指，长足趾。

- 测量：只要可能，记录性别年龄和百分位数。测量垂直身高，臂展，并且计算身高与臂展的比值；测量手总长度、中指长度、足总长度。
- 皮肤：皮肤质地如天鹅绒般光滑。皮肤松弛，通常出现在肘部、前臂的后侧，膝的前面。皮肤有瘢痕，薄如香烟纸。皮肤存在新旧瘀伤的痕迹。肩部、腹部侧面、背部和髂骨区域存在皮纹。
- 关节：关节畸形。关节松弛由 Beighton 评分评价（最高 9 分，图 6.1）。外科手术瘢痕。
- 脊柱：脊柱外形，包括脊柱后凸（kyphosis）、脊柱侧凸（scoliosis）和脊柱前凸（lordosis）。脊柱活动度。其他骨骼畸形。
- 牙齿：牙齿排列拥挤，形状异常。牙齿外观异常，表面存在薄而斑驳的珐琅质。牙齿早失不常见。腭外形和尺寸异常。
- 眼：常患有中至重度近视。异常晶状体外观和位置，包括晶状体混浊迹象。虹膜震颤，检查中异常的虹膜运动。记录眼科操作史，包括手术史，如视网膜脱离（retinal detachment, RD）。

系统体格检查
- 呼吸系统：胸廓外形，是否存在胸腔引流、外科手术的瘢痕。呼吸运动，在气胸的一侧运动受限。呼吸音是否正常。
- 心血管系统：是否存在充血性心力衰竭的体征。血压测量，如果条件许可，分别测量上肢和下肢的血压。听心音，是否存在心脏杂音，例如二尖瓣关闭不全（Ehlers-Danlos 综合征 I 型、Ehlers-Danlos 综合征 III 型）、主动脉瓣关闭不全（马方综合征）均存在心脏杂音。
- 腹部：观察腹部外形，腹部触诊，搏动性肿块提示腹主动脉瘤。是否存在疝，包括腹股沟疝、股疝和脐疝等。
- 神经系统：检查感觉和运动障碍，这些可能由脊髓压迫，硬脑膜扩张等引起。

检查

在大多数遗传性结缔组织病的疑似病例中，详尽的家族史和细致的临床查体为诊断提供了充足的信息。在一些患者中，计划进一步地安排实验室检验和放射检查是合适的。重要的是在采集患者的样本前，与专家一起讨论。

对于检查项目，患者应当完全知情，并且获得书面的知情同意，这是必不可少的。应该有一个商定明确的计划报道结果，确保检查结果的准确性和保密性。

放射检查

胸部 X 线，多用正位。

脊柱 X 线，应包括正位和侧位的全脊柱 X 线。为了排除寰枢关节不稳定，可能需要通过张口位对颈椎进行特殊检查。

骨骼检查时必须排除潜在的骨骼发育不全。骨骼检查通常包括颅骨（前视图和侧视图）、胸部（包括肩部）、肘部以上的上臂、骨盆，包括股骨头和小腿，膝关节。

应该进行脊柱磁共振成像和 CT 平扫，排除马方综合征中的硬膜扩张。

实验室检验

染色体检查，尤其是对于存在学习困难和发育迟缓的患者，常规细胞遗传学分析正在被微阵列比较基因组杂交（array-based comparative genomic hybridization, aCGH）替代。

- 分子遗传学检测，使用其中一种实验室检验方法。

如果临床表现包括明显的发育迟缓，学习困难和行为问题，可以选择微阵列比较基因组杂交。

对于马方综合征，可以选择下一代测序和基因集测序。基因集应包括主要的遗传性结缔组织病的致病基因。

对于疑似结缔组织病，同时具有非典型临床表现的患者，可以选择使用目标临床外显子测序或者全外显子组测序。一些分子遗传学实验室偏好使用这两种检测方法，而不是使用多基因集。检验前，与实验室和多学科的遗传性心脏疾病团队讨论非常重要。

目前，全基因组测序（whole genome sequencing, WGS）的临床应用有限。然而，随着全基因组测序数据临床利用率的提高，WGS 的效率和成本–效益可能会提高，WGS 在临床使用的情况可能会得到改善。

- 组织病理学：光镜和电镜下的皮肤活检，可以显示胶原纤维异常。然而在大多数情况下，这种侵入性检查是没有必要的。
- 临床生物化学检测：皮肤成纤维细胞的胶原蛋白检测，包括胶原蛋白凝胶电泳。这需要皮肤活检，应由有经验的皮肤科医师进行。应当同时计划进行病理学检查。

检测尿液中排泄的胶原蛋白代谢物，这样的检验结果是非特异性的，诊断效用有限。

结缔组织病中的心血管表现型

遗传性结缔组织病中，心血管表现型的疾病谱是宽泛的。结缔组织病中，大多数心血管病变涉及一个或多个结构部分。动脉瓣和心室动脉交界发育异常，普遍见于大血管近端。在大多数病例中，心肌层未受影响。无论确诊或疑似的遗传性结缔组织病患者，进行详尽的心血管检查是很重要的。尽管如此，在大多数遗传性结缔组织病患者中，心血管异常仅呈轻微的表现，可能不需任何密切随访，只需要通过家庭医生选择心脏病专科咨询，每3～5年进行一次随访。

大多数心血管表现主要存在于马方综合征和Ehlers-Danlos综合征（Ⅳ型）中。只有这两种疾病在本章中讨论（见延伸阅读）。本节还包括：非综合征性胸主动脉扩张和动脉瘤，它们的临床表现与马方综合征和血管性Ehlers-Danlos综合征重合，它们也可能是家族性的。

马方综合征

马方综合征（Marfan syndrome, OMIM: #154700）是常染色体显性遗传结缔组织病，影响心血管系统、眼和骨骼，临床表现变异度大。马方综合征的出生发病率最低约1/9 800，患病率约1/5 000。

临床表现

在年轻人中，可能有下列个人史或家族史，包括体型高瘦，异常的胸部外形，细长的手指和脚趾，臂长，晶状体半脱位，主动脉夹层或破裂。

患者通常体型高瘦，可以发现拇指征阳性（图6.2）和腕征阳性（图6.3）。

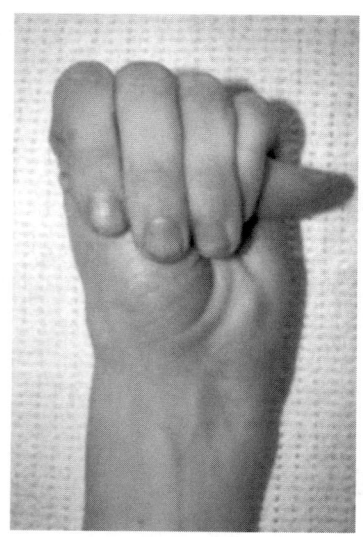

图6.2 长的拇指可以超出握拳的手——马方综合征中的"拇指征"阳性

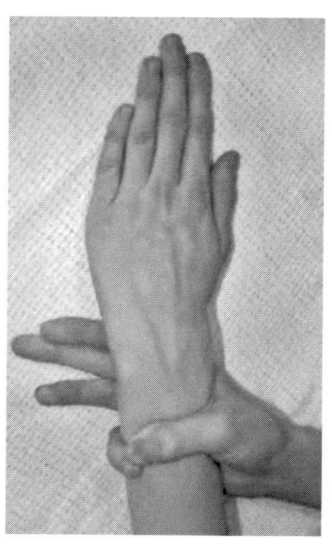

图6.3 如图，拇指与小指的整个指甲重叠——马方综合征中的"腕征"阳性

主动脉进行性扩张，最宽处往往是主动脉窦（sinus of Valsalva）（图 6.4），这是马方综合征主动脉进行性扩张的典型表现。马方综合征与主动脉瓣关闭不全、主动脉夹层或破裂有关，这些心血管事件是患者疾病相关死亡的主要原因。可能还存在二尖瓣脱垂伴关闭不全。

眼部特征包括晶状体脱位和进行性近视。

关节痛常见，与慢性关节松弛有关。

其他细微的临床特征表现包括高拱形腭、牙齿拥挤，皮肤皮纹，频发性疝，频发性气胸。

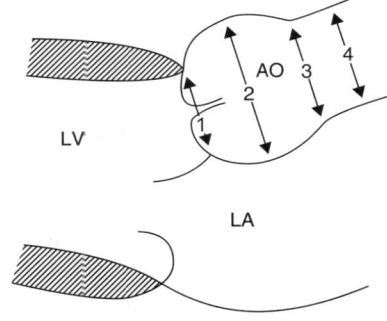

图 6.4 测量主动脉根部的主动脉窦（Valsava 窦）

分子遗传学

66%～91% 的马方综合征患者携带 *FBN1* 基因（fibrillin-1，原纤维蛋白 1）突变。尽管家族史可能有帮助，但约 27% 的病例由新发突变引起。原纤维蛋白 1 基因突变还引起马方样异常（Marfan-like disorders）或微原纤维蛋白病（microfbrillinopathy），通常临床表现轻微，预后较好，其中一些特殊表现还包括 MASS 表现型（OMIM: #604308），临床表现有二尖瓣脱垂，轻微或无进展的主动脉扩张，皮肤和骨骼特征。孤立性晶状体异位（OMIM: #129600）。

除了 *FBN1* 基因外，3 号染色体上的 *TGFβR2*（transforming growth factor beta receptor 2，转化生长因子 β 受体 2）基因突变，9 号染色体上的 *TGFβR1*（transforming growth factor beta receptor 1，转化生长因子 β 受体 1）基因突变，也可以导致马方综合征（2 型）。

马方综合征 2 型（OMIM: #154705）家族中发生晶状体异位的可能性较低。*TGFβR2* 在 r460 密码子上的突变在 3 号染色体连锁型家族性胸升主动脉瘤（FTAA3, OMIM: #608967）中也有描述。在勒斯-迪茨综合征（Loeys-Dietz syndrome）1 型和 2 型中发现了 *TGFβR1* 突变。修订后的疾病分类学更加强调 TGFβ 分子病理学在马方综合征和其他与之密切相关临床疾病中的中心致病作用（图 6.5）。

表 6.1 展示了包括在基于多基因诊断 NGS 基因集中的家族性主动脉疾病中的基因，涉及马方综合征、勒斯-迪茨综合征与胸主动脉瘤和夹层（thoracic aortic aneurysms and dissection, TAAD）。

随着基因检测变得越来越普及，在先证者中识别引起马方综合征的基因突变是合理的诉求，因此这可以是应用在先证者和亲属中的主要诊断标准（见根特疾病分类学，Ghent nosology）。

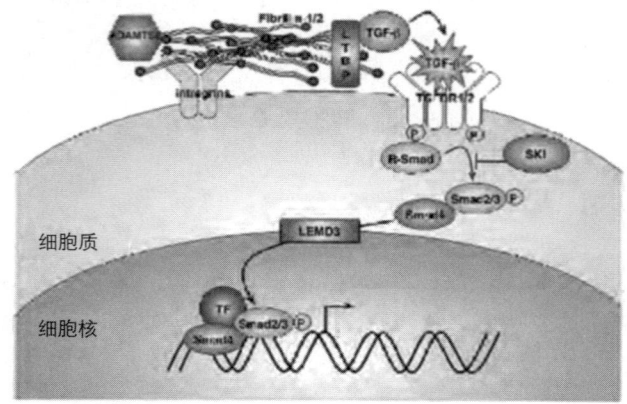

图 6.5 马方综合征的 TGFβ 分子通路和相关遗传性结缔组织病

表 6.1 NGS 家族性主动脉病变组马方综合征、Loeys–Dietz 综合征和胸主动脉扩张动脉瘤夹层（TAAD）

14 个用作基因集测序的致病基因	*ACTA2* *COL3A1* *EFEMP2* *FBLN5* *FBN1* *FLNA* *MYH11* *MYLK* *NOTCH1* *SLC2A10* *SMAD3* *TGFβ2* *TGFβR1* *TGFβR2*
MLPA 检测的缺失或重复的基因	*COL3A1* *FBN1* *TGFβR1* *TGFβR2*

注：引自 Prof. Bart Loeys, Antwerp University Hospital, Belgium. Large gene panels are also commercially available。

马方综合征的诊断

马方综合征的临床诊断主要是基于国际根特标准（Ghent criteria）。疾病分类学是临床诊断的参考标准。在根特疾病分类学中，在身体七个系统内评估临床特征，以确定哪个系统符合主要诊断标准，仅累及哪个系统（表6.2）。

表 6.2　Ghent 诊断病原学

系统	主要标准	次要标准
骨骼	以下特征中至少符合4个： 鸡胸 需要手术的漏斗胸 ULSR ≤ 0.86 或臂展：身高 > 1.05 腕征和拇指征阳性 脊柱侧凸 > 20° 或脊椎滑脱 肘关节伸展减少（< 170°） 扁平足 髋臼内突	2个主要特征，或1个主要特征和以下2个次要特征： 漏斗胸 关节过度活动 高腭弓伴牙齿拥挤 特征面容
眼	晶状体脱位（晶状体异位）	扁平角膜 眼球轴向长度增加（导致近视） 虹膜或睫状肌发育不全（导致瞳孔缩小）
心血管	主动脉根部扩张 升主动脉夹层	二尖瓣脱垂 < 40岁肺动脉扩张 < 40岁二尖瓣环钙化 主动脉的其他部位扩张或夹层
肺	无	自发性气胸 肺尖肺大疱
皮肤	无	萎缩纹 复发性疝或切口疝
硬膜	腰骶部硬膜扩张	无
遗传学发现	父母、子女或兄弟姐妹各自独立满足这些标准 已知导致马方综合征的 *FBN1* 基因突变 家族中，遗传与马方综合征相关的 DNA 标记单倍型	无

注：身体上下部比率（ULSR: lower segment ratio）。具备所列特征之一是一个主要标准，或者除骨骼系统之外的所有系统的参与，骨骼系统需要一个以上的特征。

在先证者中，马方综合征的诊断需要两个系统符合主要标准，涉及第三个系统。心血管、眼和骨骼系统可以作为主要标准，或系统累及；呼吸系统和皮肤、皮下组织只能是系统累及；硬膜和家族史、遗传史仅作为主要标准。心血管评估通常需要通过经胸超声心动图，测量主动脉窦处的主动脉直径（图6.4），并与基于年龄和体表面积的正常值进行比较，根据身高和体重计算（图6.6）。其他影像学技术，如经食管超声心动图或MRI（图6.7）对某些患者可能会有帮助，包括

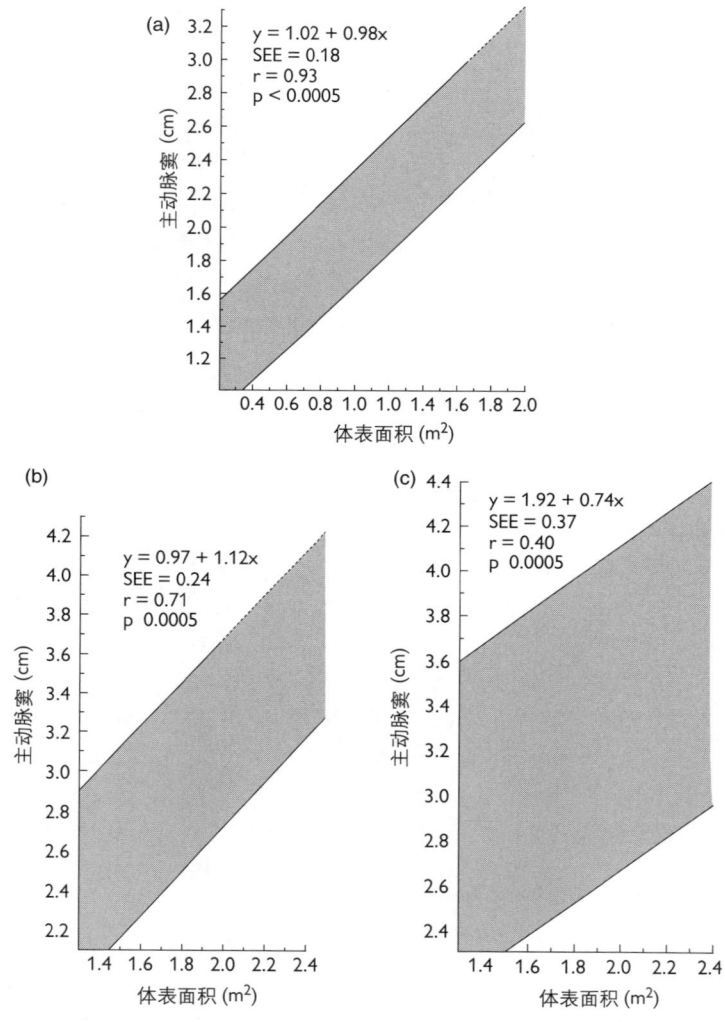

图6.6 在主动脉窦测量的体表面积与"正常"主动脉根部直径的关系（< 1.2～3.6 cm）

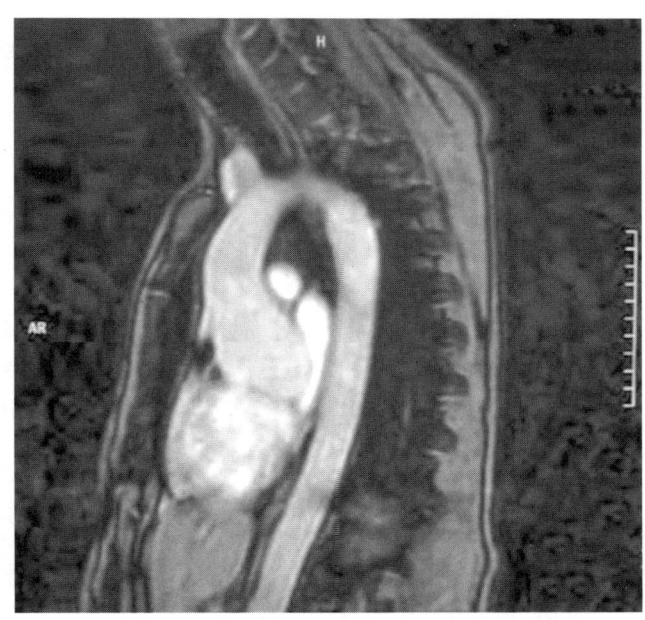

图 6.7 马方综合征患者的 MRI 图像。显示主动脉根部扩张，近端和升主动脉扩张

严重胸部畸形的患者。骨骼系统的评估应包括骨盆 X 线检查髋臼前突（protrusio acetabulae）。在一些患者，腰椎 MRI 可能会发现硬膜扩张（dural ectasia）。

眼部评估，包括近视（由于眼球长度增加，通过超声测量）、角膜运动（通过角膜曲率测量）、虹膜或虹膜肌发育不全和晶状体半脱位，需要眼科评估。

对疑似马方综合征的患者进行初步评估需要多学科方法，包括临床遗传学、心脏病学、眼科学和影像学等。通过基因检测，如 NGS 多基因集突变检测，在家族中诊断为马方综合征符合主要标准。

因为许多马方特征的发生与年龄有关，如超声心动图的发现，晶状体异位，脊柱侧凸，上下节段比值和髋臼突出等，所以即使有马方综合征家族史的年轻患者也有可能不符合诊断标准；而没有家族史的更年轻的马方样患者可能没有一个系统受累，未能符合诊断标准。对于上述这些患者，应该每若干年定期重复评估，例如 5 岁、10 岁和 15 岁，直到 18 岁。

框 6.1 总结了马方综合征患者评估中的关键问题。

鉴别诊断

在某些病例，由于缺乏足以满足根特标准的家族史和临床发现，马方综合征的诊断可能是疑似的。在这种情况下，应考虑具有马方样特征的其他临床疾病。术语"马方样（Marfan-like）"经常被使用，但是应该避免使用这个术语，因为这个术语是有误导性的，可能会导致产生错误的解释和不准确的遗传建议。具有

框 6.1　马方综合征患者评估中的关键问题

- 应基于 Ghent 诊断疾病分类学诊断或排除个人马方综合征。
- 初步评估应包括个人史、详细的家族史和临床检查，包括眼科检查和经胸超声心动图。
- 主动脉窦处的主动脉直径应与基于年龄和体表面积的正常值比较。
- 脊柱侧凸和髋臼突出的发展与年龄有关，通常发生在快速生长期之后。这些特征的 X 线检查，取决于年龄，如果有阳性发现可做出马方综合征的诊断。
- 如果诊断为马方综合征阳性，则有行盆腔 MRI 指征，以检测硬膜扩张。
- 根特疾病分类学不能排除儿童马方综合征，因为许多特征外显具有年龄依赖性。
- 具有阳性家族史，但是 DNA 检测阴性，并且临床特征不充分满足诊断标准的年轻患者；以及那些没有家族史，并且只有一个系统受累，还未能满足诊断标准的更年轻患者，应至少在 18 岁或确诊前，接受进一步临床评估。
- 主动脉瘤家族史也许代表诸如家族性胸主动脉瘤等疾病，在这种疾病中，使用 Ghent 疾病分类学评估亲属风险是不合适的。

"马方样"骨骼特征的高个子年轻人的鉴别诊断包括：同型半胱氨酸尿症（OMIM：#236300）；Beals 综合征或先天性蛛网膜趾挛缩症（OMIM：#121050）；马歇尔-斯蒂克勒综合征（Marshall-Stickler 综合征；OMIM：#108300，#604841，#184840）；Ehlers-Danlos 综合征（OMIM：#130050）；MASS 表现型（OMIM：#604308），二尖瓣脱垂，轻微无进展的主动脉扩张，皮肤和骨骼特征。

家族性胸主动脉瘤（OMIM：#607086），可能是马方综合征的其他特征，可能存在主要的骨骼表现，但是也可能不存在。

其他的临床发现可能还包括二叶主动脉瓣。Shprintzen-Goldberg 综合征（OMIM：#182212），临床表现为马方样表现型，伴颅缝早闭、智力损害。

Loeys-Dietz 综合征 I 型（OMIM：#609192），临床表现为动脉迂曲或广泛动脉瘤、眶距增宽、悬雍垂双裂、腭裂、颅缝早闭。

Loeys-Dietz 综合征 II 型，临床表现为动脉迂曲或广泛动脉瘤、内脏破裂、关节活动过度、皮肤菲薄伴萎缩性瘢痕。

Lujan-Fryns 综合征（OMIM：#309520），临床表现为智力障碍，腭咽关闭不全。

马方综合征的心血管系统病变管理

所有确诊为马方综合征的患者都应该由心脏病专家定期随访，这些心脏病专家应该特别关注遗传性心血管疾病。在一些地区，正在建立专科门诊来监督患有先天性心脏病的成年患者的长期医疗。

马方综合征心血管系统病变治疗的关键问题包括：

如果主动脉扩张，任何年龄都应考虑使用β受体阻滞剂治疗。对于主动脉直径< 4.0 cm 的患者，预防性治疗可能更有效。有证据表明可以预防性使用血管紧张素受体阻断剂，如氯沙坦，防止主动脉扩张的进展，并可能降低主动脉夹层的风险。英国关于厄贝沙坦试验的研究结果令人鼓舞，广泛预防忄使用厄贝沙坦来预防或减缓马方综合征和其他与TGFβ信号通路分子动力学相关的疾病中主动脉扩张的进展。

主动脉夹层的危险因素包括主动脉直径> 5.0 cm，主动脉扩张超过主动脉窦，主动脉夹层家族史和扩张速度快，每年> 5%，成人为每年 1.5 mm。

应至少每年进行一次评估，包括临床病史，体格检查和超声心动图。对于儿童，建议每隔 6～12 个月进行一次系列超声心动图检查，检查频率取决于主动脉直径（相对于体表面积）和增长率。

当主动脉在主动脉窦处的直径> 5.0 cm 时，应考虑进行预防性主动脉根部手术。在怀孕期间，如果主动脉直径> 4.0 cm，主动脉夹层的风险增加。建议在妊娠全程进行持续心血管监测，直到围产期结束。

参考文献

Pardali, E. and ten Dijke, P. TGFβ signaling and cardiovascular diseases. *Int J Biol Sci*. 2012; 8(2): 195−213.

血管型 Ehlers–Danlos 综合征

埃勒斯-当洛综合征（Ehlers-Danlos syndrome, EDS）是一组遗传性结缔组织病，由一些编码胶原蛋白的基因突变引起。至少有 10 种可识别的 EDS 临床类型，它们的临床特征之间相互重叠。心血管系统受累程度轻重不等。大多数 EDS 类型的共同临床特征是不同程度的皮肤松弛，容易瘀伤，伤口延迟愈合和关节过度活动。

本章只描述血管型 Ehlers-Danlos 综合征（Ehlers-Danlos syndrome, vascular type, EDSVASC, EDS Ⅳ型），这种类型的 EDS 表现为中至重度的心血管异常，表现还包括由于动脉破裂导致的死亡和卒中。其他 EDS 类型的详细信息可在其他地方检索到。大多数 EDS 的心血管表现，也可在其他结缔组织病中见到。

EDS 中偶尔出现的心血管并发症包括束支传导阻滞，左束支传导阻滞和部分右束支传导阻滞常见。结构性心脏异常包括主动脉瓣狭窄和关闭不全，三尖瓣反流，二尖瓣异常，瓣叶结节性增厚，二尖瓣脱垂伴关闭不全。

EDS Ⅳ型与先天性心脏病有关，包括房间隔缺损、室间隔缺损和法洛四联症。心血管并发症的发生率范围为5%～30%。在大多数情况下，EDS Ⅳ型患者是无症状的，心血管体征偶然被检测到。

临床表现

EDS Ⅳ型的临床表现可能完全正常。重要的临床特征包括：

血管破裂在EDS Ⅳ中占主导地位，经常导致致命的动脉破裂或夹层。

严重的表现型可能包括胫骨前瘀斑和含铁血黄素沉着，因此EDS Ⅳ型有时会与EDS Ⅰ型，Ⅱ型和Ⅷ型混淆。

与EDS Ⅰ、Ⅱ型相比，EDS Ⅳ型的皮肤可能过早变薄，延展性较差。皮肤变薄可能是局限性的，局限于面部、肩部和前臂，或可能更为广泛，甚至为全身性。广泛的皮肤变薄还伴随着特殊的圣母面容（Madonna face）样面部特征，包括大眼睛、薄的嘴唇和无耳垂。手背和足背皮肤过薄与面部外貌相结合，被称为肢端早老症（acrogeria）。

广泛的过早肢端真皮萎缩和瘀伤也许伴有掌骨关节半脱位，可误诊为类风湿变性伴类固醇性萎缩。

头皮毛发过早稀疏（变形性早老症，metageria）可能与早老征混淆。

其他临床体征包括酸性骨溶解、匍行性穿通性弹性增生、瘢痕疙瘩、髋关节或其他关节早脱位、儿童双侧早脱位或成人自发性结肠穿孔。

病变血管的病理学

EDS Ⅳ型的病变血管涉及中小动脉动脉瘤，如肾动脉、脾动脉、腹腔干、肱动脉、锁骨下动脉、股动脉、腘动脉、颈内动脉和颈动脉海绵窦血管。此外，还包括冠状动脉动脉瘤。

主动脉瘤，累及主动脉弓、降主动脉和腹主动脉，往往发生致命性主动脉夹层。

EDS Ⅳ型的组织病理学光镜特征性表现为真皮明显变薄，胶原蛋白耗尽和弹性增生，这些病变特征具有足够的特异性，足以满足诊断。真皮胶原纤维的电子显微镜显示胶原纤维直径改变，与正常的胶原纤维直径粗细均匀分布相反。

分子遗传学

报道了几个与临床相关性极大的Ⅲ型胶原基因 *COL3A1*（collagen type Ⅲ alpha

1 chain，Ⅲ型胶原 α1 链）突变：
- 胶原的三螺旋甘氨酸取代。
- 外显子跳跃。
- 大小不一的缺失。
- 偶发的非螺旋 C 肽前体突变。

管理

与其他 EDS 亚型相比，心血管并发症是 EDS Ⅳ型的一个主要特征。在 EDS Ⅳ型中，灾难性和往往致命的动脉破裂或夹层是常见的。夹层在其他 EDS 亚型中不太常见，尽管在Ⅰ、Ⅱ和Ⅲ型 EDS 中主动脉根部扩张相对常见。在马方综合征中，主动脉根部直径的监测和 β 受体阻断剂或 TGFβ 抑制剂在延缓主动脉扩张方面的预防价值得到了充分证明，而 EDS Ⅳ型不同，往往产生突然的动脉病变，而没有逐渐恶化的证据。

EDS Ⅳ型的动脉并发症的处理是即刻的，没有任何预见性。这对于血管外科手术是潜在的风险，由于动脉瘤或夹层血管的容易破碎，止血可能很难成功。尽可能避免静脉曲张手术。可适用以下办法：
- 对于较小的动脉瘤和小动脉出血，保守治疗通常会成功。
- 对于颈动脉海绵窦动脉瘤，可以选择弹簧圈栓塞。
- 动脉瘤切除术，在血肿内借助非血管造影的动脉造影，可以定位出血来源。
- 外科修复，血管移植和血管腔内修复。
- 应用 FⅦa 输注，这种方法在控制出血方面取得的成功结果有限。

胸主动脉瘤和腹主动脉瘤

大多数胸主动脉扩张伴或不伴动脉瘤的疾病可以在健康人身上发生，而没有任何结缔组织病的躯体特征，这些结缔组织病包括马方综合征或 EDS Ⅳ型等，对于这样的患者，可以适当地描述为非综合征性、孤立性胸主动脉扩张、胸主动脉动脉瘤。这些病例难以诊断和管理。更令人遗憾的是，这些疾病的第一个表现也许就是突然不明原因的死亡，并且直到尸检时才能被诊断。

其中一小部分胸主动脉扩张和动脉瘤患者也许存在家族史，特别是那些 50 岁以下的患者。家族性胸主动脉扩张和动脉瘤具有常染色体显性遗传模式，伴外显不全，临床表现变化各异等特点。腹主动脉瘤（AAA）的家族性相对较少记录，大多数倾向累及肾上部分，并作为家族性胸主动脉瘤病变的一部分。

分类

胸主动脉瘤根据受累的解剖节段进行分类（图 6.8）。胸主动脉近端瘤样扩张可能与先天性主动脉瓣异常有关，如二叶主动脉瓣。

解剖学分型
- 升主动脉瘤，发生在主动脉瓣至无名动脉之间的任何位置。
- 主动脉弓动脉瘤，包括任何累及头臂动脉的胸主动脉瘤。
- 胸降主动脉瘤，出现在左锁骨下动脉远端的任何位置，并限于胸主动脉。
- 胸腹主动脉瘤，出现在左锁骨下动脉远端的任何位置，但同时延伸到腹主动脉。

Crawford 分类（图 6.9）

Crawford 分类提供了可能的病因、介入适应证、修复动脉瘤的手术途径和结

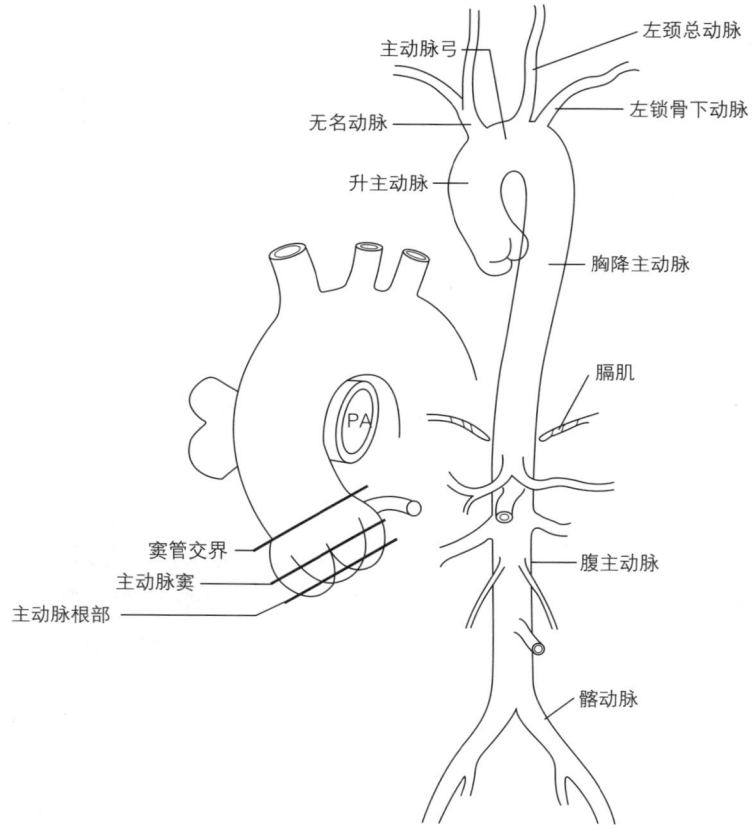

图 6.8 胸主动脉和腹主动脉的解剖

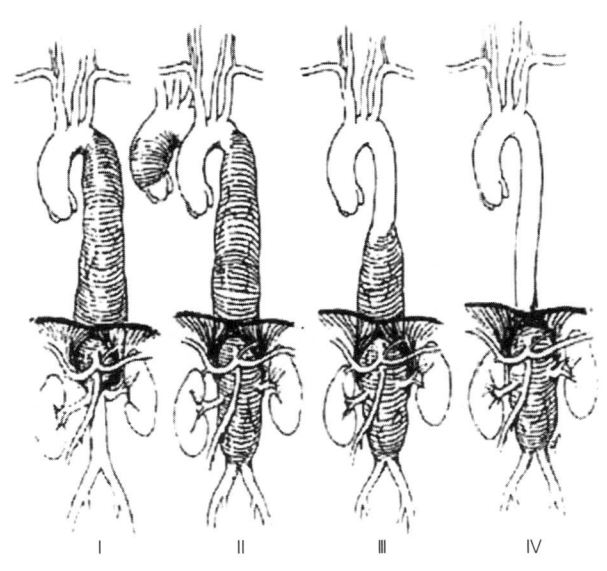

图 6.9 胸腹主动脉瘤的 Crawford 分类（Ⅰ～Ⅳ）型

局的指导。

- Ⅰ型，累及全部或大部分胸降主动脉和上腹部的肾动脉以上的主动脉。
- Ⅱ型，累及全部或大部分胸降主动脉，也包括肾动脉下方的全部或大部分腹主动脉。
- Ⅲ型，累及胸降主动脉的远端一半或更少，通常在 T6 以下，腹主动脉不同的节段。
- Ⅳ型，累及全部或大部分腹主动脉，包括内脏血管发出的部分。

主动脉夹层

发生主动脉夹层时，血液使血管的内外层分离，产生假腔或双腔主动脉，这会使主动脉发出的主要分支的血流减少。夹层可能导致动脉瘤形成和动脉破裂。每年每 10 万人中约 10 人罹患主动脉夹层。主动脉夹层的死亡率很高。如果不治疗，62%～91% 的患者将在 1 周内死亡。

主动脉夹层根据 DeBakey 分型（Ⅰ型、Ⅱ型、Ⅲa 型、Ⅲb 型）或 Stanford 分型（A 型和 B 型）进行分类（图 6.10）。这些分类取决于主动脉被夹层影响的部分。近端夹层（DeBakey Ⅰ型和Ⅱ型，Stanford A）涉及升主动脉，而远端夹层（DeBakey Ⅲ型，Stanford B）仅涉及左锁骨下动脉远端的主动脉。

如果主动脉夹层病程时间在 14 天内，被定义为急性主动脉夹层。如果主动脉夹层病程时间超过 14 天，被定义为慢性主动脉夹层。与累及降胸主动脉的远端夹

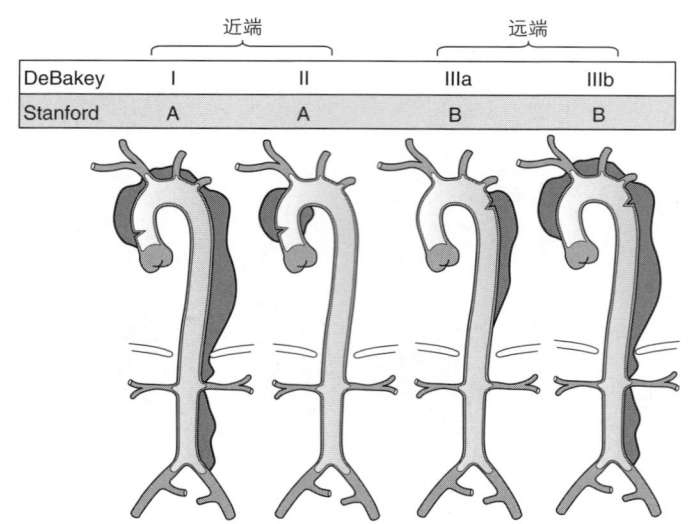

图 6.10 不同类型的主动脉夹层，近端和远端：DeBakey 和 Stanford 分类系统

层相比，累及升主动脉和主动脉弓的近端夹层早期死亡更常见。

自然病史

非常值得注意的是，主动脉夹层可能发生在没有主动脉瘤的情况下，而动脉瘤扩张也有可能是夹层的结果。在大多数情况下，两种疾病的临床表现都可能代表一种共同的潜在病理过程，因此被视为临床疾病谱的一部分，例如，胸主动脉瘤常以伴发夹层为表现。

主动脉瘤可能以下文描述的一种或多种形式出现。

无症状

胸主动脉瘤可能在常规胸部 X 线或 CT 扫描中偶然发现，检查的结果与原来做检查的目的无关。大约 75% 的肾下腹主动脉瘤是无症状的，大多数是在检查无相关的症状时发现的，如背痛或泌尿系统症状。有些腹主动脉瘤是通过常规腹部检查发现的，如搏动性肿物。如果在一名消瘦的患者可以触及腹部搏动性肿物，这种肾下型动脉瘤应该至少直径有 4.0 cm。肥胖、腹水或其他腹部病变可能会妨碍动脉瘤的检查，直到检查出来时可能为时已晚。腹主动脉瘤也可以在其他腹部病变手术中检出。有主动脉瘤或夹层家族史的患者可能在转诊时临床评估中得到诊断。

破裂

主动脉突发破裂是灾难性事件，表现为严重的胸部、腹部和脊椎疼痛和循环衰竭，疼痛部位取决于破裂的位置。不受限制的破裂立即致命，大约 50%~75% 的主动脉瘤破裂患者在到达医院前死亡。大约5%的肾下动脉瘤可能破裂进入下腔静脉，出现典型的三联征：下肢水肿，搏动性扩张性腹部肿物和持续性腹部杂音。持续性腹部杂音可以在收缩期和舒张期出现，这种杂音的维持通常依赖于足够的血压。

破裂入胃肠道可能发生在食道或十二指肠。这种原发性主动脉肠瘘通常会导致大量出血而死亡，但是有些是在最初的少量"前驱"出血之后发生。

快速进展的主动脉根部扩大、主动脉夹层或破裂可能会使妊娠、分娩或产后病情复杂化。

疼痛

主动脉瘤的突然扩张可能会导致胸部、背部和腹部疼痛。慢性腹痛伴动脉瘤全程的压痛可能提示是炎性动脉瘤。

在没有破裂的情况下，急性腹痛和压痛可能是发生破裂的预兆。这样的患者必须在发病后24小时内接受治疗。

心脏症状

升主动脉瘤可因主动脉根部扩张和瓣环扭曲引起主动脉瓣反流，进而出现充血性心力衰竭。局部压迫冠状动脉可能导致心肌缺血或梗死。主动脉窦瘤破裂至右侧心脏，可能产生持续性杂音和充血性心力衰竭。

其他结构的压缩或侵蚀

升主动脉、主动脉弓动脉瘤可侵蚀到纵隔。这样的患者可以出现以下一项或几项表现：

- 左侧迷走神经或左侧喉返神经受压迫，导致声音嘶哑（hoarseness）。
- 膈神经受压迫，导致一侧膈肌麻痹。
- 气管支气管受压迫导致气喘、咳嗽、咯血、呼吸困难和肺炎。
- 食管压迫或上腔静脉综合征，导致吞咽困难。
- 动脉瘤压迫其他胸腔内结构或侵蚀邻近骨骼，导致胸背疼痛。
- 十二指肠被牵拉，导致体重减轻，腹痛和早饱症状。
- 主动脉瘤扩张，压迫神经根，导致背痛。

血栓和栓塞

血栓和栓塞是一种罕见的主动脉瘤表现。

动脉瘤压迫分支血管或动脉瘤内血栓形成，栓塞外周动脉，可引起冠状动脉、脑血管、肾血管、肠系膜血管、下肢血管栓塞，少数还可引起脊髓缺血，并产生由此引起的症状。

出现双足、脚趾栓子的患者，若可触及明显的足背动脉脉搏，应进行全腹主动脉和胸主动脉的CTA，以排除主动脉瘤。

主动脉夹层

剧烈的撕裂样胸痛是主动脉夹层的典型表现,常常放射到肩胛内区域。破裂可能破入纵隔、胸膜腔或腹部。

Stanford A 型夹层涉及升主动脉,可能导致卒中、心肌梗死、主动脉瓣反流和心脏压塞,是危及生命的急症,必须立即干预。

夹层向主动脉的远端延伸,能导致截瘫,内脏、肾缺血和急性肢体缺血。

检查

对于腹主动脉瘤,体格检查是不可靠的;而对于胸主动脉瘤,体格检查也是不可能全面的。因此需要影像学诊断方式,用于诊断、监测和制定治疗计划。

X 线

对于无症状患者,主动脉瘤也许可以被常规摄影检出。胸主动脉瘤导致纵隔轮廓增宽,主动脉膨出部增大,或胸部 X 线显示气管从中线移位。70% 的腹主动脉瘤壁钙化可在腹部 X 线上检出。

超声

对胸主动脉或肾上主动脉,超声是不适用的,因为它们上面存在着含有空气的肺和内脏。超声扫描是确定诊断和监测腹主动脉瘤的关键。

计算机断层成像

CT 血管成像(CT angiography, CTA)是评估胸主动脉瘤和腹主动脉瘤的准确诊断工具(图 6.11)。多源或多层 CT 扫描的出现使得采集时间更短,辐射剂量更低。

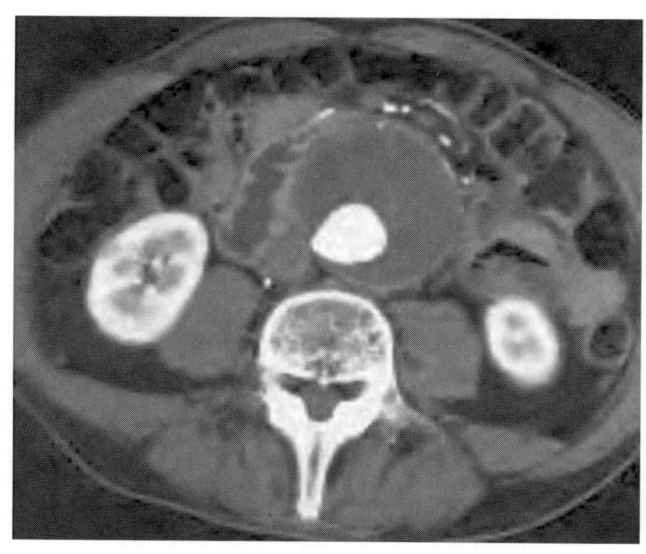

图 6.11 CT 扫描显示肾下型腹主动脉瘤

现在广泛使用软件程序来进行主动脉的三维、中线重建,可规划复杂的血管内重建。

CT 扫描有助于准确评估动脉瘤的范围和壁内血栓的数量,计划支架植入,评估分支血管病变,并且诊断是否破裂。

磁共振血管成像

磁共振血管成像提供了非侵入性血管造影,多平面图像重建和腔外结构可视化(图 6.12)。最新的软件可以进行非常高分辨率图像的 3D 重建。

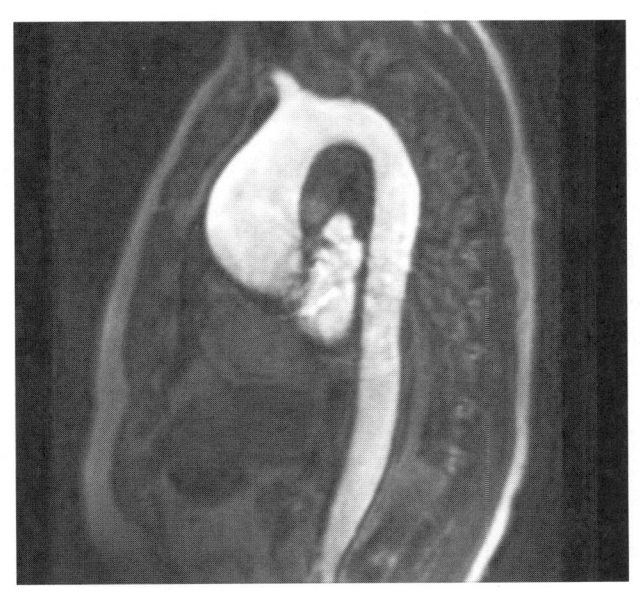

图 6.12 钆增强 MRI 血管造影在矢状面显示升胸主动脉瘤。动脉瘤占据升主动脉的管状部分,未侵犯主动脉窦和主动脉弓。这是非马方综合征升胸主动脉瘤的常见部位,可能与二叶主动脉瓣相关

在急性主动脉夹层患者中,磁共振血管成像不能检测钙化,但可以检测血流的方向,这可能是超过 CT 扫描的优势。当准确地检测到原发撕裂破口时,可以通过腔内治疗封闭原发撕裂破口,从而治疗假腔压力增高引起的并发症。

如果患者有金属夹,含铁材料制成的支架,禁忌行磁共振血管成像。钆造影剂也有肾毒性,可以引起先前存在的肾功能衰竭进一步恶化,如肾源性全身性纤维化患者出现继发性肾功能恶化。

超声心动图

经胸超声心动图可以显示升胸主动脉扩张和其他心脏病变,如二叶主动脉瓣。但是对胸降主动脉的评估价值有限。然而经食道超声心动图的纵隔内成像是非常

有效的，尤其是当怀疑夹层时。

主动脉造影

常规的主动脉造影一直是评价主动脉及其分支病变的黄金标准。然而主动脉造影术是侵入性的，使用的造影剂存在肾毒性，并且只能描画出血管腔。当需要主动脉分支血管的准确信息，尤其是在规划涉及主动脉弓和降主动脉近端的手术时，主动脉造影术仍然是有用的。然而，这种成像方式已经很大程度上被多层CTA所取代。

临床遗传学和分子遗传学

胸主动脉瘤和夹层（thoracic aortic aneurysm and dissection, TAAD）的家族史并不少见，因为大约20%的病例可能有遗传倾向。家族性胸主动脉瘤（familiar thoracic aortic aneurysm, FTAA）伴或不伴夹层是一组异质性疾病，临床表现变化各异。通常遵循常染色体显性遗传模式，可能存在不完全外显。

要点

FTAA是一组异质性遗传性心血管疾病（表6.3）。

表6.3 遗传性胸主动脉瘤

疾 病 名 称	OMIM#	遗传模式	基因位置及其变异
家族性胸主动脉瘤1型 （主动脉瓣环扩张；家族性主动脉夹层）	607086	AD	11q23.3～24
家族性胸主动脉瘤2型	607087	AD	5q13～14
家族性胸主动脉瘤4型 （主动脉夹层和动脉导管未闭#160745）	132900	AD	16p13.13～13.12; MYH11 IVS32+1G
家族性胸主动脉瘤6型	611788	AD	10q22～24 ACTA2 ARG149CYS
动脉瘤6型主动脉瘤伴网状青斑和虹膜絮状物 胸主动脉瘤伴主动脉夹层（TAAD3）			ARG258HIS; ARG258CYS
家族性动脉迂曲LDS1A/升主动脉夹层	609192	AD	9q33～q34 TGFβR1 MET318ARG; ASP400GLY

续 表

疾病名称	OMIM#	遗传模式	基因位置及其变异
Loeys-Dietz 综合征			
LDS1B	610168	AD	3p22 TGFβR2; YR336ASN; ALA355PRO; GLY357TRP; ARG528HIS; ARG528CYS; IVS1 A-G, THR200ILE; ARG487PRO; SER241LEU
LDS2A	608967	AD	9q33～34 TGFβR1 ARG487GLN;
LDS2B	610380	AD	3p22 TGFβR2; GL; N508GLN; LEU308PRO; SER449PHE; ARG537CYS; ARG460CYS; ARG460HIS

几种临床上可识别的遗传性疾病存在 TAA，值得注意的例子包括马方综合征和 EDS Ⅳ 型。FTAA 的遗传模式通常呈常染色体显性遗传，不完全外显，临床表现变化各异。

中层囊性变性和坏死是大多数遗传性 TAA 常见的病理变化。主动脉夹层累及升主动脉，是公认的危及生命的并发症。

与 TAA 相关的结构畸形可能包括二叶主动脉瓣、主动脉瓣环异常和升主动脉扩张。外周中、小动脉的扩张和动脉瘤可伴有 TAA，表现为心肌梗死、卒中、破裂和瘫痪。

在染色体上定位了多个基因座

TGFβR1、*TGFβR2*、*MYH11*、*NOTCH1* 和 *ACTA2* 等基因的突变在遗传性 TAA 中占了很大比例，包括那些表现为胸主动脉夹层（TAD）的患者，其中 *TGFβR1* 不太可能导致非综合征性 TAA/TAD。

有些基因突变也许导致易患主动脉夹层的倾向，但尚未明确基因型与表现型相关性。因此遗传咨询是必要的，讨论应包括遗传模式，遗传风险，对有潜在风险的近亲进行长期监测的必要性，选择预测性基因检测和生殖方式。

临床管理和监测应由一个专门的多学科团队协调和监督，该团队由心脏病专家、心脏专科护士、临床遗传学家、心脏遗传咨询师、心胸外科医师、影像科医师和处理心理社会影响的咨询师组成。

遗传咨询

对 TAAD 家族中所有患者都建议进行遗传咨询。咨询时，应该遵循标准流程，与其他常染色体显性、不完全显性、临床表现多变的遗传性疾病一样。以下指南可以帮助遗传咨询师或临床医生处理受累个体或近亲。

大多数被诊断为家族性 TAAD 患者的父亲或母亲可能受累。可以通过全面的临床检查和超声心动图评估父母双方的 TAA 表现，包括升主动脉、主动脉窦和心脏瓣膜。

先证者的兄弟姐妹面临的风险取决于其父母的情况。如果父母之一受到影响，对子代兄弟姐妹遗传突变的致病风险是 50%。然而由于外显率降低，子代兄弟姐妹患 TAA/TAAD 的可能性轻微降低，而患病风险随着年龄的增加而增加。

如果大家族中还有其他 TAAD 患者，即使父母不是 TAAD 患者，但是外显率降低和疾病的变异表现增加了先证者兄弟姐妹面临风险的可能性。

父母患有 TAAD，子女有 50% 的风险遗传了等位基因突变和疾病。由于 TAAD 外显率降低，即使从父母遗传等位基因突变，子女也有可能不会发生胸主动脉瘤。

对其他家庭成员的风险取决于先证者父母、兄弟姐妹和其他成员的状况。如果父母其中之一被发现受累，其他家庭成员也存在危险。

遗传学检测

家族性 TAAD 的分子遗传学检测可以常规进行。在综合征 TAAD 形式中，应考虑 *FBN1*、*TGFβR1* 以及 *TGFβR2* 等基因，这些基因为准确的基因检测提供便利。突变分析 *TGFβR2*、*MYH11*、*NOTCH1*、*ACTA2* 和许多其他基因可能也是有帮助的。这些基因现在可以作为下一代测序中多基因集的一部分进行检测。

如果基因测试在临床上无法进行，重要的是要考虑储存受累个体的 DNA。在目前可用的检测方法灵敏度低于 100%，分子遗传学检测仅在基础研究方面可用的情况下，DNA 储存尤其重要。在大多数情况下，受累的个体如果需要储存 DNA，应该进行遗传咨询。需要注意应该根据本地政策和法律讨论是否进行储存 DNA，如 2006 年在英国的人体组织法案。

DNA 银行是储存 DNA 的机构，以便将来可能使用 DNA，DNA 通常是从白细胞中提取的。如果因不明原因的突然死亡，法医要求进行尸检，在尸检时应采集合适的组织，例如一小块放在生理盐水中的脾脏，或者任何其他病理材料。这需要与法医、病理学家和相关家庭成员（如近亲）进行仔细讨论。

预测性遗传学检测

患者的一级亲属和大家族成员也许希望接受预测性遗传学检测。

只有 *TGFβR2* 基因或 *MYH11* 基因中的致病性突变被证实时，才有可能进行预测性遗传学检测。而其他基因的突变，如 *ACTA2* 基因，在接受预测性遗传学检测之前，应验证其致病性。

对任何此类"高危"家庭成员的遗传咨询应侧重于先前再发风险（在一级亲属中为 50%）、已知突变的可靠性、敏感性、基于基因型-表现型相关性证据的临床可预测性、长期多学科心脏病学监测的可能性和可行性，包括预防性主动脉重建手术的选择、了解和理解心理-社会影响。此外还有对升学就业、抵押贷款、健康保险和任何其他伦理或法律事宜的影响。

产前和植入前遗传学检测

如果父母一方受累，对于 TAAD 的妊娠风险增加，产前诊断可能是首选。只有在导致突变的疾病（如 *TGFβR2* 基因、*MYH11* 基因）或任何其他基因确认时，才能做出这种选择。在这种情况下，有针对性的遗传咨询至关重要，准父母应被转诊到专业的胎儿和产前遗传服务机构。

对"遗传风险"家庭成员的监控

被认为有 TAAD "遗传风险"倾向的家庭成员应该接受连续检查，贯穿其一生。通过经胸超声心动图进行检查，评估升主动脉和主动脉窦的大小。其他影像学检查，如 MRA 和 CTA，应每 4～5 年进行一次，以观察整个主动脉。影像学检查的频率可能为 2～3 年，但最好每年进行一次。

以下一般性建议可能有用，在大多数情况下应采用：

- 家族性 TAAD 中主动脉病变的发病年龄变化差异较大，因此有必要在相对早期的时候，开始对有风险个体的主动脉进行影像学检查。
- 超声检查应在家庭最早发病年龄前 10 年开始。对于儿童，在可以不使用镇静接受超声心动图的年龄开始，通常在 6～7 岁左右。
- 由于 TAAD 的外显率可能降低，因此最好对有家族背景的 TAAD 患者的所有一级亲属进行影像学检查，无论他们是先证者的父母、兄弟姐妹，还是其他亲属。

- 应考虑对有风险但是超声心动图正常的妇女的儿子进行影像学检查，因为在女性中，家族性 TAA 的外显率降低。
- 应避免对胸部造成严重打击的静力性运动（等长运动）和竞技运动，因为它们可能会使主动脉根部扩张加速。
- 建议患有 TAAD 的妇女从医学遗传学家、遗传咨询师、熟悉这种病情的心脏病专家和处理高危产妇的产科医生那里进行孕前咨询，获取相关信息。
- 建议患有 TAAD 的妇女在妊娠期间由心脏病专家和产科医生跟踪。根据孕前对主动脉的评估，可能需要对主动脉进行连续监测。

TAAD 的鉴别诊断

胸主动脉瘤和主动脉夹层可出现几种临床上明显不同的畸形综合征。这些将在本章的其他章节中详细讨论。重要的是要记住以下几种鉴别诊断，包括引起马方综合征的是原纤维蛋白 1（*FBN1*）突变，但是有可能存在 *FBN1* 突变而无马方综合征。先天性挛缩性蜘蛛指综合征（congenital contractural arachnodactyly, CCA）、血管型 Ehlers-Danlos 综合征（EDS Ⅳ型），Loeys-Dietz 综合征（LDS）。

管理

所有主动脉夹层患者都必须立即接受手术。各种手术入路的细节不在本章的范围之内。大多数情况下，对于主动脉瘤，推荐择期手术，切除并修补主动脉瘤。轻至中度主动脉扩张，有证据支持可以进行药物治疗，外科干预可能会推迟，但仍需密切监测。目前大多数情况下使用 β 受体阻滞剂，但是正迅速向使用 ACEI 或 ARB 转变。

腹主动脉瘤

腹主动脉瘤（AAA）是一种多因素致病的疾病，由遗传因素和环境因素复杂地共同作用。

临床特征

腹主动脉瘤按其与肾动脉的关系分类
- 肾下。
- 邻近肾。

- 肾旁。
- 肾上。

腹主动脉瘤的重要特征

- 过去 30 年来发病率有所增加。男性的发病率是女性的 6 倍。大多数男性在 50 岁或 50 岁以上确诊，女性存在晚十年出现的倾向。
- 吸烟者与不吸烟者相比，动脉瘤的发生率为 8 : 1。
- 40% 的腹主动脉瘤患者同时还是高血压患者。
- 15%～25% 患者存在遗传性因素，然而一个家族中出现多个患者并不常见，可能是由于基因外显率低或致病性基因突变不完全外显所致。
- 在大多数情况下，遗传模式为多因素、多基因相关，包括年龄、高脂血症、糖尿病和吸烟在内的广泛环境因素。
- 一级亲属的再发风险通常较低。存在家族史和一个或多个危险因素的，可以确定为"有风险"。
- 建议对所有 50 岁或以上的"高危"个人进行超声检查，个别临床因素也许有助于确定腹部超声检查的频率和持续时间。

临床遗传学和遗传咨询

腹主动脉瘤（AAA）多呈散发。在遗传咨询中需要注意以下信息：

AAA 的家族性患者（OMIM: #10070），家族中其他人有可能伴发周围动脉瘤。

有些家系可能遵循常染色体显性遗传模式。少数家族还可能是双等位基因或多等位基因的常染色体隐性遗传模式。

已经识别出两种不同的遗传形式，AAA1 定位至 19q13（OMIM: 609781），AAA2 定位至 4q31（OMIM: 609782）。

参与 AAA 的重要候选基因包括 *PAI1*（plasminogen activator inhibitor，纤溶酶原激活物抑制剂）、*TIMP1/TIMP3*（tissue inhibitor of metalloproteinase，组织金属蛋白酶抑制物）、*ELN*（elastin，弹性蛋白）和 *COL3A1*（type 3 procollagen，Ⅲ 型前胶原）。*PAI1* 基因中，4G 等位基因多态性被认为具有保护效应，而 5G 等位基因可能增加遗传易感性。

由于没有可靠的分子学检测，可能仅仅依靠家族史来推导 AAA 的遗传风险。

延伸阅读

Kumar, D. and Elliott, P. (eds). 2018 *Cardiovascular Genetics and Genomics: Principles and Clinical Practice*. Springer, Cham, Switzerland.

第 7 章

心肌病
Cardiomyopathies

心肌病的分类 095	HCM 中房性心律失常的处理 117
诊断心肌病之前的准备工作 097	高血压心脏病与 HCM 的鉴别诊断 119
肥厚型心肌病的定义和诊断 098	运动员心脏 120
HCM 家系的临床筛查 101	弗里德赖希共济失调 121
编码肌小节蛋白的基因突变所致的 HCM 102	心脏淀粉样变性 123
	心脏淀粉样变性的诊断 124
HCM 的病理生理学 104	心脏淀粉样变性的治疗 127
HCM 的超声心动图 105	RAS 病：Noonan 综合征，LEOPARD 综合征和 Costello 综合征 128
HCM 的负荷超声心动图 107	
HCM 的心血管磁共振成像 108	儿童 HCM 131
HCM 症状的处理（药物） 110	扩张型心肌病 133
左心室流出道梗阻的治疗 112	DCM 诊断前的工作 136
HCM 的心源性猝死 114	家族性 DCM 的筛查 137
HCM 中 SCD 的风险管理 115	家族性 DCM 的遗传学 139
2014 年 ESC 指南 115	DCM 中的 *TTN* 基因突变 142

DCM 中的 *BAG3* 基因突变	143	儿童扩张型心肌病	164
DCM 中的 RBM20 变异	143	致心律失常性心肌病	165
DCM 中的桥粒基因变异	143	AC 的遗传学	166
DCM 与早衰样核纤层蛋白病	144	临床处理和诊断 AC 之前的准备工作	
DCM 和耳聋	145		166
围产期心肌病	146	致心律失常性右心室心肌病	167
DCM 的非遗传性病因	148	ARVC 的风险分层	174
DCM 的超声心动图	149	左显性致心律失常性心肌病	175
DCM 的心血管磁共振成像（CMR）	152	致心律失常性心肌病与扩张型心肌病	
DCM 的 FDG-PET CT 显像	154	重叠	176
DCM 的药物治疗	155	致心律失常性心肌病和心肌炎	177
DCM 的起搏治疗	160	致心律失常性心肌病的表现	177
植入型心律转复除颤器在 DCM 中的应用	160	限制型心肌病	178
左心室辅助装置	162	左心室致密化不全	181
心脏移植的适应证	162	Takotsubo 综合征	183

心肌病的分类

心肌疾病的分类是复杂的,并且有着不可避免的局限性,这是由于不同分类方案之间相互重叠、心肌病研究不断进展和医学专家们对心肌病的认知不断扩展。美国心脏协会(American heart association, AHA)的专家小组和欧洲心脏病学会(European society of cardiology, ESC)的专家小组分别于2006年和2008年发布了新的分类方案。这两种心肌病分类方案的相似之处在于它们都排除了缺血性心脏病和心脏瓣膜疾病,但是两者还是有着重要的区别:AHA的心肌病分类将离子通道病包含在心肌病内,而ESC的心肌病分类是先基于特定形态和功能的表现型,再将疾病进一步分为家族性疾病和非家族性疾病。

美国心脏协会对心肌病的定义(表7.1)

表7.1 心肌病的AHA分类

原发性心肌病	遗传性	肥厚型心肌病(HCM)/致心律失常性右心室心肌病(ARVC)/左心室致密化不全(LVNC)/传导缺陷/线粒体肌病/离子通道障碍
	混合性	扩张型心肌病(DCM)/限制性心肌病
	获得性	炎性、Takotsubo、围产期、心动过速诱发、糖尿病母亲的婴儿心肌病
继发性心肌病	渗透性	淀粉样变性
	贮积性	法布里病,糖原贮积病,尼曼-匹克病,血色素沉着病
	中毒性	药物性、重金属
	心内膜心肌	心内膜心肌纤维化,Loeffler心内膜炎
	炎性的	结节病
	内分泌	糖尿病、甲状腺功能亢进、甲状腺功能减退、甲状旁腺功能亢进、嗜铬细胞瘤、肢端肥大性心肌病
	心面	努南综合征,雀斑样痣
	神经肌肉	弗里德赖希共济失调、进行性假肥大性肌营养不良、强直性肌营养不良

续　表

继发性心肌病	营养性	脚气病、坏血病、硒缺乏
	自身免疫	系统性红斑狼疮、皮肌炎、硬皮病
	治疗癌症的后果	蒽环类药物、放射、环磷酰胺

引自：Circulation 113(14): 1807-1816.

心肌病是一组异质性的疾病，通常表现出不适宜的心室肥厚或扩张，但并非总是如此。心肌病是由多种原因引起的，通常与遗传因素有关。心肌病既可以局限于心脏，也可以是全身性疾病的一个组成部分。心肌病经常导致心因性死亡、进展性心力衰竭和相关残疾。

根据器官受累程度，心肌病分为两大类：原发性心肌病，病变局限于心肌；继发性心肌病，涉及的心脏病变是某种全身性疾病或者多器官疾病的其中一个组成部分。

欧洲心脏病学会对心肌病的定义（表7.2）

表 7.2　心肌病的 ESC 分类

心肌病	HCM	家族性/遗传性	未鉴定的基因缺陷
	DCM		疾病亚型
	ARVC		
	RCM	非家族性/非遗传性	特发性
	未分类		疾病亚型

引自：Elliott P. et al (2008) Classification of the cardiomyopathies: a position statement from the European Society of Cardiology working group on myocardial and pericardial diseases. European Heart Journal 29(2): 270-6。

心肌病是指心肌结构和功能异常的心肌疾病，在没有冠状动脉疾病、高血压、瓣膜疾病和先天性心脏病等情况下，足以导致可观察到的心肌异常。

依据心脏的形态和功能，心肌病被分为特定的表现型，然后每种表现型被进一步分为家族性心肌病和非家族性心肌病。非家族性心肌病再被分为特发性心肌病和获得性心肌病。心功能不全是心肌病的并发症，而不是疾病的固有特征。

MOGE（S）命名系统（表7.3）

表7.3 MOGE（S）命名系统

M-形态功能	描述表现型（M_D=DCM；M_H=HCM；M_A=ARVC；M_R=RCM；M_{LVNC}=LVNC；M_0= 不涉及），还包括其他合并的疾病，如 DCM 合并房室传导阻滞（$M_{D[AVB]}$），预激合并 HCM（$M_{H[WPW]}$）
O-器官受累	描述涉及的器官（O_H=heart；O_0= 不涉及）；包括相关心外病变（O_{H+M}= 骨和骨骼肌；O_{H+A}= 听觉系统；O_{H+N}= 神经系统；O_{H+L}= 肝脏；O_{H+MR}= 精神发育迟缓）
G-遗传或家族遗传	G_{AD}= 常染色体显性遗传；G_{AR}= 常染色体隐性遗传；G_{XL}=X 染色体连锁遗传；G_M= 母系；G_S= 散发；G_N= 无家族史；G_U= 家族史未知
E-病因注释	E_G= 遗传，包括特异性基因和突变 (e.g. $E_{G-MYH7[p.Arg403Glu]}$). E_{G-Neg}= 非携带者；E_{G-OC}= 肯定携带者；E_{G-ONC}= 肯定非携带者；E_{G-N}= 在筛查完所有已知致病基因后孤儿病患者；E_{G-0}= 检测尚未完成/不可行 E_T= 毒性 (e.g. $E_{T-Anthracyclines}$)；E_M= 心肌炎 (e.g. $E_{M-sarcoidosis}$)；E_{AI-P}= 证实免疫性；E_{AI-s}= 疑似免疫性 E_A= 淀粉样变性 (E_{A-TTR}= 转甲状腺素蛋白淀粉样变性；E_{A-K}= K 链淀粉样变性；E_{A-L}= λ 链淀粉样变性）
（S）-心力衰竭阶段（可选）	ACC/AHA 分级（A～D），以及 NYHA 功能分级（Ⅰ～Ⅳ）(e.g. S_{A-I})

引自：Arbustini E. et al (2014) The MOGE(S) Classification of Cardiomyopathy for Clinicians Am. J. Coll. Cardiol 64(3): 304-318。

为了试图在心肌病的分类中捕捉的更多的表现型，而不仅仅止于超声心动图，2013年提出了这个 MOGE 命名系统。整个体系旨在包括表现型进一步的细节，如传导性疾病和心脏以外器官受累情况、遗传数据、遗传模式和病因。

诊断心肌病之前的准备工作

基本原则

主要表现型是诊断前工作的起点，如肥厚型心肌病（hypertrophic cardiomyopathy）、扩张型心肌病（dilated cardiomyopathy, DCM）、致心律失常性右心室心肌病（arrhythmogenic right ventricular cardiomyopathy, ARVC）和限制型心肌病（restrictive cardiomyopathy, RCM）等。应采取以心肌病为中心的思维模式，通过考虑人口统计、家族史和既往病史、体格检查、心电图、心脏影像学检查和实验室检验来寻找提示诊断的"危险信号（red flag）"。

- 表现型为 DCM 的年轻患者合并传导性疾病，应怀疑存在早衰样核纤层蛋白病（laminopathy）（见 DCM 与早衰样核纤层蛋白病，第 144 页）。可以通过基因检测进行诊断。
- DCM 或 ARVC 患者同时合并卷发和掌跖角化病的表现型，应怀疑存在 DSP 相关疾病（见致心律失常性心肌病，第 165 页）。可以通过遗传学检测进行诊断。
- 一位 80 岁患者的表现型为 HCM，应怀疑存在甲状腺素转运蛋白心脏淀粉样变性，特别是如果他有双侧腕管综合征病史。可以通过 ^{99m}TcDPD 闪烁成像确诊（见心脏淀粉样变性，第 125 页）。
- 表现型为 HCM 的男性如果出现血管角化瘤，应怀疑存在法布里病，可以检测 *GLA* 基因分型，根据血清 α-半乳糖苷酶水平进行诊断（见第 9 章，法布里病）。

延伸阅读

Rapezzi, C., et al. Diagnostic work-up in cardiomyopathies: bridging the gap between clinical phenotypes and final diagnosis. A position statement from the ESC Working Group on Myocardial and Pericardial Diseases. *Eur Heart J,* 2013; 34: 1448-58.

肥厚型心肌病的定义和诊断

在没有负荷条件的情况下左心室肥厚，说明观察到的是肥厚的程度。在一般人群中，HCM 的患病率在成年人中至少是 1/500。在约 50% 的成人 HCM 患者中，编码肌小节蛋白的基因内存在突变。HCM 还与全身性疾病有关（表 7.4）。组织学上，大多数 HCM 的特点是三联紊乱，涉及心肌细胞、肌原纤维，心肌纤维化和小血管疾病。

HCM 心脏的形态学

最大室壁厚度 ≥ 15 mm 通常被用作诊断 HCM 的标准，但轻度肥厚（13～14 mm）也与 HCM 的诊断有一致性，尤其是在有阳性家族史的情况下。

表 7.4 心肌病的遗传和非遗传原因示例

	HCM	DCM	ARVC	RCM	未分类
家族性	家族性，未知基因 肌小节蛋白突变 • β myosin heavy chain • Cardiac myosin binding protein C • Cardiac troponin 1 • Troponin T • α-tropomyosin • Essential myosin light chain • Regulatory myosin light chain • Cardiac actin • Troponin C • Muscle LIM protein Z 盘蛋白 • MLP 钙循环蛋白 • Phospholamban • Junctophilin • Myozenin-2 FHOD3 糖原贮积病（例如 Pompe, PRKAG2, Forbes, Danon）	家族性，未知基因 肌小节基因突变 • Titin (TTN) • 其他肌小节蛋白突变 参见 HCM Z 盘相关蛋白 • Filamin • Muscle LIM protein • TCAP • Nebulette • Nexilin • CSRP3 细胞骨架基因 • Dystrophin • Desmin • Metavinculin • Sarcoglycan complex • CRYAB • Epicardin 核膜 • LaminA/C • Emerin 离子通道/钙循环 • SCN5A • Phospholamban 其他基因 • BAG3 • RBM20	家族性，未知基因 桥粒基因突变 • Plakoglobin • Desmoplakin • Plakophilin 2 • Desmoglein 2 • 桥粒蛋白 2 细胞骨架基因 • Desmin Z 盘相关蛋白 • Filamin C 核膜 • LaminA/C 钙循环蛋白 • Phospholamban • SCN5A 心脏兰尼碱受体（RyR2） Transforming growth factor-β3 (TGFβ3)	家族性，未知基因 肌小节蛋白 • Troponin 1 (RCM+/−HCM) • Essential light chain of myosin • TTR-related • Apolipoprotein Desmin 遗传性淀粉样变性 弹性假黄色瘤 血色素沉着病 法布里病	左心室致密化不全 • Barth 综合征 • LaminA/C • ZASP • α-dystrobrevin • 肌小节基因突变

第 7 章 · 心肌病 | 099

续表

HCM	DCM	ARVC	RCM	未分类
溶酶体贮积病（例如法布里病，赫勒） 脂肪酸代谢紊乱 肉碱缺乏症 磷酸化酶 B 激酶缺乏症 线粒体细胞病变 综合征型 HCM ● Noonan 综合征 ● LEOPARD 综合征 ● Friedreichs ataxia ● Beckwith-Wiedemann 综合征 ● Swyer 综合征 其他 ● 遗传性淀粉样变性（TTR-related, Apolipoprotein）	桥粒基因 ●（ARVC） 线粒体细胞病变			
非家族性： 糖尿病母亲的婴儿淀粉样变性： ● Acquired TTR-related (wild-type) ● Primary light-chain (AL)	心肌炎（感染性/中毒性/免疫性） 结节病 川崎病 嗜酸性粒细胞增多（Churg Strauss 综合征） 病毒持久性 药物 围产期心肌病 内分泌 营养，硫胺素，肉碱，硒，低磷血症，低钙血症 酒精 心动过速性心肌病	心肌炎 结节病	淀粉样变性（AL 野生型 TTR） 硬皮病 心内膜心肌纤维化 ● 嗜酸性粒细胞增多综合征 ● 特发性 ● 染色体原因 ● 药物（血清素、麦角胺、甲基麦角酰胺、汞剂、白消安） 缺血性心脏病 转移性心脏癌症 放射 药物（蒽环类）	川崎病 心肌病

注：致心律失常性右心室心肌病（ARVC）；扩张型心肌病（DCM）；肥厚型心肌病（HCM）；限制性心肌病（RCM）；甲状腺素运载蛋白（TTR）。

大多数情况下，HCM 的典型特征为非对称性的肥厚，累及前室间隔。但是肥厚也可以累及或者局限于其他心脏节段，如心尖部。

左心室腔通常较小，整体收缩功能，如射血分数，通常正常或高于正常。

大约 1/3 的 HCM 患者在静止状态下出现动态左心室流出道梗阻，但这不是 HCM 的病理特征，因为也可在老年患者孤立性间隔基底肥厚和主动脉成角中发生。

乳头肌肥大和中度心尖肥大可以引起中等心腔压力梯度。

心肌负荷条件评估

如果共存导致肥厚的条件，可能会造成诊断 HCM 困难，例如运动训练和全身性高血压（见运动员的心脏）。其他家庭成员的 HCM 表现，还有遗传学检测也许对鉴别诊断有帮助。

延伸阅读

Elliott, P.M., et al. 2014 ESC Guidelines on diagnosis and management of hypertrophic cardiomyopathy: the Task Force for the Diagnosis and Management of Hypertrophic Cardiomyopathy of the European Society of Cardiology (ESC). *Eur Heart J,* 2014; 35: 2733–79.

HCM 家系的临床筛查

HCM 通常呈常染色体显性模式遗传，外显率不完全，表现度变化多，个体之间差异大（变异度大）。先证者应被告知心肌病的家族性特性，还有其他家庭成员的遗传风险。所有接受筛查的个人都应该进行适当的咨询（见第 4 章）。

筛查方案

- 筛查包括病史，体格检查，心电图和超声心动图。心电图改变通常先于肥厚的发展。

在超声心动图上准确测量左心室肥厚的程度可能比较困难，特别是如果肥厚只涉及前外侧壁或心尖等一、两个节段。心脏 MRI 在这些情况下是非常有帮助的。即使在没有左心室肥厚的情况下，心脏 MRI 也可以发现突变携带者表现出的各种异常，如心肌隐窝、二尖瓣叶回波延长、心肌应变和组织多普勒异常等。这些异常虽然不是 HCM 病变的明确标志，但是确实增加了诊断 HCM 的可能性，尤其是当这些异常与异常心电图有关时。
- 当预测性基因检测无法进行时，现行指南推荐临床筛查的频率应以年龄为基础：
  - 小于10岁的患儿，筛查是否有恶性家族史或心脏症状。
  - 10岁～20岁的患者，每1～2年筛查一次。
  - 超过20岁的患者，每2～5年筛查一次。
  - 如果存在非诊断性异常，每6～12个月筛查一次。
- 已经提出了更早期筛查的算法（表7.5）。

表7.5　建议的儿童临床筛查频率

年龄（岁）	频　率
婴儿期	立即
2～8岁	每2～3年
8～12岁	每年
12～20岁	6～12个月

引自：Moak J, Kaski JP (2012) 'Hypertrophic cardiomyopathy in children'. Heart 98: 1044-1054 with permission from the BMJ Publishing Group。

- 无表现型或者轻微异常的突变携带者的相关结局的数据很少，这些受试者似乎有着良性的临床过程。然而，由于外显率与年龄相关，这些无表现型或轻微异常的突变携带者仍然需要长期的临床随访。
- 在一级亲属被确诊为HCM的情况下，如果在任何影像学技术上出现不明原因的左心室肥厚≥13 mm，都可以诊断为HCM。

编码肌小节蛋白的基因突变所致的HCM

　　HCM的遗传模式呈常染色体显性遗传，伴不完全外显。在临床确诊HCM的患者中，其中约50%的患者中可以发现基因突变。1990年，在*MYH7*基因（myosin heavy chain 7，β-肌球蛋白重链7）上发现了第一个与HCM有关的突变。随后，在十几个基因中发现了数百个突变，其中包括大量新发的和"个体独有的"突变。

HCM 的表现型和结局存在变异性，即使在携带相同突变的同一家族内也是如此。这可能是由于遗传修饰因素（包括性别）和后天因素造成的。

编码肌小节蛋白的基因突变患者，形成心肌肥厚时更年轻，家族史更多，心血管死亡率更高。

多达 5% 的患者会携带不止一个的基因突变，这些基因突变既有可能同时存在于同一个基因上，也有可能存在于两个不同的基因上，这些情形与基因剂量效应和不良结局有关。

肌小节基因

MYH7 和 *MYBPC3*（myosin binding protein C3，肌球蛋白结合蛋白 C3）是最常见的 HCM 致病基因，占总患病率的 60%～70%。其他 HCM 致病基因包括 *MYL3*（essential myosin light chain 3，必需肌球蛋白轻链）、*TNNT2*（cardiac troponin T，心肌肌钙蛋白 T）、*TNNI3*（cardiac troponin I，心肌肌钙蛋白 I）、*MYL2*（regulatory myosin light chain 2，调节性肌球蛋白轻链 2）、*TPM1*（alpha tropomyosin 1，α-原肌球蛋白）、*ACTC1*（cardiac actin，心脏肌动蛋白）和 *FHOD3*（formin homology 2 domain containing 3，formin 同源性 2 结构域含 3）。

大多数突变是错义突变，可能是通过一种显性的负性"毒性多肽"效应产生致病效应。截短突变有致病作用，尤其在 *MYBPC3* 基因，并且表达存在单倍剂量不足效应。

越来越多的数据表明 *MYH7* 基因变异携带者出现临床表现的年龄小于 *MYBPC3* 基因变异携带者，这可能由于 *MYH7* 基因变异携带者存在更高的心力衰竭死亡率。

非肌小节蛋白

这些编码非肌小节蛋白的基因是 HCM 的罕见致病基因，相对患病率小于 1%。

这些基因包括 *FHOD3*，参与肌节的组织和维持。

Z-盘蛋白，如 CSRP3（cysteine and glycine rich protein 3）和 FLNC（filamin C，丝素 C）、钙处理蛋白（calcium-handling proteins），PLN（phospholamban，磷脂蛋白）、JPH2（junctophilin 2）和 MYOZ2（myozenin-2）等。

延伸阅读

Lopes, L.R. and Elliott, P.M. A straightforward guide to the sarcomeric basis of cardiomyopathies. *Heart,* 2014; 100(24): 1916-23.

HCM 的病理生理学

舒张功能障碍

心肌细胞紊乱、肥大、纤维化和钙化都会导致左心室舒张功能受损和左心室充盈压力增加。有些 HCM 患者可能表现为射血分数正常的心力衰竭，严重的心房扩张，心房颤动和肺动脉高压。此外还有些 HCM 患者表现出"限制性病理生理"，舒张功能障碍是疾病的突出表现，但是没有出现左心室扩张。

左心室流出道梗阻（left ventricular outflow track obstruction, LVOTO）

LVOTO 的原因是多因素的，与异常的流动矢量、推力和阻力有关。由于二尖瓣、乳头肌的位置异常和瓣叶延长，可以出现收缩期前向运动障碍（systolic anterior motion, SAM）（图 7.1）。二尖瓣 SAM 与二尖瓣反流的不同程度有关，这种反流的方向通常向后方。

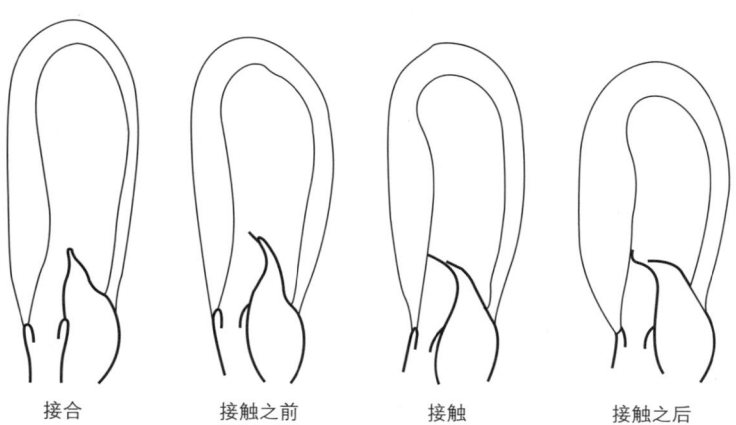

接合　　　接触之前　　　接触　　　接触之后

图 7.1　二尖瓣收缩期前移引起 LVOTO

心肌缺血

胸痛是心肌缺血引起的。微血管功能障碍、左室壁应力增加和 LVOTO 是导致心肌缺血的原因。在心尖形态中，肥厚的心尖节段收缩时间延长与心肌灌注储备的减少有关。在 HCM 和新发胸痛的患者中，应考虑合并心外膜冠状动脉疾病的可能性。

收缩功能障碍

5%～10% 的 HCM 患者发展为左心室收缩功能障碍，伴有心室扩张和室壁变薄。由于心力衰竭，这种所谓的"终末期"阶段预后很差，死亡率为每年 11%。

异常血管反应

1/3 的 HCM 患者在运动时有不适当的血压反应，往往血压不能增加，或出现血压下降。这是心排血量储备降低和不适当的全身血管扩张的联合作用，并且是 HCM 晕厥的可能机制之一，还与 < 40 岁年轻患者的猝死风险更高有关。

HCM 的超声心动图

心肌肥厚分布

心肌肥厚主要影响左心室，但 20% 的 HCM 患者右心室受累。心肌肥厚的范围和分布可由一系列胸骨旁短轴图像识别（图 7.2）。

常见肥厚模式如下。

- 非对称性间隔肥厚（asymmetrical septal hypertrcphy, ASH），定义为间隔与后壁厚度之比为 1.5 : 1。
- 向心性肥厚，代谢性和浸润性表现型的潜在"危险"。
- 心尖肥大。
- 局限性的基底间隔肥厚，常见于高龄和高血压患者。

收缩和舒张功能

典型的 HCM 左心室腔减小，收缩功能正常或"超正常"，射血分数 > 60%。通常因心室增厚而顺应性降低，心室舒张功能受损。

左心室流出道梗阻

- 在二尖瓣与室间隔接触点寻找回声明亮的"接触性病变"，并在左心室流出道（LVOT）内寻找湍流的血液。
- 除非同时存在二尖瓣病理变化，二尖瓣反流通常是由于 SAM 引起的，是

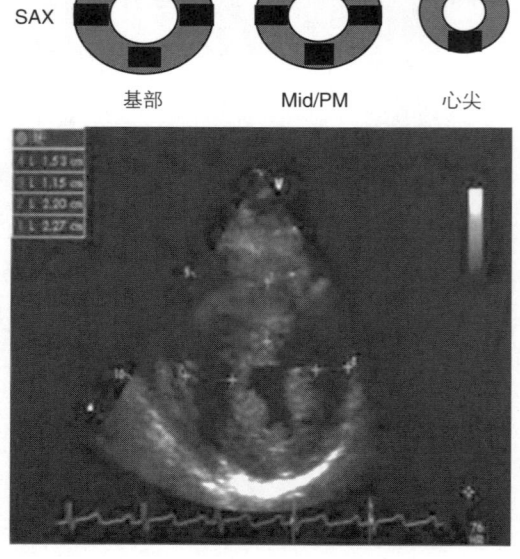

图 7.2　二尖瓣、乳头肌和心尖水平的左心室连续短轴视图。显示 HCM 患者常规测量的心肌壁节段

一种向后方的偏心喷射性血流。
- 分别在静息时和 Valsalva 动作后，在心尖五腔和三腔视图中测量左心室流出道压力梯度。
- 左心室流出道压力梯度的 CW 多普勒剖面通常是匕首形和晚期峰值（图 7.3）。当静息回声没有明显的梯度，但是存在心力衰竭症状提示时，可以考虑运动超声心动图。

中央心室腔压力梯度和心尖室壁瘤

心室腔容积小、乳头肌肥厚、室壁厚度增加可导致中央心室腔内压力梯度。形成心室腔压力梯度是可能导致 LVOTO 等症状的原因，它可能与 LVOTO 并存。左心室腔内高压和继发性缺血可以导致形成心尖室壁瘤。

左心房

左心房扩张常见。左心房扩张与心源性猝死和全因死亡率有关。左心房的尺寸是心房颤动和卒中的有力预测指标。

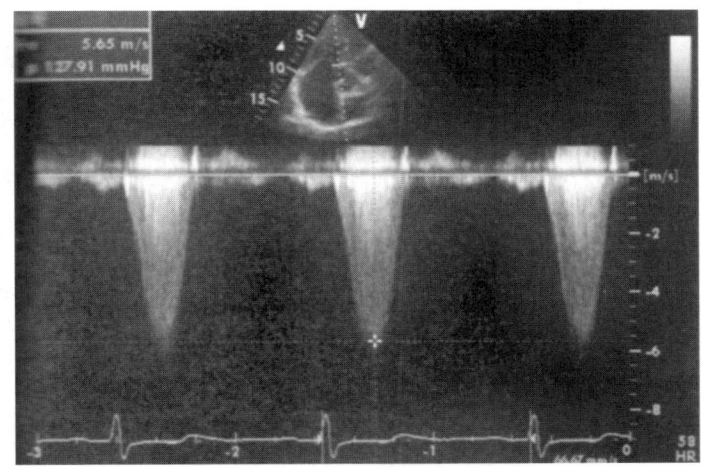

图 7.3 左心室流出道流速的典型匕首形外观

应变成像

HCM 中纵向应变（longitudinal strain）通常减少。纵向应变被认为是室性心律失常、心力衰竭和全因死亡率的独立预测因子。

纵向应变出现在左心室肥厚之前，应变成像已被建议作为检测突变携带者的工具，检查他们的早期表现型。应变成像还可用于 HCM 与运动员心脏进行鉴别诊断（见第 120 页）。此外，淀粉样变性心脏中可见特征性心尖应变保留模式（apical sparing pattern，见第 126 页）。

HCM 的负荷超声心动图

HCM 患者中，静息时 LVOT 压力梯度 ≥ 30 mmHg 的患者占 25%，但在有症状的 HCM 患者中，运动时 LVOT 压力梯度可增加 70%。

所有存在劳力性呼吸困难症状的 HCM 患者都应进行运动负荷超声心动图检查，劳力性呼吸困难包括呼吸困难、胸痛和先兆晕厥等。检查时应记录压力梯度的部位、程度和二尖瓣反流的情况等（图 7.4）。

硝酸盐可以诱导 LVOT 压力梯度，但是不等同于生理性运动，硝酸酯制剂应给予少数有症状却不能运动的患者使用。

无症状患者不需要常规进行运动超声心动图检查。

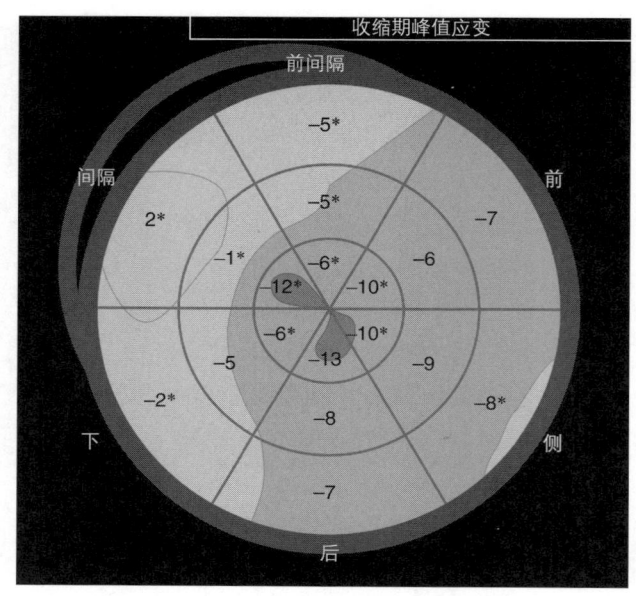

图 7.4　HCM 的纵向应变成像显示最严重的室间隔损伤

延伸阅读

Williams, L.K., et al. The role of echocardiography in hypertrophic cardiomyopathy. *Curr Cardiol Rep*, 2015; 17: 6.

HCM 的心血管磁共振成像

心血管磁共振（cardiovascular magnetic resonance, CMR）是一种有价值的评估 HCM 患者心脏病变情况的工具。CMR 在一次扫描中结合多种技术评估左、右心室的功能、形态、血流、流速、心肌灌注和纤维化。CMR 在 HCM 中的临床应用包括检测早期疾病表现，确定已确诊疾病的特征和鉴别表现型。

疾病的早期

HCM 的肥厚可以局限于左心室腔，而那些肥厚的部分在超声中也许模糊，不能充分定义回声边界。当怀疑 HCM，心电图异常而超声正常时，CMR 可以检出肥厚。在某些 HCM 队列中，这样的患者占 5%。

一些轻微的心脏形态异常与 HCM 早期表现有关，例如心肌隐窝，尤其是基底部下壁。

心尖受累

由于近场伪像（near field artifact），心尖的回声视图在技术上具有挑战性。对于怀疑有心尖病变的 HCM 的患者，CMR 可以准确地测量最大室壁厚度，尤其是对于那些在前壁有倒置 T 波的患者。CMR 还能更好地显示心尖的小室壁瘤。此外，CMR 还可识别心尖腔室闭塞、血栓和左心室致密化不全。

增强 CMR

钆（gadolinium）完全只存于细胞外空间，并且在瘢痕区域积聚，使 MRI 上的瘢痕区域变得更亮，这种现象称为晚期钆增强（late gadolinium enhancement, LGE）。LGE 在 HCM 中很常见，在高达 70% 的患者中发生 LGE。LGE 与猝死的临床风险标志物有关，但其作为独立预测指标的作用尚有争议。

心室腔梗阻

首选超声心动图评价心室腔梗阻，可以使用静息超声心动图或者负荷超声心动图。

CMR 有助于明确心室解剖结构，尤其是当存在复杂因素，如多水平的梗阻、右心室流出道梗阻、主动脉瓣下隔膜、超声检查的声窗条件和图像质量差等。

HCM 的拟表现型

CMR 对其他形式的左心室肥厚，拟表现型的鉴别诊断有帮助，如高血压心脏病和运动员心脏。

心脏淀粉样变性患者钆动力学异常，难以获得良好的心肌清除钆的 LGE 图像。心脏淀粉样变性患者典型 LGE 图像是跨壁或心内膜下。初始 T1 值和细胞外容积值增加。在法布里病（Anderson-Fabry disease）中，LGE 通常局限于基底后外侧壁，其他部位的 T1 值减少。

疾病进展

广泛的 LGE 可能与疾病进展到"终末期"有关。广泛的 LGE 以及测量精确的射血分数，对于早期识别"终末期"是有用的。早期的对比影像可显示心室内血栓（图 7.5）。

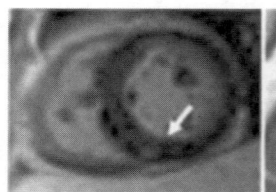 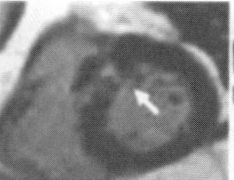 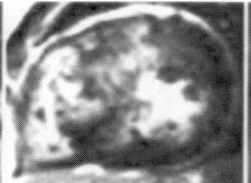 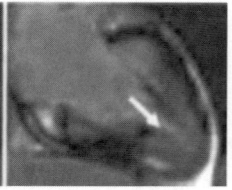

| 右心室插入点轻微 LGE，在 HCM 常见 | 间隔 LGE | 广泛间隔 LGE，与疾病进展相关 | 心尖 LGE，有时与心尖室壁瘤有关 |

图 7.5　心脏磁共振成像的短轴切面

延伸阅读

Quarta, G., et al. Cardiovascular magnetic resonance imaging in hypertrophic cardiomyopathy: the importance of clinical context. *Eur Heart J Cardiovasc Imaging*, 2018; 19: 601–10.

HCM 症状的处理（药物）

目前没有任何药物治疗可以改善 HCM 的预后。目前的治疗方案是在症状或 LVOTO 出现时开始药物治疗（译者注：目前可以改善 HCM 的药物已经问世了）。

一般措施

LVOT 压力梯度是动态的，使压力梯度恶化的因素包括脱水，进食，血管扩张药，包括许多降压药、硝酸盐、磷酸二酯酶 5 型抑制剂、乙醇、正性肌力药（应避免使用地高辛）。

β 受体阻滞剂

主要作用包括减慢心率，延长舒张期，降低心室充盈压力，减少运动引起的 LVOTO，抗心律失常，减少心肌缺血。副作用包括疲劳、失眠、性功能障碍和心动过缓。

钙通道阻滞剂

当 β 受体阻滞剂耐受性差、存在禁忌证或无效时，维拉帕米（verapamil）是一种合适的替代方案，可有效缓解症状和改善运动时间。如果维拉帕米不能耐受，可以使用地尔硫䓬（diltiazem）。

在 > 100 mmHg 的重度压力梯度、高充盈压同时存在肺动脉高压的患者，开始钙通道阻滞剂治疗时应谨慎，因为存在急性肺水肿的风险。

钙通道阻滞剂对无 LVOTO 的胸痛患者有用。

钙通道阻滞剂副作用包括便秘、周围性水肿、低血压、房室传导阻滞和心力衰竭。避免使用硝苯地平（nifedipine）和其他二氢吡啶类药物，因为它们具有血管扩张作用。

丙吡胺

当残留压力梯度和症状持续存在时，Ia 类抗心律失常药丙吡胺可与 β 受体阻滞剂（或维拉帕米）联合使用。

可以观察到剂量-效应。

使用丙吡胺的益处并不总是持久的，症状可能在开始治疗后 12 个月复发。

丙吡胺的副作用主要是抗胆碱能效应，包括眼干、口干、尿潴留和便秘等。丙吡胺可以加速房室结传导，因此在心房颤动患者中使用时应小心。理想情况下，应与 β 受体阻滞剂一起使用。青光眼和前列腺癌患者应避免使用丙吡胺。在 QT 间期开始或上升时监测 QT 间期。

血管紧张素转换酶抑制剂（angiotensin converting enzyme inhibitor, ACEI）和血管紧张素 II 受体阻滞剂（angiotensin receptor blocker, ARB）

在出现收缩功能障碍的患者，应考虑 ACEI 和 ARB 类药物。没有随机对照试验，但根据 DCM 患者预后获益的证据可以使用。

抗凝药物

心房颤动是 HCM 中最常见的心律失常，通常 HCM 患者对心房颤动的耐受性差。对于所有阵发性心房颤动或慢性心房颤动患者，均建议使用华法林抗凝或直接口服抗凝药物（direct oral anticoagulants, DOAC）。

阿司匹林不能降低 HCM 的血栓栓塞风险。

心内膜炎预防

HCM 的心内膜炎很少见，通常局限于 LVOTO 或伴有 MV 疾病的患者。目前的指南不建议对 HCM 使用抗生素常规预防，但鼓励保持良好的口腔卫生。

延伸阅读

Elliott, P.M., et al. 2014 ESC Guidelines on diagnosis and management of hypertrophic cardiomyopathy: The Task Force for the Diagnosis and Management of Hypertrophic Cardiomyopathy of the European Society of Cardiology (ESC). *Eur Heart J*, 2014; 14; 35: 2733–79.

Habib, G., et al. 2015 ESC Guidelines for the management of infective endocarditis: The Task Force for the Management of Infective Endocarditis of the European Society of Cardiology (ESC). *Eur Heart J*, 2015; 36: 3075–128.

左心室流出道梗阻的治疗

对药物难治性 LVOTO 患者，应考虑进行有创的管理。在计划干预时，必须考虑梗阻的机制和部位，以及现有的专业知识和患者的共病情况。

外科手术

室间隔心肌切除术被认为是治疗难治性有症状的 LVOTO 的参考标准。通过主动脉切开术进行手术，通过两个平行的切口在间隔基底部形成一个矩形槽，然后与主动脉瓣下近端连接，并向远端延伸到二尖瓣与间隔接触点和主动脉瓣下梗阻点之外（图 7.6）。

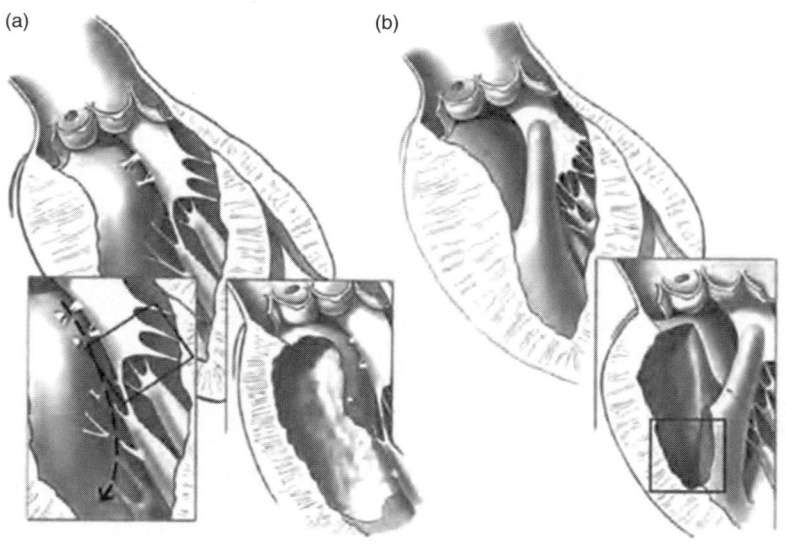

图 7.6　Morrow 手术

该手术可显著改善约 75%LVOTO 患者的症状，并提高了总体生存率，达到与无 LVOTO 患者相近的水平（图 7.7）。大规模病例研究表明，专业中心的手术早期死亡率约为 1%。主要并发症为完全性房室传导阻滞（发生率约 5%）和室间隔穿孔。

二尖瓣置换术也可以解除梗阻，但仅适用于器质性二尖瓣异常患者，因为手术并发症和早期死亡率较高，有症状的患者中，获益的人数较少，仅约 40%。

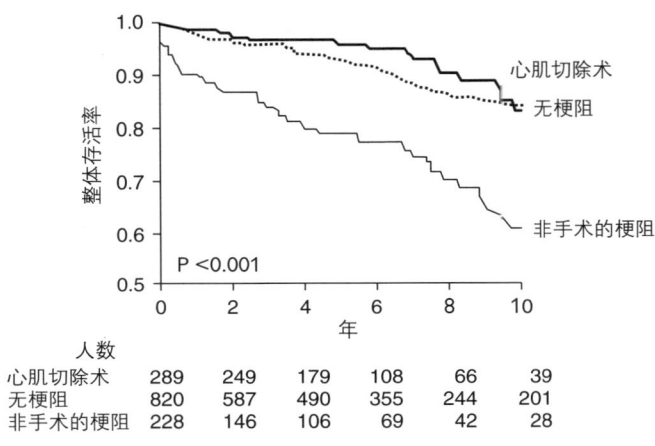

图 7.7　3 组 HCM 患者全因死亡率、长期生存率

乙醇间隔消融术

向前降支的一个间隔（亚）支内经皮注射乙醇，造成局部坏死。3～6 个月后，瘢痕导致基底间隔变薄，LVOT 变宽，压力梯度减小（图 7.8）。

手术在超声造影的引导下进行，以确保手术目标区域正确。手术并发症包括完全性房室传导阻滞和广泛的心肌梗死。其中，完全性房室传导阻滞最常见，发生率 5%～10%。

与外科室间隔心肌切除术相比，由于症状持续的概率更高，长期维持需要再次干预，室性心律失常的长期风险可能更高。

双腔起搏器（dual chamber pacemaker, DDD）

三项小型随机、安慰剂对照和交叉研究比较了 DDD 起搏与 AAI 起搏的效果，并记录了大多数患者 LVOT 梯度压力的降低，但对症状的影响不太明确。他们还证明了一种重要的安慰剂效应。

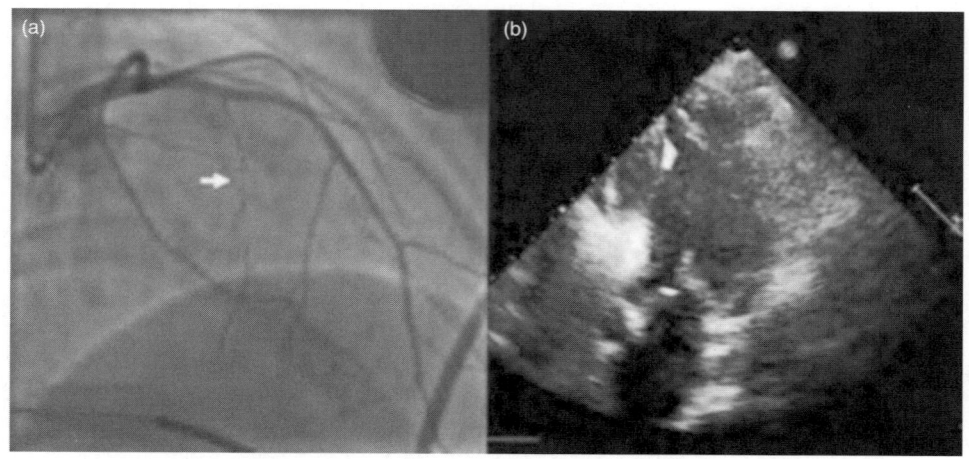

图 7.8 酒精间隔消融。左冠状动脉造影（a），导丝位于第一间隔分支，球囊（白色箭头）位于导丝前。然后球囊膨胀，心脏超声用于确定血管灌注的心肌区域（b）。如果这对应于隔膜基底处（如图），则开始注射酒精。图片由巴茨心脏中心的 O. Guttmann 博士提供

顺序房室起搏降低 LVOT 压力梯度的机制包括降低左心室高收缩力，延迟间隔基底增厚，早期激活前乳头肌，减少二尖瓣 SAM。

右心室导联应放置在心尖，为了获得完整的心室俘获，装置编程应有足够短的 AV 延迟，但不截断二尖瓣血流频谱上的 A 波（心房收缩）。

最好的 DDD 起搏适应证是高龄患者，有间隔基底肥厚和（相对）长 PR 间期，但这一选择应包括所有具有除颤器适应证的 LVOTO 患者。

延伸阅读

Daubert, C., et al. Pacing for hypertrophic obstructive cardiomyopathy: an update and future directions. *Europace*, 2018; 20: 908−20.

Nishimura, R.A., et al. Hypertrophic obstructive cardiomyopathy: surgical myectomy and septal ablation. *Circ Res*, 2017; 121: 771−83.

HCM 的心源性猝死

当代研究报告，HCM 相关心源性猝死（sudden cardiac death, SCD）事件的总体发生率约为每年 0.7%，包括 SCD 幸存（aborted SCD，流产的 SCD）和植入式心律转复除颤器（ICD）误放电，但个体之间的风险差异很大。

HCM 相关 SCD 可以在任何年龄发生，在青春期晚期和成年期是发病高峰，60 岁以后下降。

HCM 相关 SCD 主要是由于室性心律失常引起的，有以下原因：心肌肥厚导致复极和不应性。心肌肥厚造成传导阻滞区域的紊乱和纤维化，易导致折返性心律失常。心肌细胞膜复极过程中的异常离子束导致后去极化和触发活动。诱发室性心律失常的其他原因可能还包括心肌缺血，LVOTO，舒张功能障碍和自主神经功能异常。

HCM 中 SCD 的风险管理

改变生活方式预防 HCM 相关 SCD

国际指南建议 HCM 患者不要参加竞技体育运动。

HCM 相关 SCD 的二级预防

经历过 SCD 幸存，有高风险的持续 VT 患者，或反复发作室性心律失常（约 10%/ 年），应考虑预防性安装 ICD。

HCM 相关 SCD 的一级预防

所有 HCM 患者都应进行系统性的 SCD 风险评估。一些临床特征与 HCM 相关 SCD 风险增加有关，并用于指导 ICD 植入。具体指南细节内容在 ESC 与 AHA 指南之间有所不同。

2014 年 ESC 指南

ESC 指南 5 年 SCD 风险模型

这是一个基于验证的模型，使用基线临床数据和超声心动图检查结果，计算个体 5 年 SCD 风险。风险可以通过应用程序或在线计算器（https://qxmd.com/calculate/calculator_303/hcm-risk-scd）计算，使用以下变量：

- 非持续性室性心动过速，≥ 3 个心室复合事件，心率 ≥ 120 次 / 分。

- SCD 家族史，≥1 名年龄 < 40 岁的一级亲属有 SCD 病史，或任何年龄的一级亲属确诊为 HCM（生前或死后）。
- 最大左心室壁厚度。
- 不明原因的晕厥，如果发生在前 12 个月内，预测值更高。
- 左心房直径，在胸骨旁长轴位二维超声上测量。
- 最大 LVOT 压力梯度，在静息时或在 Valsalva 动作后测量，而不是在运动时测量。
- 这个计算模型不适用于 < 16 岁的患者或 HCM 拟表现型（运动员、浸润性/贮积性疾病或综合征），且在间隔消融治疗前后未得到验证。

植入 ICD 的建议（表 7.6），应根据 5 年风险评估、一般健康状况、社会经济因素和装置的心理影响进行个体化考量。

表 7.6　2014 年 ESC 对 HCM 患者一级预防安装 ICD 的建议

估计 5 年 SCD 风险	推　荐
低风险 < 4%	通常没有安装 ICD 的指征
中等风险 4%～6%	可以考虑安装 ICD
高风险 ≥ 6%	应考虑安装 ICD

引自：Elliott P. et al (2014) 2014 ESC Guidelines on diagnosis and management of hypertrophic cardiomyopathy: The Task Force for the Diagnosis and Management of Hypertrophic Cardiomyopathy of the European Society of Cardiology (ESC). Eur Heart J 35: 2733-2779。

2011 年 AHA 指南的 5 年 SCD 风险模型

5 年 SCD 风险基于与 ESC 指南类似的预测指标，还包括对运动的异常血压反应：收缩压未能比基线升高 ≥ 20 mmHg。其他风险修正因素包括心脏 MRI 上广泛的 LGE，心尖室壁瘤和复杂遗传背景（双重或复合突变），明显的 LVOTO，主要风险因素 ≥ 1 的患者应考虑 ICD（图 7.9）。

延伸阅读

Elliott, P.M., et al. 2014 ESC Guidelines on diagnosis and management of hypertrophic cardiomyopathy. *Eur Heart J,* 2014; 35: 2733-779.

Gersh, B.J., et al. 2011 ACCF/AHA Guideline for the Diagnosis and Treatment of Hypertrophic Cardiomyopathy. *J Am Coll Cardiol*, 2011; 58: e212-60.

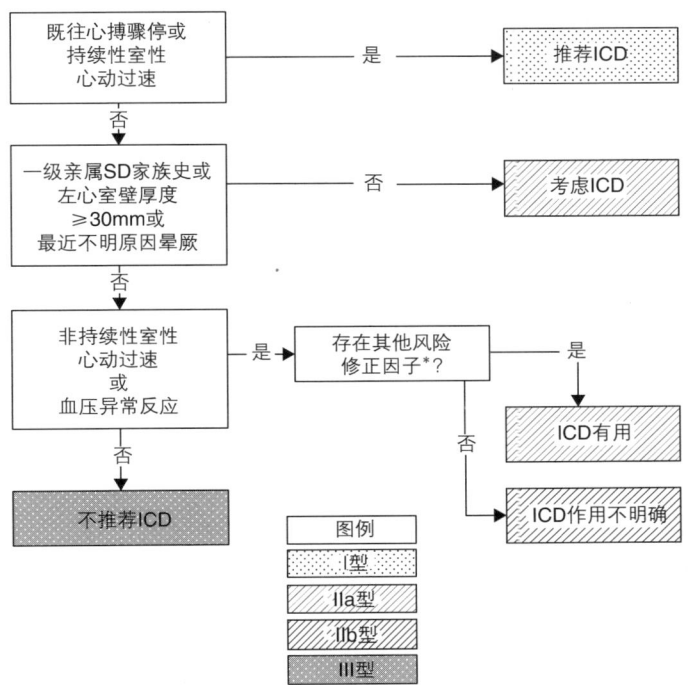

图 7.9 2011 年 AHA 对 HCM 安装 ICD 的建议

注：血压（BP）；植入式心律转复除颤器（ICD）；左心室（LV）；心源性猝死（SCD）；猝死（SD）；室性心动过速（VT）。

*SCD 风险修正因子包括已确定的风险因素和新出现的风险修正因子。

HCM 中房性心律失常的处理

每 4 例 HCM 患者中就有 1 例发生心房颤动，HCM 中心房颤动的年发病率约为 3%。心房颤动风险因素包括左心房扩张，年龄增长，女性和心力衰竭症状（NYHA ≥ Ⅱ）。心房颤动并发症包括加剧心功能恶化，增加心力衰竭死亡风险和增加血栓栓塞的风险。

血栓栓塞风险

心房颤动时全身栓塞的年发生率约为 4%。风险因素包括：左心房扩大，左心房尺寸 ≥ 50 mm 时，风险呈指数级增加；年龄增长；既往血栓栓塞事件；晚期心力衰竭症状（NYHA ≥ Ⅲ）；严重左心室肥厚。

目前尚无随机试验，但观察数据显示，抗凝治疗可显著降低血栓栓塞风险。CHA_2DS_2-VASc 评分由于预测价值低，不可用于 HCM。

如果没有明显可逆的心房颤动原因，即使恢复窦性心律，也应终身进行抗凝治疗。虽然没有随机试验，但观察数据表明直接口服抗凝药物在 HCM 中是安全和有效的。

没有证据表明抗血小板治疗降低了 HCM 的血栓栓塞风险。

当左心房直径 ≥ 45 mm，应考虑每 6 个月行 48 小时动态心电图检查。

节律控制

大多数患者几乎总是试图恢复窦性心律，从而使症状改善。

直流电复律

近期发作的心房颤动，可使用 Ⅲ 类抗心律失常药物帮助维持窦性节律。

肺静脉隔离术

肺静脉隔离术在 HCM 合并心房颤动患者的效果不如单纯心房颤动患者。通常需要不止一次手术，术后使用抗心律失常药物。在没有严重左心房扩张的患者中，肺静脉隔离术应考虑那些药物难治性心房颤动和不能服用抗心律失常药物的患者。

心率控制

治疗房室传导阻滞可用于控制心室率。

应避免使用地高辛，因为地高辛不仅疗效弱，而且还可以加重 LVOTO 的严重程度。在耐药的永久性心房颤动患者中，可考虑采用房室结消融合并右心室起搏，如果收缩功能受损，可采用双心室起搏。

延伸阅读

Guttmann, O.P., et al. Prediction of thrombo-embolic risk in patients with hypertrophic cardiomyopathy. *Eur J Heart Fail*, 2015; 17: 837−45.

Guttmann, O.P., et al. Predictors of atrial fibrillation in hypertrophic cardiomyopathy. *Heart*, 2017; 103: 672−8.

Olivotto, I., et al. Impact of atrial fibrillation on the clinical course of hypertrophic cardiomyopathy. *Circulation*, 2001; 104: 2517−24.

Rowin, E.J., et al. Clinical profile and consequences of atrial fibrillation in hypertrophic cardiomyopathy. *Circulation*, 2017; 136: 2420−36.

高血压心脏病与 HCM 的鉴别诊断

高血压心脏

左心室肥厚（LVH）是一种代偿过程，反映了左心室对室壁压力增加的适应过程。在一般人群中，LVH 的患病率为 3%～5%，70 岁以上人群 LVH 的患病率大于 50%。

非血流动力学因素决定了哪些高血压患者发展为左心室肥厚，还有肥厚发展到何种程度。这些非血流动力学因素包括年龄、性别、种族、体重指数（body mass index, BMI）、糖尿病和食盐摄入量。

左心室质量的代偿性增加最终不再使患者获益，成为临床前疾病，并且左心室质量的代偿性增加是充血性心力衰竭、缺血性心脏病、心律失常、猝死和卒中的独立危险因素。

与左心室肥厚一样，左心房扩张、舒张功能障碍伴舒张功能受损和顺应性降低也是公认的上述疾病独立危险因素。

高血压患者舒张功能障碍的发生率取决于测量方法，即使在没有向心性重塑的情况下，高血压患者舒张功能障碍的发生率也可高达 72%。

高血压心脏病与肥厚型心肌病比较

高血压通常产生左心室的向心性重塑，而不是 HCM 特有的非对称性间隔肥厚，心腔容积减小。

左心室中度至重度肥厚（≥ 15 mm）在患有高血压的高加索人中很少见，但在非洲加勒比裔患者中更常见。高血压心脏病很少发生二尖瓣 SAM，发生率小于 1%。

高血压心脏病患者使用降压药物可使血压控制良好，可能使心室重塑和肥厚逆转，心电图的改变消退。

无高血压亲属，但是存在心脏肥厚家族史，基因检测阳性，均使罹患 HCM 的可能性增加，而不是高血压心脏病。

运动员心脏

鉴别 HCM 和运动员心脏的要点是区分生理适应和病理变化之间的差异，两种变化可能产生不同的结局。

运动对心脏的效应取决于许多因素

- 运动的类型和持续时间，如等张收缩和等长收缩。
- 性别。生理性左心室肥大的限度在男性 < 15 mm，女性 < 12 mm。
- 种族。非洲加勒比裔运动员可以发展出更显著的左心室肥厚和更多的心电图改变。

运动员的生理适应

- 左心室尺寸和肌小梁增加。
- 静息时左室射血分数（ejection fraction, EF）降低。
- 左心室的质量和室壁厚度增加。
- 右心房的尺寸增加。
- 静息时右心室功能降低。
- 心房扩大，尤其是左心房，左心房扩大与左心室扩大成正比。

任何单一的测试都不能可靠地区别运动员心脏和心肌病，因此需要进行全面的评估，包括停药 3 个月。表 7.7 有助于区分 HCM 与运动性生理肥大的特征。

表 7.7　在最大壁厚为 12～15 mm 的受试者中，鉴别诊断 HCM 和运动员心脏时需要考虑的要点

项目	运动员的心脏	HCM
LV 腔	扩张	正常 / 较小
左心室肥大	向心性	非对称性
左心室尺寸	< 45 mm	> 45 mm
舒张功能	正常	异常
TDI 上的 S 波	≥ 9 cm/s	< 9 cm/s

续 表

项 目	运动员的心脏	HCM
TDI 上的 E′ 波	≥ 9 cm/s	< 9 cm/s
二尖瓣 SAM/LVOT 阻塞	无	运动时 60%～70%
去训练化后	LVH 消退	LVH 无变化
心电图	正常	异常
VO$_2$max	> 50 ml/（kg·min）	< 45 ml/（kg·min）或<预测值的 120%
CMR 晚期增强	罕见的	60%～70%
心肌隐窝	无	可能
家族史	阴性	HCM 和（或）SCD
室性心律失常	无	> 2 000 PVC/24 h 和（或）NSVT

注：肥厚型心肌病（HCM），左心室（LV）；左心房（LA）；组织多普勒成像（TDI）；心脏 MRI（CMR）；左心室肥厚（LVH）；心源性猝死（SCD）；室性早搏（SCD）；非持续性室性心动过速（NSVT）。

延伸阅读

Pelliccia, A., et al. Assessment of left ventricular hypertrophy in a trained athlete: differential diagnosis of physiologic athlete's heart from pathologic hypertrophy. *Prog Cardiovasc Dis,* 2012; 54: 387-96.

Prior, D.L. and La Gerche, A. The athlete's heart. *Heart,* 2012; 98: 947-55.

Sharma, S., et al. International recommendations for electrocardiographic interpretation in athletes. *Eur Heart J,* 2018; 39: 1466-80.

弗里德赖希共济失调

弗里德赖希共济失调（Friedreich's ataxia, FRDA）是一种神经退行性疾病，主要影响神经系统和心脏。

发病率

FRDA 的发病率为 1/（36 000～50 000）。FRDA 是西欧人群中最常见的遗传性共济失调，FRDA 在北非和中东的人群中也有发现，但在其他族裔群体中没有报告。

病因学

FRDA 的性状呈常染色体隐性遗传。FRDA 的致病基因是 *FXN*。*FXN* 基因位于 9 号染色体上，编码共济蛋白（frataxin）。

FRDA 由 *FXN* 基因 1 号内含子中不稳定的 GAA 重复扩增引起。正常人群 GAA 重复序列 ≤ 30 个拷贝；患者一般包含 > 70 个拷贝。携带 30～70 个拷贝的个体后代中重复扩增的风险增加。2%～5% 的 FRDA 患者是复合杂合子，其中一个等位基因的 GAA 扩增，而另一个等位基因的编码区存在失活突变。

共济蛋白在铁硫簇蛋白的合成中起重要作用，而铁硫簇蛋白参与调节线粒体铁含量。在 FRDA 中，线粒体铁水平随着氧化应激和线粒体功能障碍而升高。

临床特征

典型的发病年龄为 5～15 岁，与 GAA 重复数量相关性较小。临床表现为进行性肢体和步态共济失调，下肢反射丧失伴深部感觉丧失，构音障碍，< 70% 的 FRDA 患者存在脊柱侧弯，< 35% 的 FRDA 患者存在视力丧失。心肌病是最常见的死因。< 7% 的 FRDA 患者存在糖尿病，可能是由于胰岛素抵抗和胰岛素反应不足。

心脏特征

FRDA 中的心脏受累与神经受累无相关性。心电图异常通常首先表现为侧方导联的 T 波异常（< 60%）和（或）左心室肥厚。左心室肥厚一般是向心性的，但 < 40% 的 FRDA 患者也存在非对称性 LVH。一般存在左室射血分数保留，但可能存在进行性纤维化、心肌肥厚和收缩功能障碍。心律失常的风险仍不清楚，但是 < 3% 的患者存在心房颤动。

管理

无症状 FRDA 患者应每年随访心电图和心脏超声。目前尚无特异性随机对照试验，但应根据一般心力衰竭指南管理左心室功能障碍和心力衰竭。在单一疗法和联合疗法中，对各种抗氧化剂和铁螯合剂进行了研究，得出了不一致结果。

促红细胞生成素在体外增加共济蛋白水平，但与未能证明与体外试验相比，临床获益一致。一项单中心试验表明，烟酰胺可导致共济蛋白含量持续增加。

延伸阅读

Cook, A. and Giunti, P. Friedreich's ataxia: clinical features, pathogenesis and management. *Br Med Bull*, 2017; 124: 19-30.

Feingold, B., et al. Management of cardiac involvement associated with neuromuscular diseases: A scientific statement from the American Heart Association. *Circulation*, 2017; 136: e200-e231.

Reetz, K., et al. Nonataxia symptoms in Friedreich Ataxia: Report from the Registry of the European Friedreich's Ataxia Consortium for Translational Studies (EFACTS). *Neurology*, 2018; 91: e917-e930.

心脏淀粉样变性

系统性淀粉样变性（systemic amyloidosis）这一组疾病的共同特征是不可溶解的原纤维（fibrils）在细胞外沉积。这些原纤维是由错误折叠的蛋白质聚集形成的，而原纤维在正常情况下原本是可溶解的。不考虑蛋白前体，所有淀粉样蛋白质沉积都含有血清淀粉样蛋白 P 成分（serum amyloid P, SAP），SAP 在偏振光下用刚果红染色时具有特征性的苹果绿双折射（apple green birefringence）。全身性淀粉样变性按其沉积的蛋白前体分类。全身性淀粉样变性既可以是遗传性的，也可以是获得性的。

免疫球蛋白轻链型淀粉样变性

免疫球蛋白轻链型淀粉样变性以前称为原发性淀粉样变性（primary amyloidosis）。淀粉样蛋白轻链（amyloid light-chain, AL）是由于肿瘤性浆细胞克隆增殖而引起的血液学紊乱，这些肿瘤性浆细胞产生免疫球蛋白轻链（immunoglobulin light chain λ 或 κ）。孤立性免疫球蛋白轻链型淀粉样变性最常见，但是 5%～10% 的患者伴有明显的多发性骨髓瘤（multiple myeloma）。AL 淀粉样变性的临床表现主要是淀粉样蛋白沉积效应和循环轻链（circulating light chains）的细胞毒性效应。

在 AL 淀粉样变性中肾脏最常受累，导致肾病综合征。心脏是第二常见的受累器官。外周神经和自主神经也可受累，而软组织、胃肠道和肝脏较少受累。全身体征，如巨舌和眶周紫癜是在 AL 淀粉样变性中的特征性病理表现，但不常见。

甲状腺素转运蛋白（transthyretin, TTR）淀粉样变性

TTR 淀粉样变性（TTR amyloidosis, ATTR）既可能是遗传性的（ATTRm），也

可能是获得性的（野生型或 ATTRwt），其表现型包括家族性淀粉样变性神经病（familial amyloidotic neuropathy, FAP）、心脏淀粉样变性（cardiac amyloidosis）和混合型。

甲状腺素转运蛋白（Transthyretin, TTR）是由 *TTR* 基因编码的蛋白质，在肝脏中合成。TTR 蛋白在循环中以同源四聚体的形式存在，运输视黄醇和甲状腺素（T4）。TTR 四聚体解离为二聚体是产生淀粉样变性的限速步骤。

遗传性 TTR 淀粉样变性

已经描述了 120 多个淀粉样基因 *TTR* 基因的突变，都是常染色体显性遗传，伴不完全外显。最常见的 *TTR* 基因突变是 V30M。这种突变在葡萄牙、瑞典和日本部分地区流行，通常导致 FAP 表现型。

科学家们已经描述了若干个导致单一心脏表现型的 *TTR* 基因变异，这其中包括 V122I。V122I 在非洲裔美国人中有着很高的患病率，3%～4%，但是外显率较低。

除了基因型以外，地理区域、是否患有地方病、性别、传递疾病的亲本的性别、原纤维类型（全长或片段）等因素对表现型均有影响。

野生型 TTR 淀粉样变性

影响的人群为老年人，男性占 80%。在年龄 ≥ 60 岁的患者中，15% 的患者发生心力衰竭伴左心室肥厚和保留 EF 的心力衰竭。

野生型 TTR 淀粉样变性临床表现型的特点是除了存在心肌病，没有明显的心脏外部受累的表现，除了 30% 的患者患有腕管综合征（图 7.10）。

心脏淀粉样变性的诊断

心电图

传导性疾病和假性心肌梗死是常见的模式。QRS 低电压在 AL 中相对常见，占 AL 的 45%，但在 TTR 疾病中较少。心电图的标志是左心室壁的厚度与 QRS 电压之间的不匹配。

超声心动图

左心室壁的厚度增加，与左心室肥厚类似。EF 通常较低、正常或轻度降低，但纵向功能明显受损。舒张功能障碍突出，伴双心房扩张。甚至在窦性心律时，由于淀粉样蛋白的浸润而导致心房收缩功能的丧失。

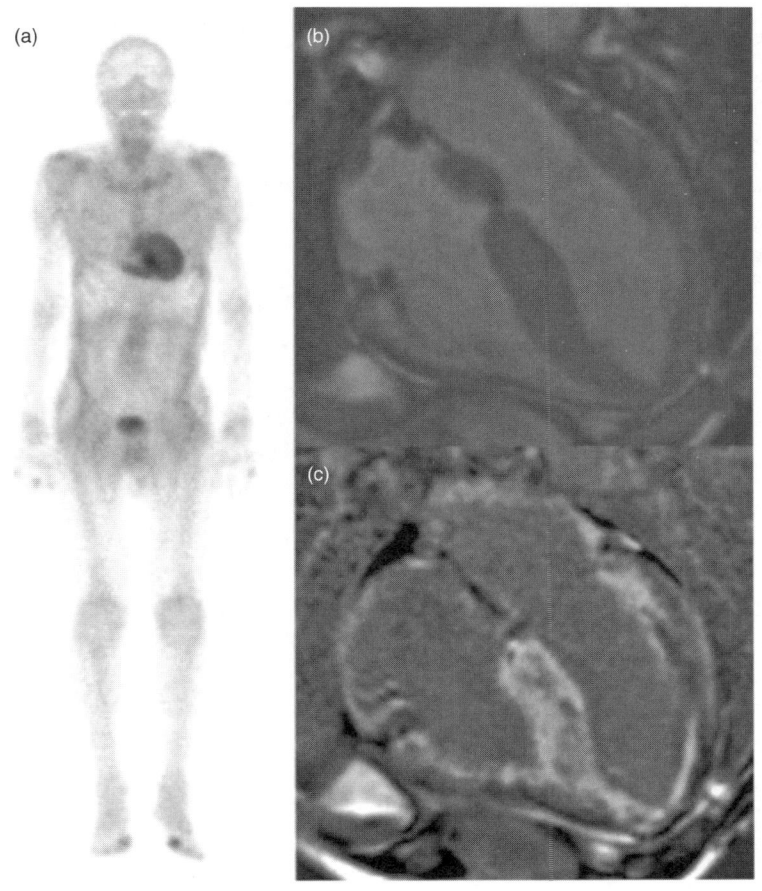

图 7.10 （a）野生型 TTR 淀粉样变性患者 DPD 闪烁显像的 2 级心脏摄取；（b）野生型 TTR 淀粉样变性患者的 4 腔室视图、稳态自由行进梯度回波图像；（c）野生型 TTR 患者心脏磁共振上广泛的心内膜下和透壁晚期钆增强

"诊断的危险信号"包括：房室瓣和（或）房间隔增厚；心尖保留模式（应变成像清晰可见，图 7.11）；右心室肥厚和心包积液。

心脏 MRI

心脏 MRI 显示左心室肥厚伴心房扩张，在 TTR 相关疾病中肥厚程度大于 AL。心脏 MRI 钆动力学异常，心肌难以清除钆。晚期强化很少缺失，可能存在心内膜下弥散模式，但也可以是跨壁模式（图 7.11）。初始 T1 和细胞外容积均增加，是生存的独立预测因子。

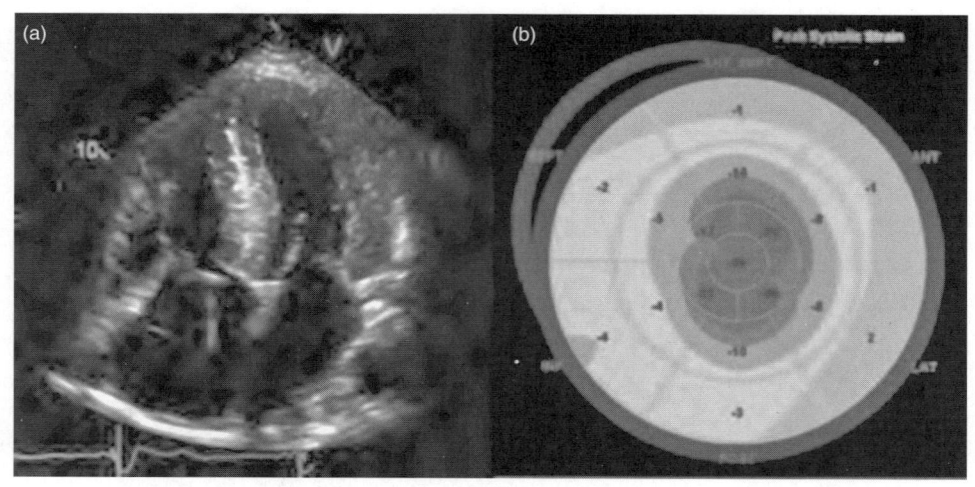

图 7.11 (a) 野生型 TTR 淀粉样变性经胸心脏超声的 4 腔心图。注意向心性左心室肥大和起搏器电极导线；(b) 同一患者的纵向应变。注意典型的"心尖保留"模式。

锝-99m（^{99m}Tc）和 3,3-二膦酸-1,2-丙二甲酸（DPD）闪烁成像

诊断 TTR 淀粉样变敏感性高。心脏摄取锝的确切机制尚不清楚，但可能与示踪剂结合的钙离子含量有关。TTR 突变携带者的心脏锝摄取异常往往常先于 ECG 和心脏超声异常。

分级（图 7.10）：① 0 级：心脏无摄取。② 1 级：少量心脏摄取（小于骨摄取）。③ 2 级：中量心脏摄取，骨摄取减少。④ 3 级：心脏强摄取，轻度骨摄取或无骨摄取。根据本地实际情况，可以选择使用 ^{99m}Tc-焦磷酸盐（PYP）或其他替代示踪剂。

SAP 闪烁显像

可用于定位除心脏之外淀粉样蛋白沉积。

实验室检验

NT-proBNP 不成比例地异常升高。肌钙蛋白慢性轻度升高。

高达 50% 的 AL 淀粉样变性患者血清电泳正常。但是血清和尿液中游离轻链的免疫反应更为敏感，应该进行检验。

25% 的 TTR 淀粉样变性患者存在一种意义不明的单克隆性脑干变性（monoclonal gammopathy of unknown significance, MGUS），与疾病自身无关。

淀粉样蛋白沉积的组织学分型是精准诊断和治疗最重要的因素。

组织活检

质谱法是确定淀粉样蛋白类型的黄金标准，但是这种检测只可能在专业的中心开展。免疫组织化学法是另一种检测方法，但是如果免疫组织化学与临床表现部分不一致，需要谨慎解释结果，因为存在交叉染色的可能性。

AL 淀粉样变性患者需要进行骨髓活检，以确定浆细胞的百分比，并排除伴随的血液学疾病。

确诊 AL 淀粉样变性仍然需要证实组织存在淀粉样蛋白。活检部位可以是心脏，腹部脂肪垫（灵敏度 70%～80%），或任何其他受累器官。

结合 DPD 成像阳性（评分 ≥ 2）和血清单克隆成分的缺失，可以无创地确诊 TTR 淀粉样变性。

心脏淀粉样变性的治疗

一般治疗

应使用利尿剂。

没有证据支持使用 β 受体阻滞剂或 ACEI，它们往往引起低血压，并且药物耐受性较差。

对于房性心律失常，窦性心律并且在超声心动图上心房收缩消失的患者，应考虑抗凝治疗。

应避免使用地高辛，由于地高辛甚至可以在无毒性血清水平下，也存在中毒的风险，这是由于地高辛与淀粉样原纤维结合。

可考虑应用米多君（midodrine）治疗有症状的直立性低血压。

AL 淀粉样变性

从发生心力衰竭的时间开始计算，未经治疗的 AL 淀粉样变性的中位生存期是 6 个月。风险分层包括 NT-proBNP、肌钙蛋白、血清游离轻链、年龄、肾功能和神经病变表现等。

当代一线化学治疗方案包括硼替佐米（bortezomib）、地塞米松（dexamethasone）和环磷酰胺（或美法兰，melphalan）。这种方案改善了轻度或中度 AL 淀粉样变性患者的预后。

仅在患者对上述治疗方案无效时考虑使用大剂量美法兰化学治疗加自体干细胞移植，但是心脏严重受累的患者，这种治疗方案并不适用。

心脏移植只适用于严重孤立性心脏淀粉样变性的罕见病例。

正在研究的治疗方法包括：① 多西环素（doxycycline）可防止淀粉样蛋白形成并且破坏原纤维，目前正在研究其与化学治疗一起使用的效果。② 针对错误折叠的轻链聚集物的抗体。③ 结合小分子（combination of small molecule, CPHPC），耗尽血浆 SAP 和抗 SAP 抗体，使巨噬细胞清除淀粉样蛋白。

TTR 淀粉样变性

肝移植可用于治疗遗传性 TTR 疾病，其基本原理是 TTR 仅由肝脏产生。限制因素包括围手术期死亡，免疫抑制和心肌病（事实上可能是禁忌证）。此外，由于种子效应，甚至在移植后，心脏淀粉样蛋白沉积仍然可能进展。

氯苯唑酸（tafamidis）结合循环中 TTR 四聚体，从而使其稳定。随机对照试验表明，在 TTR 相关的心脏淀粉样变性患者中，氯苯唑酸提高了生存率，减少了因心血管疾病住院的时间。

正在研究的治疗方法包括 Patisiran 和 Inotersen。

Patisiran 是一种仍在研究中的抑制 TTR 合成的干扰 RNA，在Ⅲ期试验中被证明可以减缓神经病变的进展。

Inotersen 是一种反义寡核苷酸，能抑制 TTR 的产生，在Ⅲ期试验中被证明能减缓神经病变的进展。但是 inotersen 与肾小球肾炎和血小板减少有关。

此外还有多西环素。

延伸阅读

Falk, R.H., et al. AL (light-chain) cardiac amyloidosis: A review of diagnosis and therapy. *J Am Coll Cardiol*, 2016; 68: 1323-41.

Gertz, M.A., et al. Diagnosis, prognosis, and therapy of transthyretin amyloidosis. *J Am Coll Cardiol*, 2015; 68: 1323-41.

RAS 病：Noonan 综合征，LEOPARD 综合征和 Costello 综合征

RAS 病（RASopathies）是由丝裂原活化蛋白激酶（mitogen-activated protein

kinase, MAPK）依赖性信号通路上的关键基因突变引起的临床疾病，这些疾病的临床表现既存在重叠，又存在异质性。

发病率

RAS 病综合征中最常见的是 Noonan 综合征（Noonan syndrome）。估计 Noonan 综合征发病率为 1/（1 000～2 500）活产儿。

Noonan 综合征伴多发雀斑样痣（multiple lentigines, NS-ML）罕见，发病率不详。Costello 综合征极其罕见。

病因学

MAPK 通路调节细胞的增殖、分化、存活和凋亡。RAS 病的遗传方式为常染色体显性遗传和新发遗传，极少发生常染色体隐性遗传。可在 70%～80% 病例中发现突变（表 7.8）。

表 7.8 按综合征显示报道的 RAS 病的基因的频率

	Noonan 综合征	NSML*	Costello 综合征	CFC 综合征^
PTPN11	50%	90%		
RAF1	5%	5%		
BRAF	<2%	5%		75%
NRAS	<1%			
HRAS	+		<90%	
RRAS	+			
KRAS	<5%			<5%
SOS1	10%～15%			
SOS2	+			
LZTR1		+		
RIT1	5%			
RASA2	+			
A2ML1	+			

续 表

	Noonan 综合征	NSML*	Costello 综合征	CFC 综合征^
SHOC2	+			
SPRED1				
MAP2K1	+	+		25%
MAP2K2	+			+
CBL	+			

注：+ 频率 < 1%；
* NSML=Noonan 综合征伴多发老年斑；
^ CFC= 心面皮肤综合征。

RAS 病心脏之外的临床特征

- 面部畸形：在新生儿期最明显，包括高额头，眶距增宽，低耳位，颈部短，上睑下垂。
- 身体发育：RAS 病患者往往身材矮小，而 Costello 综合征往往新生儿期过度生长。
- 骨骼畸形：包括胸部脊柱侧凸、鸡胸或漏斗胸、马蹄内翻足和过度伸展。
- 智力残疾：在个体间变化各异。
- 皮肤异常：如 NS-ML 中存在咖啡牛奶斑，雀斑样痣（lentigines），Costello 综合征中存在手掌和足底深折痕。
- 听力异常：包括传导性（继发于中耳炎），感音神经性，在 NS-ML 中常见。
- 此外，淋巴发育不良，尿路畸形。Costello 综合征患者易患癌症，如横纹肌肉瘤、神经母细胞瘤和膀胱癌等。

心脏的表现型

心脏受累在 RAS 病中常见，发生率约 80%。肺动脉瓣狭窄的发生率约 60%，多见于 *PTPN11* 基因突变携带者。HCM 的发生率约 30%。房间隔缺损的发生率约 11%，室间隔缺损的发生率约 5%。房室管缺损的发生率约 4%。PDA、主动脉缩窄和法洛四联症等心脏畸形罕见。

肥厚型心肌病

RAS 病中肥厚型心肌病的患病率取决于基因潜在突变，例如，*RAF1* 基因变异相关的 HCM 患病率 > 75%，*RIT1* 基因变异相关的 HCM 患病率为 50%～60%，*KRAS* 基因变异相关的 HCM 患病率约 30%，*PTPN11* 基因变异相关的 HCM 患病率约 10%，*SOS1* 基因变异相关的 HCM 患病率约 10%。

RAS 病中的 HCM 与肌小节病中 HCM 的临床表现型相比，更有可能在 < 1 岁时出现充血性心力衰竭，并且 LVOTO 发生率较高，还常常伴有 RVH 和较高的 RVOTO 患病率。

心电图上的 QRS 心电轴左偏。室性心律失常不常见，SCD 更少见。

RAS 病中，婴儿期诊断的 HCM 死亡率更高。RAS 病中婴儿期确诊 HCM，患儿 5 年生存率是 58%；而在儿童期确诊 HCM，患儿 5 年生存率是 96%。

结局

RAS 病总体死亡率高，如果心脏受累，死亡率更高。大多数患者不到 2 岁死亡。

延伸阅读

Calcagni, G., et al. Cardiac defects, morbidity and mortality in patients affected by RASopathies. CARNET study results. *Int J Cardiol,* 2017; 245: 92−8.

Wilkinson, J.D., et al. Outcome in children with Noonan syndrome and hypertrophic cardiomyopathy: A study from the Pediatric Cardiomyopathy Registry. *Am Heart J*, 2012; 164; 3: 442−8.

儿童 HCM

HCM 是儿童时期第二常见的心肌病类型，年发病率为（0.24～0.47）/10 万。

诊断标准

在任何心肌节段，左心室壁厚度 / 体表面积大于校正平均值 2 个标准差（＞ Z 评分 +2）。

病因学

与成人相比，儿童 HCM 的异质性更明显（表 7.9），但大多数病例仍然是由编码肌小节蛋白的基因突变引起的。常常涉及多个系统，这可能提示潜在的病因。

表 7.9　儿童 HCM 的病因和多系统受累

病　因　学		多系统受累
肌小节蛋白基因突变（＞50%）		—
畸形性疾病，如努南综合征、Costello 综合征（＜10%）		学习困难、面部畸形、脊柱侧凸
先天性代谢错误（＜10%）	糖原贮积病（如庞贝病、GSD Ⅲ）	学习困难、躯干无力、代谢性酸中毒
	溶酶体贮积病（如 Hurler 综合征、Hunter 综合征）	学习困难、面部畸形、耳聋、脑病
	脂肪酸代谢紊乱	学习困难、低血糖
	线粒体细胞病变	学习困难、神经肌肉症状、耳聋
神经肌肉（＜10%）	弗里德赖希共济失调	共济失调步态

临床表现

在婴儿时期可表现出充血性心力衰竭的症状，但是更有可能被诊断为先天代谢异常或畸形综合征。对于大龄儿童，更有可能罹患肌小节或神经肌肉疾病。

这些 HCM 儿童常因症状、心电图异常、心脏杂音和家庭筛查而转诊。

症状处理

儿童 HCM 与成年人一样，使用药物治疗以减轻症状。对药物难以治疗的症状，可行间隔心肌切除术。儿童时期不推荐乙醇间隔消融术。在儿童时期应用双腔起搏的经验亦有限。

预后

儿童 HCM 的结局因潜在的病因和发病年龄而异。HCM 在婴儿时期发病，预后较差，死因主要是充血性心力衰竭。与"特发性"HCM 相比，合并有潜在代谢综合征、畸形综合征的 HCM 患儿的 5 年生存率较低，三者分别为 90%、74% 和 42%。

SCD 的预防

估计儿童时期 SCD 的年增长率为 1%～2%。ICD 可有效终止恶性心律失常，但并发症发生率较高。

儿童时期 SCD 的风险分层仍然具有挑战性，HCM 的 RISK-SCD 风险模型目前尚未在＜16 岁儿童中被验证，但是最近开发了一个新的＜16 岁儿童风险预测模型（HCM-Risk-Kids）。

延伸阅读

Colan, S.D., et al. Epidemiology and cause-specific outcome of hypertrophic cardiomyopathy in children: findings from the Pediatric Cardiomyopathy Registry. *Circulation*, 2007; 115(6): 773-81.

Moak, J. and Kaski, J.P. Hypertrophic cardiomyopathy in children. *Heart*, 2012; 98: 1044-54.

Norrish, G. et al. Development of a novel risk prediction model for sudden cardiac death in childhood hypertrophic cardiomyopathy. *JAMA Cardiol*, 2019; 4(9): 918-27.

Nugent, A.W., et al. Clinical features and outcomes of childhood hypertrophic cardiomyopathy: results from a national population-based study. *Circulation*, 2005; 112(9): 1332-8.

扩张型心肌病

DCM 的特征是在没有冠状动脉疾病和足以解释心肌异常压力负荷和容量负荷的条件下，出现左室或双心室扩张，收缩功能障碍。DCM 是青年人心力衰竭最常见的病因，也是心脏移植最常见的原因。

报告的 DCM 患病率为 1/2 700，但因地理位置而异，英国、日本和美国的患病率分别为 8/100 000、14/100 000 和 36/10 000。而 DCM 的真实患病率可能高得多，高达 1∶250，原因是诊断不充分，因为许多人仍然无症状，以及以往研究使用不太敏感的影像学检查方式。

DCM 的男女患病比例为 3∶1。

DCM 的病因很多（表 7.10）。诊断时对潜在病因进行彻底地评估，以识别其他潜在的高危个体。尤其在家族性 DCM 中识别潜在的可逆病因，如乙醇、心动过速诱发的 DCM。建议使用的靶向治疗药物，如抗肿瘤药物、免疫抑制剂等。

表 7.10 扩张型心肌病的病因

家族性	常染色体（显性/隐性），X 连锁，线粒体遗传
中毒性	生活方式：乙醇、可卡因、苯丙胺、合成代谢类固醇 化疗药物：蒽环类、曲妥珠单抗、酪氨酸激酶抑制剂
炎性疾病	肉芽肿：结节病 自身免疫：血管炎、巨细胞心肌炎、Churg-Strauss 综合征、系统性红斑狼疮、多发性肌炎 感染性：病毒性心肌炎（如柯萨奇病毒/HIV）、美洲锥虫病（Chagas disease）、细菌感染（TB）、莱姆病
浸润性	铁过载：地中海贫血、血色素沉着病、输血 淀粉样蛋白：淀粉样变性
围产期	以前健康的妇女在妊娠最后 1 个月或分娩后 5 个月内发生
心动过速诱发 DCM	持续性房性心律失常或频发性心室异位导致短暂性扩张型心肌病，可在心动过速终止时逆转
内分泌失调	甲状腺功能减退/亢进、库欣病、Addison 病、嗜铬细胞瘤、肢端肥大症
其他原因	Mantle 放疗，硒或硫胺素缺乏（脚气病）

引自：Elliott P. et al. (2008) 'Classification of the cardiomyopathies: a position statement from the European Society of Cardiology working group on myocardial and pericardial diseases' Eur Heart J 29: 2, 270-276。

心脏形态和功能的评估

DCM 诊断标准

- 左心室收缩功能障碍（LVSD）；左室射血分数（LVEF）< 45% 或左室缩短分数 < 25%。
- 左心室扩张：左心室舒张末期直径 > 117% 的年龄/体表面积修正值。
- 排除其他病因，不存在严重高血压、明显的冠状动脉血流受限、瓣膜疾病或心内分流，这些因素也是 LVSD 的病因。

动力不足非扩张型心肌病

在认识到 DCM 家族心脏病的多种临床表现型后，ESC 提出了一个新名词——动力不足的非扩张型心肌病（hypokinetic nondilated cardiomyopathy, HNDC），用以解释中间表现型（图 7.12）。

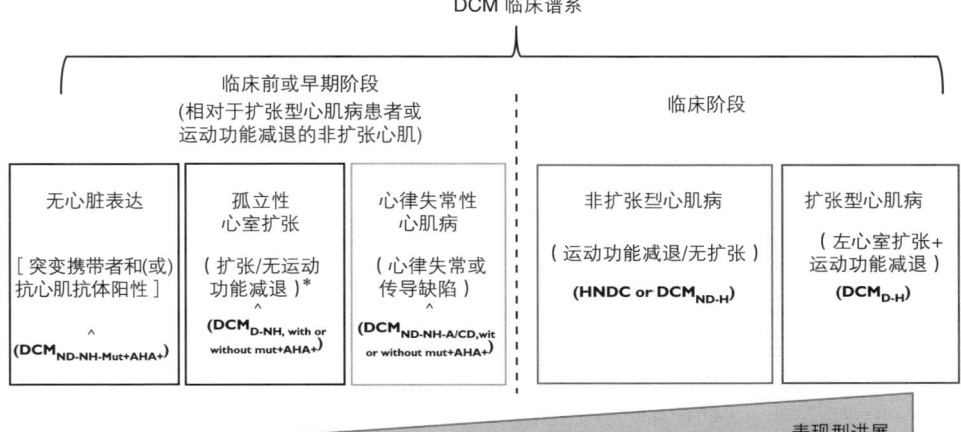

图7.12 DCM 的临床表现型。从无症状的分离出的基因携带者到具有明显表现型的 LV 扩张和功能障碍。心律失常（A）；抗心脏抗体阳性（AHA+）；心肌病（C）；传导缺陷（CD）；扩张（D）；运动减退（H）；非扩张（ND）；非运动减退（NH）

HNDC 诊断标准

- 左心室收缩功能障碍：左室射血分数＜45%。
- 排除其他病因：没有严重的高血压，明显的冠状动脉血流受限或瓣膜疾病来解释 LVSD 的程度。

延伸阅读

Merlo M., et al. Evolving concepts in dilated cardiomyopathy. *Eur J Heart Fail,* 2018; 20(2): 228−39.

Pinto, Y.M., et al. Proposal for a revised definition of dilated cardiomyopathy, hypokinetic non-dilated cardiomyopathy, and its implications for clinical practice: a position statement of the ESC working group on myocardial and pericardial diseases. *Eur Heart J,* 2016; 37(23): 1850−8.

Richardson, P., et al. Report of the 1995 World Health Organization/International Society and Federation of Cardiology Task Force on the Definition and Classification of cardiomyopathies. *Circulation,* 1996; 93: 841−942.

Taylor, M.R., et al. Cardiomyopathy, familial dilated. *Orphanet J Rare Dis,* 2006; 1: 27.

DCM 诊断前的工作

一些检查可以用来帮助确定 DCM 的潜在病因（表 7.10）。需要一个系统和全面的方法来排除可逆的病因，提示具体病因的诊断线索（表 7.11）。全面的病史和临床评估有助于定制诊断检查。

表 7.11　DCM 的诊断线索

临床评价	骨骼肌表现型：LMNA、DES、肌营养不良蛋白突变 神经表现型：线粒体疾病 腕管综合征/巨舌症：淀粉样变性 皮肤色素沉着/新发糖尿病：血色素沉着病 当前/近期妊娠：围产期扩张型心肌病
血清学检查 尿检	CK 升高：LMNA、DES、肌营养不良蛋白突变 铁蛋白升高：血色素沉着病 乳酸性酸中毒：线粒体疾病 白细胞减少：线粒体疾病/Tafazzin 突变 尿本周蛋白/蛋白尿：淀粉样变性
心电图异常 超声心动图异常 Holter 异常	房室传导阻滞：LMNA、DES、强直性肌营养不良 炎性：结节病/心肌炎（巨细胞/莱姆病） 后外侧梗死：肌营养不良蛋白突变，结节病 低压复合体：浸润性桥粒蛋白突变 LVH：高血压、"倦怠型" HCM、淀粉样蛋白 无长轴功能/心尖保留：淀粉样变性 后外侧运动不能：肌营养不良 基底壁变薄：结节病 频发心室异位：BAG3、DSP、FLNC、TTN、LMNA、心肌炎、心动过速诱发的 DCM
心脏 MRI	失效至无效心肌：心脏淀粉样蛋白 圆周 LGE：致心律失常性 DCM（DSP, FLNC） 心内膜下 LGE：冠状动脉疾病 短 T2*：血色素沉着病 乳头肌纤维化/左室壁瘤：结节病 T1 加权成像上的脂肪替代：致心律失常性心肌病

引自：Merlo M. et al. (2018) 'Evolving concepts in dilated cardiomyopathy' Eur Heart J 20: 2, 228–39。

- 血清学检验：HIV、FBC、LFT、TFT、骨形态学、免疫球蛋白、血清电泳、Chagas 血清学、CK、BNP 水平、甲氧基肾上腺素、皮质醇、铁蛋白、血清 ACE、血清学伯氏疏螺旋体。
- 心电图：评估节律、除极、复极异常或传导性疾病。
- 超声心动图：评估左室射血分数，识别局部心室壁运动异常，并排除明显的瓣膜疾病。
- 24 小时动态心电图：评估心率谱，排除由 DCM 引起的心动过速。可以识别非持续性室性心动过速（NSVT）和室性异位心律，结果有助于危险分层。
- 24 小时血压：确认有明显的高血压。
- CT 冠状动脉造影/冠状动脉造影：年龄 > 35 岁者应排除冠心病，年龄 < 35 岁者应排除冠心病危险因素和早期冠心病家族史。
- 心肺运动试验（cardiopulmonary exercise test, CPET）：评估那些考虑进行心脏移植患者的运动限度、与运动相关的心律失常和最大摄氧量（VO_2max）。
- 右心导管检测（right heart catheterization, RHC）：准确地测量肺动脉压，排除分流。
- 心脏磁共振（CMR）：评估心肌水肿（T2-STIR）、纤维化（LGE）和铁沉积（T2*）。灌注评估可排除 CAD 血流限制。
- ^{18}FDG-PET CT：鉴别可疑心肌炎或心脏结节病的心肌/心外摄取，以指导 EMB。
- 心内膜心肌活检（EMB）：用以排除心肌浸润性疾病和某些可疑活动性心肌炎（巨细胞性心肌炎、病毒性心肌炎）、结核或结节病。EMB 受采样误差、敏感性差和侵入性的限制。
- 遗传学检测：也许可能鉴定出一种与 DCM 遗传原因一致的致病突变。
- 家族性筛查：用心电图和超声心动图进行临床筛查可以识别亲属的亚临床改变，结果可能提示潜在的遗传性 DCM。

家族性 DCM 的筛查

家族性 DCM 是最常见的单基因遗传的心肌病，这种心肌病具有孟德尔遗传的特征。遗传因素至少占 DCM 患者数量的 20%，并且遗传因素根据研究人群的不同而不同，这些情况再次反映出了 DCM 队列的异质性。在家族性 DCM 患者中，40% 的患者被鉴定出携带致病性变异。到目前为止，已经有超过 50 个基因参与了家族性 DCM 的发病过程。

没有 DCM 家族史并不能完全排除遗传因素，因为子代患病可能是由于新发突变。先证者的那些无症状亲属在接受临床检查和遗传学筛查后，也应适当地进行遗传咨询和检查，以明确潜在的诊断。

家族性 DCM 的判定标准

先证者符合 DCM 诊断标准，并且 ≥ 1 名亲属诊断为非缺血性 DCM，或 ≥ 1 名一级亲属出现不明原因的心源性猝死，死亡年龄 < 35 岁。

家族性 DCM 的临床筛查

临床筛查包括详细的病史和谱系分析，体格检查，心电图和超声心动图检查。心电图改变可能先于结构性表现型的进展。

由于在 DCM 中外显表现型的发生与年龄相关，因此有必要对可能或明确的基因携带者进行长期随访，以了解携带这些致病基因表达的迹象。

如果亲属的检查结果不显著，应每 2~3 年进行一次临床筛查；如果他们在评估时出现症状或 ECG/ 心脏超声异常，应更早进行筛查。

一级亲属可根据以下标准进行诊断（框 7.1）。
- 明确患病：患者符合 DCM 的诊断标准。
- 很可能患病：1 个主要标准 +1 个次要标准；或 1 个主要标准 + 先证者是致病性突变的携带者。
- 可能患病：2 个次要标准；或 1 个次要标准 + 先证者是致病性突变的携带者；或 1 个主要标准，并且没有家族遗传的证据。

遗传筛查

通过鉴别基因致病性变异，可以在亲属中进行级联预测性基因检测，以识别存在发展成 DCM 风险的个人。

对于没有携带致病基因变异的亲属，可以打消他们罹患 DCM 的疑虑，并可以将他们从长期临床随访中排除。

如果先证者中发现了意义未明变异（VUS）或非致病性变异，应建议对亲属进行长期临床评估。

临床表现中存在提示诊断"危险信号"，诸如传导性疾病、有关的骨骼肌病或 CMR 中的纤维化模式，可能提示特定的基因突变。

框 7.1　一级亲属 DCM 筛查标准

主要标准

1) 左心室功能受损（45% ≤ LVEF ≤ 50%）。
2) 不明原因的 LV 扩张（LVEDD/ 容积 > 2SD+5% 正态图）。

次要标准

1) 完全性 LBBB 或房室传导阻滞（Ⅰ度或更高程度）。
2) 24 小时监护出现不明原因的室性心律失常或频发室性异位心律（> 100 次 / 小时）或 NSVT（≥ 3 次，≥ 120 次 / 分）。
3) 无 IVCD 时的左心室壁节段性运动异常。
4) CMR 上的非缺血性 LGE。
5) EMB 上的非缺血性心肌异常（炎症、坏死和纤维化）。
6) 通过一种或多种自身抗体，存在血清器官特异性和疾病特异性 AHA。

缩写：抗心肌抗体（AHA）；心内膜活检（EMB）；左心室舒张末期内径（LVEDD）；室内传导延迟（IVCD）；标准差（SD）。

引自：Pinto et al. (2016) 'Proposal for a revised definition of dilated cardiomyopathy, hypokinetic non-dilated cardiomyopathy, and its implications for clinical practice: a position statement of the ESC working group on myocardial and pericardial diseases'. European Heart Journal 37: 23, 1850–1858 with permission from Oxford University Press。

延伸阅读

Pinto, Y.M., et al. Proposal for a revised definition of dilated cardiomyopathy, hypokinetic non-dilated cardiomyopathy, and its implications for clinical practice: a position statement of the ESC working group on myocardial and pericardial diseases. *Eur Heart J*, 2016; 37(23): 1850–8.

家族性 DCM 的遗传学

常染色体显性家族性 DCM

多达 90% 的家族性 DCM 病例的遗传方式是常染色体显性遗传。家族性 DCM 与以下基因有关。

肌小节蛋白基因

- *MYH7* 基因（β肌球蛋白重链）：*MYH7* 基因的错义变异占 DCM 患者总数的 4%，与疾病早发相关。
- *TTN* 基因（Titin）：在 DCM 病例中，肌小节 A 带的 *TTN* 基因截断突变（truncating mutations）占 20%～25%。伴有频繁的房性或室性心律失常。
- *TNNT2* 基因（肌钙蛋白 T）：*TNNT2* 基因错义变异占 DCM 患者总数的 2%～3%，与 DCM 早发和 SCD 有关。
- *TPM1* 基因（α原肌球蛋白），DCM 的不常见原因，*TPM1* 基因错义变异占 DCM 患者总数的 1%～2%，可能与 SCD 有关。
- *TNNI3* 基因（肌钙蛋白 I），*TNNC1* 基因（肌钙蛋白 C）和 *MYL2* 基因（必需肌球蛋白轻链）：在 DCM 患者中也有报道突变。

细胞骨架蛋白基因

- *DES* 基因（结蛋白）：占 DCM 患者总数的不到 1%，可能与 SCD、传导性疾病和骨骼肌病有关。
- *VCL* 基因（metavinculin）：约占 DCM 患者总数的 1%，表现型存在变异。
- δ肌聚糖：没有明确的表现型。
- 心肌 LIM 蛋白：可变表现型。
- *LDB3* 基因（LIM 结构域结合 3）：左心室致密化不全表现型。

核膜基因

- *LMNA*（层蛋白 A/C 基因）：在 LMNA 错义变异的 DCM 病例中，5%～6% 的患者与房性和室性心律失常、早发性传导性疾病、SCD 有关。

离子通道蛋白基因或调控 Ca^{2+} 代谢的基因

- *SCN5A*：基因错义变异占 DCM 的 2%～3%，与心律失常和传导性疾病有关。
- PLN 基因磷脂酶（Phospholamban）：基因错义变异占 DCM 患者总数不到 1%，与 DCM 早发和心律失常表现型有关。在 ECG 上有低 QRS 电压。

Z 盘相关基因

- *FLNC*（细丝蛋白 C）：与致心律失常性心肌病相关，*FLNC* 基因错义变异占 DCM 的 2%～4%。与纤维化、室性心律失常和 SCD 有关。
- *LDB3*（Lim 结合域 3）：与左心室致密化不全的表现型有关。
- 其他 Z 盘相关基因还包括：*NEBL* 基因（nebulette），*NEXN* 基因（nexilin），*CSRP3* 基因和 *TCAP* 基因。

桥粒基因

- *DSP* 基因（桥粒斑蛋白）：基因突变与致心律失常性右心室心肌病

（ARVC）有关，但可累及左心室，导致心律失常性心肌病的表现型。*DSP* 基因中的突变与左心室致心律失常型心肌病（LDAC）密切相关（见致心律失常性右心室心肌病，第 167 页）。

剪接体基因
- *RBM20* 基因：占 DCM 的 2%，并调节基因剪接。

其他基因
- *BAG3* 基因：占致心律失常性 DCM 的 2%，以心力衰竭表现型为主。

常染色体隐性遗传家族性 DCM

- *TNNI* 基因（心肌肌钙蛋白 I）：一些 *TNNI* 基因突变与严重的早发性 DCM 有关。
- 其他基因的突变：如 *DOLK* 基因（长萜醇激酶）。

X 连锁家族性 DCM

5% 的家族性 DCM 呈现 X 连锁遗传。

肌营养不良蛋白突变

Duchenne 和 Becker 肌营养不良相关的突变也能够导致 DCM，但没有骨骼肌受累。血清肌酸激酶（CK）增高常见于无症状患者和携带者。

男性心力衰竭的病程各不相同，但典型的心力衰竭发生在 20～30 岁，并且进展迅速。女性携带者也可能在以后的生活中发展为 DCM，但由于 X 染色体的莱昂作用（lyonization，失活），女性携带者的临床表现通常较轻。

***TAZ* 基因（tafazzin）突变**
- 与左心室致密化不全有关
- Barth 综合征：X 连锁隐性疾病，导致 DCM、骨骼肌病、生长迟缓和中性粒细胞减少。这种疾病与婴儿期心力衰竭和败血症的高死亡率有关。

母系（线粒体）遗传

如果有证据表明是线粒体遗传，只可能是母系遗传。肥厚型心肌病通常与线粒体病变有关，但 DCM 也与线粒体病变有关，如线粒体脑肌病伴高乳酸血症和卒中样发作（mitochondrial encephalomyopathy, lactic acidosis and strokelike episodes, MELAS），Kearns-Sayre 综合征，肌阵挛癫痫伴破碎红纤维综合征（myoclonus epilepsy with ragged red fibers, MERRF）。

延伸阅读

Burkett, E.L. and Hershberger, R.E. Clinical and genetic issues in familial dilated cardiomyopathy. *J Am Coll Cardiol,* 2005; 45: 969−81.

Favalli, V., et al. Genetic causes of dilated cardiomyopathy. *Heart,* 2016; 102(24): 2004−14.

Haas, J., et al. Atlas of the clinical genetics of human dilated cardiomyopathy. *Eur Heart J,* 2015; 36(18): 1123−35.

Tayal, U., et al. Genetics and genomics of dilated cardiomyopathy and systolic heart failure. *Genome Med,* 2017; 9: 20.

DCM 中的 *TTN* 基因突变

肌巨蛋白是一种分子量巨大的蛋白质，横跨半个心脏的肌小节。肌巨蛋白是一种拉伸传感器，在信号传导中起重要作用。*TTN* 基因包含 363 个外显子，并且是可变剪接的，这意味着并非所有的外显子都包含在最终的 mRNA 转录本中。在拼接百分比＞90% 内，转录本中的外显子变异更有可能是致病性的。

TTN 基因 A 带的截断变异（*TTNtv*）与 DCM 有关，是家族性 DCM 最常见的原因，至少占 DCM 的 15%。

最近的研究表明，携带 *TTNtv* 的患者中，摄入过量酒精在遗传上易患酒精性心肌病，这种现象说明遗传和环境因素之间是相互作用的。在摄入过量酒精的患者中，携带 *TTNtv* 患者的 LVEF 低于那些没有携带变异的患者。小规模病例研究也提出了一个假设，对于那些在化学治疗诱导的心肌病患者中，携带 *TTNtv* 患者的 LVEF 也低于那些没有携带变异的患者。然而，需要更大的数据集来验证这一点。

已发表的数据表明，与 *LMNA* 等其他遗传原因导致的 DCM 相比，*TTNtv* 导致的 DCM 在表现型上更温和、更良性。一般而言，与 *LMNA* 突变携带者相比，*TTNTV* 携带者 DCM 的发病年龄较晚，发展成严重左心室收缩功能障碍的可能性较低，并且在心脏移植、恶性室性心律失常和死亡率等方面，有更好的长期结局。

研究还表明，在携带 *TTNtv* 患者中，最佳药物治疗有更好的疗效。*TTNtv* 与 *LMNA* 阳性或无变异基因的 DCM 患者相比，近一半的携带 *TTNtv* 患者的 LVEF 改善＞10%。

近期一项分析表明，与那些没有携带 *TTNtv* 的 DCM 患者相比，携带 *TTNtv*

的 DCM 患者在心血管死亡率、心律失常事件或心力衰竭方面没有发现明显的差异。

延伸阅读

Herman, D.S., et al. Truncations of titin causing dilated cardiomyopathy. *N Engl J Med*, 2012; 366: 619-28.

Tayal, U., et al. Phenotype and clinical outcomes of titin cardiomyopathy. *J Am Coll Cardiol,* 2017; 70: 18; 2264-74.

Ware, J.S., et al. Genetic etiology for alcohol-induced cardiac toxicity. *J Am Coll Cardiol,* 2018; 71(20): 2293-302.

DCM 中的 *BAG3* 基因突变

BAG3 基因编码一种定位于 Z 盘的抗凋亡热休克伴侣蛋白。*BAG3* 致病性变异携带者 40 岁以上的外显率＞80%。携带 *BAG3* 基因致病性变异患者主要是心力衰竭表现型，其终末期心力衰竭的死亡率，机械辅助（心脏移植或植入左心室辅助装置）治疗率均超过心律失常发生率。

有报道，左心室功能受损、左心室扩张和男性等，是携带 *BAG3* 基因致病性变异患者预后不良的特征。

DCM 中的 RBM20 变异

RBM20 是一种剪接体（spliceosome）蛋白，调节几个基因的前 mRNA 拼接，包括 *TTN* 基因和 *CAMK2D* 基因。

RBM20 基因热点中的错义突变与 DCM 相关，这些突变增高使恶性室性心律失常的风险增高。

DCM 中的桥粒基因变异

桥粒基因突变与 ARVC 有关，最近已经在以左心室病变为主的 DCM 患者中被描述。桥粒基因突变导致一系列疾病谱，从经典的 ARVC 表现型，到双心室或左心室显著受累。

桥粒斑蛋白基因（*DSP*）突变可导致类似致心律失常性心肌病的表现型，其特征是心室异位高负荷、非持续性室性心动过速（NSVT）和纤维化。纤维化的钆增强表现为晚期强化，伴心外膜、心肌中层和跨壁模式。

延伸阅读

Dominguez, F., et al. Dilated cardiomyopathy due to BCL2-associated athanogene 3 (*BAG3*) mutations. *J Am Coll Cardiol*, 2018; 72(20): 2471-81.

López-Ayala, J.M., et al. Desmoplakin truncations and arrhythmogenic left ventricular cardiomyopathy: characterizing a phenotype. *Europace*, 2014; 16: 1838-46.

Van den Hoogenhof, M.M.G., et al. RBM20 mutations induce an arrhythmogenic dilated cardiomyopathy related to disturbed calcium handling. *Circulation,* 2018; 138(13): 1330-42.

DCM 与早衰样核纤层蛋白病

继发于核纤层蛋白 AC 基因突变的孤立性 DCM

一些 DCM 由 *LMNA* 基因致病性变异引起（见第 15 章，遗传性骨骼肌疾病的心脏表现），临床特征包括如下。

- 传导系统疾病：早发的 I 度房室传导阻滞和轻度传导异常，并进展为 CHB（图 7.13）。＞ 30 岁的患者中，有 1/3 的患者需要起搏治疗，以防治心动过缓。

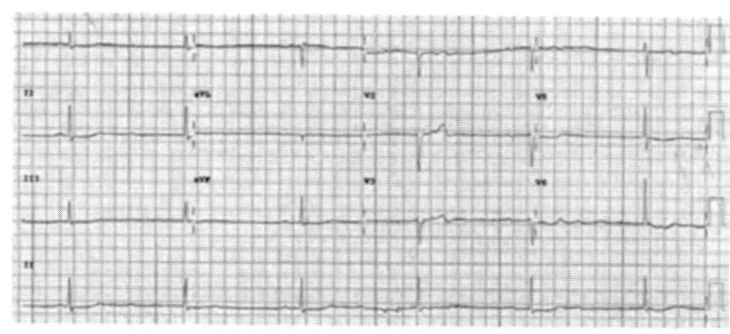

图 7.13　显示 LMNA 携带者年轻无症状患者房室分离的 ECG 图像。传导性疾病和房性心律失常通常先于左心室结构异常、收缩功能受损的表现型

- 心律失常：包括早发性心房颤动和室上性心律失常。室上性心律失常随年龄增长更多见。室性心律失常能够导致 SCD，这是患者最常见的死亡原因，几乎一半的携带者受累，发病时平均年龄为 46 岁。
- 心力衰竭：通常发生在传导系统疾病之后，但也可能独立发展。64% 的患者在 60 岁以后出现心力衰竭。

LMNA 突变携带者，存在 NSVT，非错义突变，LVEF < 45% 和男性是恶性室性心律失常的独立危险因素，并且为 SCD 的发生提供了积累效应。

继发于 *LMNA* 突变的家族性 DCM 伴骨骼肌疾病

继发于 *LMNA* 突变的家族性 DCM 伴骨骼肌疾病较少见，*LMNA* 突变可能导致与骨骼肌受累相关的家族性 DCM，如常染色体显性遗传性 Emery-Dreifuss 肌营养不良，肢带肌营养不良 1B 型。

继发于 *LMNA* 突变的家族性 DCM 的 SCD 的风险可能与孤立性家族性 DCM 相同。

与其他早衰样核纤层蛋白病相关的家族性 DCM

这类 DCM 见于部分性脂肪营养不良、轴突神经病、脂肪萎缩伴糖尿病、播散性黑白皮丘疹和肝脂肪变性。

延伸阅读

Captur, G., et al. Lamin and the heart. *Heart,* 2018; 104: 468−79.

Van Rijsingen, I.A., et al. Risk factors for malignant ventricular arrhythmias in lamin A/C mutation carriers. *J Am Coll Cardiol,* 2012; 59(5): 493−500.

DCM 和耳聋

家族性感觉神经性耳聋（familial sensorineural hearing loss, SNHL）与 DCM 同时存在，使以下诊断的可能性增加：

心外膜病

EYA4 基因是心外膜病的致病基因。*EYA4* 基因定位于 6 号染色体。心外膜病的遗传模式呈常染色体显性遗传，并且外显率与年龄相关。

感觉神经性耳聋在 20 岁时明显。在 30 岁时，无症状 DCM 开始进展。在 50～60 岁，发展成终末期心力衰竭。

线粒体疾病

进行性感觉神经性耳聋常见于线粒体疾病。常见的线粒体疾病包括如下。
- MERRF 综合征，表现为肌阵挛癫痫伴破碎红纤维。
- MELAS 综合征，又称线粒体脑肌病伴高乳酸血症和卒中样发作。此外还有 Kearns-Sayre 综合征。在线粒体疾病中，HCM 比 DCM 更常见。

Alström 综合征

Alström 综合征是一种罕见的常染色体隐性遗传的综合征。由 2 号染色体上的 *ALMS1* 基因变异引起。

临床表现有感觉神经性耳聋，儿童时期肥胖。此外，还有因先天性视网膜营养不良而失明，高胰岛素血症和早发 2 型糖尿病。60% 的 Alström 综合征患者存在 DCM，DCM 可在任何年龄发病。DCM 是婴儿期最常见的死亡原因。

延伸阅读

Corbetti, F., et al. Alström syndrome: cardiac magnetic resonance findings. *Int J Cardiol*, 2013; 167(4): 1257–63.

Schonberger, J., et al. Dilated cardiomyopathy and sensorineural hearing loss: a heritable syndrome that maps to 6q23–24. *Circulation*, 2000; 101: 1812–18.

围产期心肌病

围产期心肌病的发生率是 1/3 000 分娩，是产妇死亡的重要原因。围产期心肌病的诊断包括在妊娠末期或分娩后的几个月内，不明原因的收缩性心力衰竭伴左心室收缩功能不全。左心室可能没有扩张，但左室射血分数通常 < 45%。

临床特征

疲劳、外周水肿和劳力性呼吸困难等症状通常发生在妊娠的最后 3 个月，然而这些症状可能掩盖因 PPCM 引起的充血性心力衰竭的症状。心脏充盈压升高和低心排血量的征象可能是明显的。心脏充盈压升高的症状包括颈静脉压升高、胸腔积液、肝肿大、外周水肿。低心排血量的症状包括低血压、四肢湿冷和器官灌注减少等。患者可能进一步出现心力衰竭症状，在某些情况下，发生室性心律失常或心搏骤停。高度怀疑 PPCM 时，还需要与肺动脉栓塞、先兆子痫和贫血等其他疾病进行鉴别诊断。

PPCM 的风险因素包括：产妇 > 30 岁，多胎、多孕，非洲 - 加勒比族裔，肥胖，妊娠高血压，先兆子痫和应用抑制早产的宫缩抑制剂等。

病理生理学

PPCM 的确切机制尚不清楚。在 PPCM 中，与损伤、凋亡和氧化应激相关的血清标记物升高，这些标记物支持自身免疫、病毒和激素致病假说。催乳素通过促进心肌梗死、引起内皮细胞损伤和心肌细胞功能障碍，也参与了 PPCM 发病机制。家族性 PPCM 的发生和地理发病率的广泛差异，支持遗传倾向的可能性。

诊断

- BNP 或 NT-proBNP 水平升高。
- 心电图：基于标准电压或 ST-T 异常，可能有 LVH。
- 超声心动图用于评估左室射血分数并排除左心室血栓，左室射血分数 < 35% 更常见。左心室舒张末期内径（LVEDD） > 60 mm 和左室射血分数 < 30% 是预后不良的预测指标。
- CMR，可以排除血栓。

管理

如果胎儿和母亲临床表现稳定，不需要加速分娩。经阴道分娩是可行的。

在晚期心力衰竭或血流动力学不稳定的情况下，可尽早分娩。症状严重的孕妇，首选紧急剖宫产。

使用利尿剂和正性肌力药治疗急性心力衰竭。使用 ACEI、β 受体阻滞剂和利尿剂治疗心力衰竭，这与其他原因 DCM 的治疗类似，但是在妊娠期间，首选硝酸盐，因为 ACEI 有致畸性。

PPCM 患者存在血栓栓塞的高风险，因此应考虑使用华法林或肝素抗凝。

也有报道使用溴隐亭抑制催乳素，可改善急性起病 PPCM 患者的左心室功能。不建议母乳喂养。

作出植入起搏器治疗的决定是困难的，特别是考虑到 PPCM 患者 LVEF 偶尔会恢复。然而，如果患者在正规治疗后 6 个月出现持续严重的 LVSD，那么可以考虑 ICD。

预后

PPCM 可能在几天内迅速发展为终末期心力衰竭，有着相当高的发病率和死亡率，但完全康复也是有可能的。这种快速进展、完全恢复的自然病史不同于其他形式的心肌病。PPCM 患者预后差异较大，23%～41% 的患者完全恢复，15% 的患者进行性心力衰竭和死亡。自然恢复通常在 6 个月内。PPCM 的死亡率为 2%～30%。

据有限的数据表明，在随后的妊娠中，患者有左心室功能恶化的风险。如果首次妊娠后 LVEF 没有恢复到正常，在随后的妊娠中心力衰竭症状会更常见。一般来说，如果在第一次诊断为 PPCM 时的 LVEF < 25%，或者如果 LVEF 没有恢复到正常，需要避孕，以避免 PPCM 有关的风险。由于 ACEI 的致畸性，需要进行预后判断。

延伸阅读

Hilfiker-Kleiner, D., et al. Bromocriptine for the treatment of peripartum cardiomyopathy: a multicenter randomized study. *Eur Heart J*, 2017; 38(35): 2671-9.

Jackson, A.M., et al. Peripartum cardiomyopathy: diagnosis and management. *Heart* 2018; 104: 779-86.

Silwa, K., et al. Current state of knowledge on aetiology, diagnosis, management, and therapy of peripartum cardiomyopathy: a position statement from the Heart Failure Association of the European Society of Cardiology Working Group on peripartum cardiomyopathy. *Eur J Heart Fail*, 2010; 12(8): 767-78.

DCM 的非遗传性病因

尽管不在本章的范围内，DCM 的非遗传性病因可能表现为遗传性 DCM 的拟表现型，并伴有心力衰竭的临床综合征。在适当的情况下，应积极寻找非遗传性病因，因为这些因素可能会影响疾病进展和预后，而在某些情况下，还会影响治疗。

酒精性心肌病

过量的酒精摄入可能与 DCM 有关。在某些情况下，戒酒可能会改善 LVEF。

蒽环类心肌病

如蒽环类化疗药物可在药物暴露后导致左心室收缩功能障碍。在某些情况下出现左心室收缩功能障碍的时间，从用药后不久到数年不等。最近的证据表明，这类患者可能对发展成 LVSD 有遗传易感性。

心肌炎

心肌炎是有心内膜心肌活检组织学证据支持的临床诊断。心肌炎可能是由包括病毒、细菌和寄生虫在内的感染引起的。心肌炎的非感染性原因包括自身免疫介导的心肌炎。

活检、血清学或影像学证实为左心室收缩功能障碍活动期的患者应限制体育锻炼。患有遗传性疾病的患者偶尔会出现类似心肌炎的临床表现，如"热期（hot-phase）"ARVC。在这类患者中，应寻找家族史、既往史和其他危险信号的临床特征。

延伸阅读

Caforio, A.L., et al. Current state of knowledge on aetiology, diagnosis, management, and therapy of myocarditis: a position statement of the European Society of Cardiology Working Group on Myocardial and Pericardial Diseases. *Eur Heart J*, 2013; 34(33): 2636-48.

Mirjello, A., et al. Alcoholic cardiomyopathy: What is known and what is not known. *Eur J Intern Med*, 2017; 43: 1-5.

DCM 的超声心动图

超声心动图可以定量评价心室尺寸和功能，是诊断和评估 DCM 的一线影像学检查手段。

二维超声心动图

应用辛普森双平面法（Simpson's biplane method）记录左心室容积并且计算射血分数（LVEF，图 7.14）。使用分数缩短法（仅代表基础功能），或通过给出可视化评估，可以获得精确程度较低的 EF 度量值。应认识到 LVEF 与前负荷、后负荷、瓣膜功能和心率有关。LVEF 被广泛用于风险分层，监测对治疗的反应。

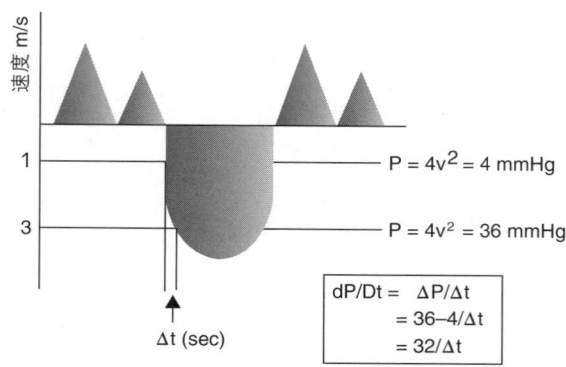

图 7.14　从连续波多普勒信号测量 dP/dt。1 m/s 和 3 m/s 之间的时间间隔以秒为测量单位，并使用简化的伯努利方程转换为压力

在 DCM 中发现的典型变化包括：LVEDD＞55～60 mm。LVEF＜45%～50%。左心室壁整体收缩减弱。LV 几何形状的改变，从椭圆形变为球形。二尖瓣装置的空间排列改变。功能性二尖瓣反流是由于左心室几何形状改变和瓣环扩张，左心室瓣叶的腱索改变，导致对合区域减少引起的。

功能性三尖瓣反流也可以在双心室受累的情况下发生，或继发于肺动脉高压和 RV 功能障碍。

肺动脉收缩压（pulmonary artery systolic pressure, PASP）可以通过三尖瓣反流速度来评估，具有评估预后的价值，在可能需要心脏移植的患者中更应仔细监测。

多普勒超声心动图

舒张功能的评价采用二尖瓣的流入模式和肺静脉多普勒。存在三种异常模式，它们与预后恶化相关：

- 松弛受损（↓E 速度，↑A 速度，↓E/A）。
- 伪正常（E/A 比值和 E 减速时间正常，但 TDI 和肺静脉多普勒异常）。
- 限制性充盈（↑E 速度，↓E 减速时间，↑E/A）。

多普勒超声心动图也可用于评估左心室收缩功能，受负荷条件的影响较小：

dP/dT：由二尖瓣反流多普勒信号（图 7.16）测量，并与心力衰竭的不同步性和存活率相关。

心肌工作指数（Tei index, myocardial performance index）

Tei 指数是等容收缩时间和等容舒张时间之和，与射血时间的比值。Tei 反映了心肌整体的工作情况，对于 DCM 是有用的，因为在 DCM 中，心室收缩和舒张功能不全是并存的。

组织多普勒成像（TDI）

可以定量和重复性地评估心肌运动速度和形变。二尖瓣环流速可反映左心室纵向收缩功能，并可与二尖瓣的流速结合，无创性评估左心室充盈压（E/e'）。

斑点跟踪超声心动图

斑点跟踪可以评估心肌应变，并提供左心室变形和形状的定量测量。可以获得诸如局部和整体径向、纵向和周向应变的参数，以给出局部和整体功能的评估。

左心室心内膜下纵向功能异常是亚临床型 DCM 紊乱的最早特征。在亚临床 DCM 突变携带者中，尽管 LV 容积和 LVEF 正常，但收缩期纵向、周向和径向应变减少了 10%～23%。这些参数可以为临床筛查基因携带者或其亲属时，对早期心脏病变情况进行测量评估。

超声心动图的应变测量与依据心脏 MRI 评估的 LVEF 有很好的相关性。在 DCM 患者中，整体纵向应变（global longitudinal strain, GLS）被报道为预后的标志，并且独立于 LVEF。

经食管超声心动图（transoesophageal echocardiography, TOE）

TOE 可用于评估 DCM 复杂的瓣膜病变情况，包括功能性二尖瓣反流的原因和严重程度，识别左心房或左心耳血栓，排除心内膜炎。

负荷超声心动图（运动或药理学）

多巴酚丁胺负荷超声心动图用于排除 DCM 中任何诱发性缺血的证据，评估心肌活力和收缩储备。多巴酚丁胺负荷超声也可用于评估一些患者瓣膜疾病的严重程度，如主动脉瓣狭窄、二尖瓣反流等。这种检查在不能接受心肺运动测试（cardiopulmonary exercise, CPEX）的患者中特别有用。

收缩储备是指 LVEF 从静息到峰值压力增加 ≥ 5%，或从基线增加 ≥ 20%。收缩储备与预后相关。

延伸阅读

Lakdawala, N.K., et al. Subtle abnormalities in contractile function are an early manifestation of sarcomere mutations in dilated cardiomyopathy. *Circ Cardiovasc Genet,* 2012; 5(5): 503-10.

Mathew, T., et al. Diagnosis and assessment of dilated cardiomyopathy: a guideline protocol from the British Society of Echocardiograpy. *Echo Res Pract,* 2017; 4(2): G1-G13.

Onishi, T., et al. Global longitudinal strain and global circumferential strain by speckle-tracking echocardiography and feature-tracking cardiac magnetic resonance imaging: comparison with left ventricular ejection fraction. *J Am Soc Echocardiogr,* 2015; 28(5): 587-96.

DCM 的心血管磁共振成像（CMR）

CMR 可以清楚地显示 DCM 的形态和功能异常，并且可以量化。

在诊断 DCM 中的作用

- CMR 是量化左心室质量、尺寸、容积和收缩功能的参考标准。
- CMR 能够准确评估 RVEF。已有研究表明，非缺血性 DCM 的 RVEF < 45% 是提示不良心力衰竭结局的独立、强有力的预测指标。
- CMR 可以识别 DCM 的早期亚临床特征，诸如收缩期左心室壁在基底至心尖之间增厚，生理性压力梯度丧失等。在晚期，患者也许会出现腔壁变薄。
- 早期钆增强（early gadolinium enhancement）序列可以识别心室血栓形成，具有高度敏感性和高度特异性。
- 晚期钆增强（late gadolinium enhancement, LGE）序列强调局灶性间质扩张和纤维化（图 7.15）。15%～35% 的 DCM 患者存在 LGE，最常见的是间隔中壁模式。在某些情况下，LGE 可能是心内膜下模式、跨壁模式，这些病变模式难以与冠心病和既往心肌梗死区分。
- 使用腺苷的压力灌注序列可以排除潜在的冠状动脉疾病。
- T2-STIR 序列可识别间质水肿，提示炎症损伤。T2-STIR 序列可用于评估急性结节病，急性或慢性心肌炎和 Takotsubo 心肌病。
- T2* 序列评估心脏铁超载，血色素沉着病患者对静脉切开术的反应。
- CMR 可以识别心脏外部的病变情况，还可见心力衰竭的征象如下腔静脉扩张、肝肿大、腹水和胸腔积液。在怀疑结节病的患者中，纵隔淋巴结肿大也可能明显。

CMR 在风险评估中的作用

左心室纤维化的存在、模式和负荷对预后具有重要的影响，并与增加心源性

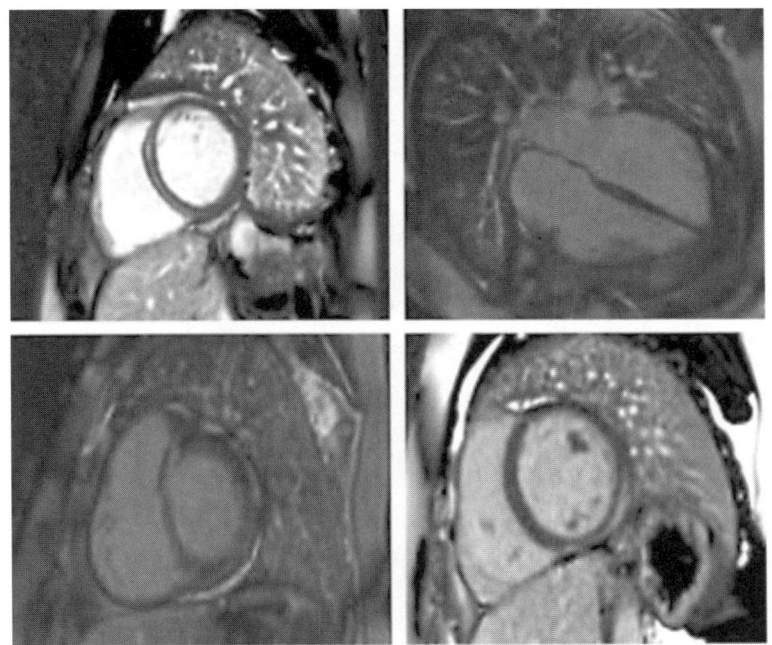

图 7.15 CMRI 显示突变携带者中 LGE 的证据。顶部图像显示无症状 LMNA 突变携带者的中壁纤维化条纹。底部图像显示了一名具有截短 FLNC 突变的患者，基底 LV 中的 LGE 和中部区域的心外膜下下外侧 LGE 的近圆周模式

猝死和室性心动过速（VT）的风险和降低左心室重塑的可能性有关，独立于其他更传统的增加风险的标志物。然而，还没有大型研究验证 LGE 作为不良事件的独立预测指标。

在地中海贫血中的作用

CMR 在诊断 DCM 中的其他优势是排除心脏铁超载，主要是排除输血相关的医源性铁超载。医源性铁超载可能迅速发展，并可能导致患者在几个月内死亡。

CMR 可以通过 T2* 测量来量化心脏铁，识别高风险患者。这使得患者可以及时应用螯合疗法。

T2* 测量值低于 20 ms 表明心脏铁负荷高和早期心力衰竭。

延伸阅读

Buss, S.J., et al. Assessment of myocardial deformation with cardiac magnetic resonance strain imaging improves risk stratification in patients with dilated cardiomyopathy. *Eur Heart J*

Cardiovasc Imaging, 2015; 16(3): 307-15.

Gulati, A. et al. The prevalence and prognostic significance of right ventricular systolic dysfunction in nonischemic dilated cardiomyopathy. *Circulation* 2013; 128(15): 1623-33.

DCM 的 FDG-PET CT 显像

FDG-PET CT 使用放射性示踪剂 F^{18} 去氧葡萄糖（F^{18} fluorodeoxyglucose）。FDG-PET CT 可以用来识别活跃的心肌或心外 FDG 摄取区域，以突出显示急性或慢性心肌炎、结节病的炎症活跃发作区域（图 7.16）。

应用

- 可用于确定心内膜心肌活检的靶区。
- 相较于通过内镜支气管超声或经皮策略，对于活检心脏外部淋巴结，FDG-PET CT 可能更方便。FDG-PET CT 可以作为一线的组织诊断，在考虑 EMB 之前识别心脏外部淋巴结。
- 对于疑似心脏肉瘤患者，PET 异常是对不良事件的一个强有力的独立预测因素。
- 缺乏心脏示踪剂摄取或炎症也并不能排除 DCM 的炎症病因。

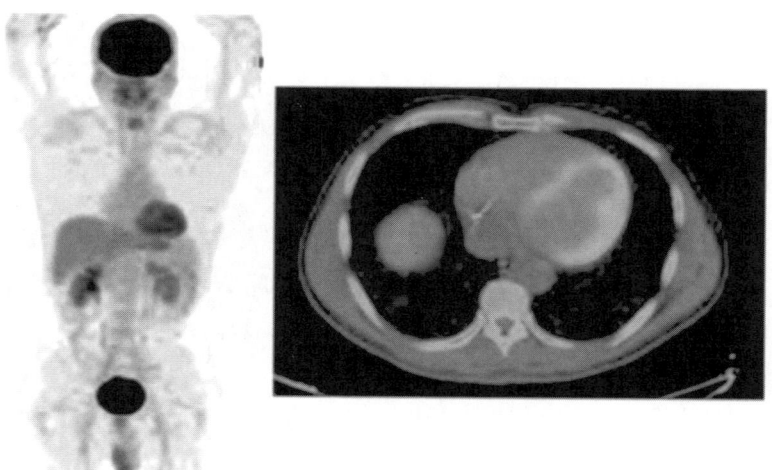

图 7.16 FDG-PET CT 显示与活动性心肌炎症过程一致的异质性心脏摄取。随后的心内膜心肌活检证实心脏结节病

延伸阅读

Wicks, E.C., et al. Diagnostic accuracy and prognostic value of simultaneous hybrid 18F-fluorodeoxyglucose positron emission tomography/magnetic resonance imaging in cardiac sarcoidosis. *Eur Heart J Cardiovasc Imaging,* 2018; 19(7): 757-67.

DCM 的药物治疗

根据 DCM 的症状和体征的严重程度启动标准 HF 管理（表 7.12，图 7.17）。出于管理目的，指南将 DCM 患者分为不同的类别，包括射血分数保留的心力衰竭（heart failure with preserved ejection fraction, HFpEF；LVEF ≥ 50%），射血分数中等的心力衰竭（heart failure with mid-range ejection fraction, HFmrEF；LVEF 40%～49%）和射血分数降低的心力衰竭（heart failure with reduced ejection fraction, HFrEF；LVEF < 40%）。大多数关于心力衰竭预后药物的试验数据都基于 HFrEF 队列。DCM 中优化药物治疗和器械辅助治疗显著地改善了疾病预后，相较于心脏移植，10 年生存率提高了 85%。

表 7.12 心力衰竭常用药物

项　　目	起始剂量（mg）	目标剂量（mg）
ACEI		
依那普利	2.5 bid	10～20 bid
赖诺普利	2.5～5.0 qd	20～35 qd
雷米普利	2.5 qd	10 qd
ARB		
坎地沙坦	4 or 8 qd	32 qd
氯沙坦	50 qd	150 qd
醛固酮拮抗剂		
依普利酮	25 qd	50 qd
螺内酯	25 qd	25～50 qd

续表

项目	起始剂量（mg）	目标剂量（mg）
β受体阻滞剂		
比索洛尔	1.25 qd	10 qd
卡维地洛	3.125 bid	25～50 bid
ARNI		
沙库巴曲/缬沙坦	49/51 bid	97/103 bid
起搏电流（If）抑制剂		
伊伐布雷定	5 bid	7.5 bid

引自：Ponikowski et al. (2016) 2016 ESC Guidelines for the diagnosis and treatment of acute and chronic heart failure: The Task Force for the diagnosis and treatment of acute and chronic heart failure of the European Society of Cardiology (ESC) Developed with the special contribution of the Heart Failure Association (HFA) of the ESC. Eur Heart J; 37(27): 2129-200。

DCM 早期

通过对 DCM 家族的临床筛查，鉴定出了一个无症状队列，但是超声心动图可以发现左心室扩大和中度收缩功能障碍，相当于 HFmrEF。在 DCM 早期阶段进行药物干预是否可以预防和减缓心力衰竭的进展还尚不清楚，该队列的临床试验正在进行中。

药物制剂

利尿剂

推荐有充血性心力衰竭症状和体征的 DCM 患者使用利尿剂，最大限度地降低心力衰竭患者住院风险。利尿剂能够提高运动耐量。尚未在随机对照试验中发现利尿剂对发病率和死亡率产生影响。

利尿剂应与 ACEI 或血管紧张素 2 受体阻滞剂（angiotensin 2 receptor blockers, ARB）联合使用，因为利尿剂会激活肾素–血管紧张素系统。袢利尿剂具有更强的利尿作用，而噻嗪类药物可用于"利尿剂抵抗"患者。必须根据个体情况调整利尿剂的剂量，避免脱水、低血容量、电解质丢失和肾功能恶化。

β受体阻滞剂（beta-blockers, BB）

- β受体阻滞剂能够降低有症状的 HFrEF 患者的发病率和死亡率。

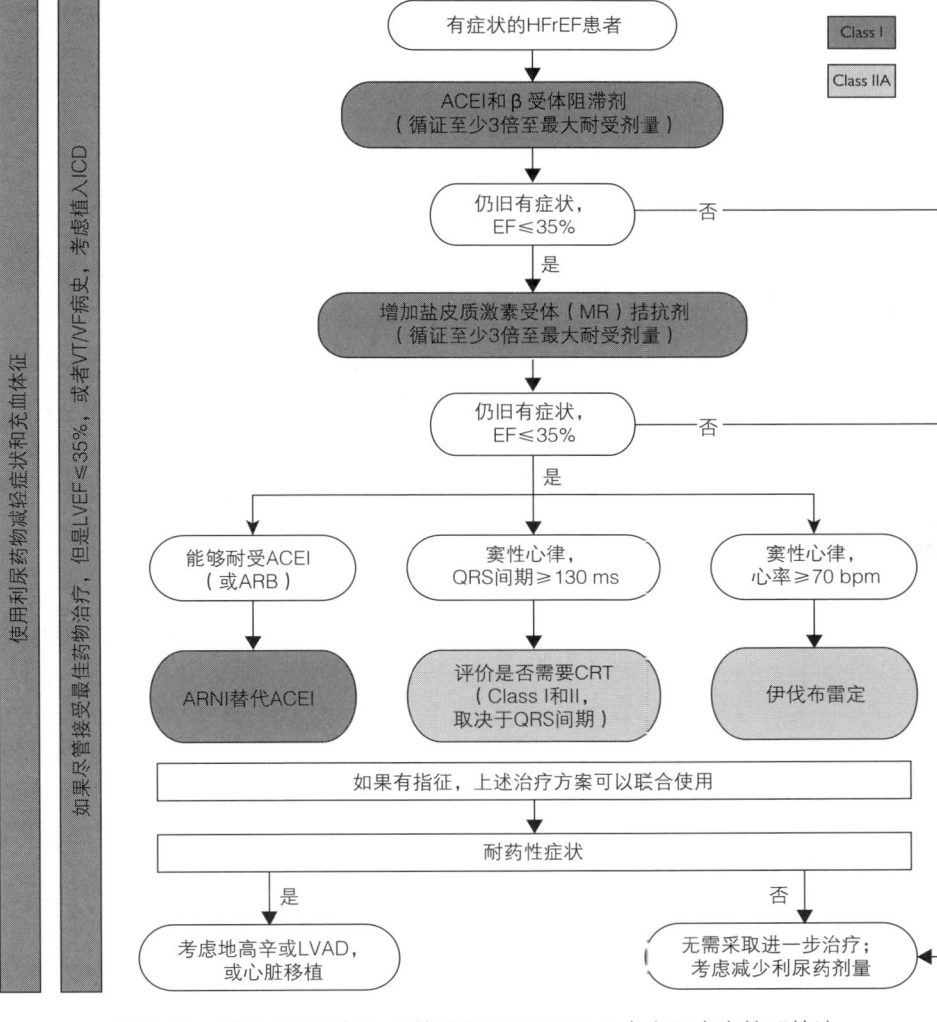

图 7.17　ESC 推荐的射血分数降低（HFrEF）心力衰竭患者管理算法

- β受体阻滞剂应与 ACEI 联合使用。患者在开始使用β受体阻滞剂治疗前，应处于临床稳定状态，以防止由于β受体阻滞剂的负性肌力作用导致 HF 恶化。
- 证据来源：COPERNICUS, CIBIS Ⅱ 和 MERIT-HF 试验。
- 禁忌证：哮喘和高度房室传导阻滞。

ACEI
- ACEI 不仅能够降低有症状的 HFrEF 患者的住院率和死亡率，而且能够降

第 7 章 · 心肌病 ｜ 157

低无症状 HFrEF 患者的 HF 进展、住院和死亡的风险。

- 证据来源：CONSENSUS 和 SOLVD 试验。
- 禁忌证：肌酐＞220 μmol/L，钾＞5 mmol/L，双侧肾动脉狭窄、血管性水肿和严重主动脉瓣狭窄。
- 在使用 ACEI 或调整 ACEI 剂量后应检查肾功能和电解质。

ARB

- ARB 用于那些对 ACEI 不耐受的患者。在有症状的 HFrEF 患者中，ARB 能够降低 HF 患者住院和 CV 死亡的风险。
- 证据来源：Val-HeFT, CHARM and CHARM-Added 试验。
- 禁忌证：与 ACEI 类似。
- 在使用 ARB 或增加 ARB 剂量后应检查肾功能和电解质。

沙库巴曲缬沙坦（sacubitril/valsartan）

- 沙库巴曲缬沙坦是一种血管紧张素受体-脑啡肽酶抑制剂（angiotensin receptor-neprilysin inhibitor, ARNI）。缬沙坦是血管紧张素拮抗剂，沙库巴曲是脑啡肽酶抑制剂。
- 与 ACEI 相比，对于正在接受最佳药物治疗（optimal medical therapy, OMT）仍有症状的患者，使用沙库巴曲缬沙坦可以改善生存期。推荐沙库巴曲缬沙坦替代 ACEI，可降低非卧床有症状 HFrEF 患者的 HF 住院风险和 CV 死亡率，即使正在接受 OMT（使用 ACEI、BB 和醛固酮拮抗剂）。
- 证据来源：PARADIGM-HF 试验。
- 禁忌证：低血压，成分过敏和 ARB 禁忌证。
- 在开始或增加沙库巴曲缬沙坦剂量后，须检查肾功能和电解质。为了最大限度地降低血管性水肿的风险，在开始诺欣妥（Entresto，沙库巴曲/缬沙坦）之前，应停用 ACEI 36 小时。

醛固酮拮抗剂（aldosterone antagonist, MRA）

- MRA 推荐用于 LVEF ≤ 35% 的有症状 HFrEF 患者（NYHA Ⅲ～Ⅳ级），同时也正在接受 ACEI 或 BB 治疗。
- MRA 能够降低 HF 患者住院和死亡风险。依普利酮（Eplerenone）与螺内酯相比，减少男性乳腺不适，并且不会引起男性乳腺发育。
- 证据来源：RALES、EMPHASIS-HF 和 EPHESUS 试验。
- 禁忌证：肌酐＞220 μmol/L，钾＞5 mmol/L，或 ACE 和 ARB 联合用药。

肼屈嗪和硝酸异山梨酯

- 肼屈嗪和硝酸异山梨酯组合可用于有症状、LVEF ≤ 35% 的 NYHA Ⅲ～Ⅳ

级 HFrEF 患者或 LVEF 35%～45% 的左心室扩张患者，即使他们正在进行 OMT（ACEI、BB 和 MRA）。
- 证据来源于非洲-加勒比族裔的患者。
- 在不能耐受 ACEI 或 ARB，或药物使用禁忌，可用于替代 ACEI 或 ARB。肼屈嗪和硝酸异山梨酯在非洲族裔中受益最大。降低 HF 患者住院和死亡风险。
- 证据来源：A-HeFT 试验。

伊伐布雷定（Ivabradine）
- 伊伐布雷定能够减缓尽管使用 BB 最佳剂量但心率增加，或由于低血压而不能耐受 BB 剂量增加的窦性心律的患者，或存在其他禁忌证的患者，如哮喘。
- 伊伐布雷定能够降低有症状的 HFrEF（LVEF ≤ 35%）在窦性心律（心率 ≥ 70 次/分）中 HF 患者住院和心血管死亡风险，尽管他们正在进行 OMT。
- 长期使用伊伐布雷定可能增加心房颤动的患病率。
- 证据来源：SHIFT 试验。

地高辛（digoxin）
- 地高辛可单独或与 BB 一起用于患有心房颤动且 LVEF ≤ 40% 的患者，以实现控制心房颤动。虽然已使用 ACEI、BB 和 MRA 治疗，但窦性心律的有症状的 HFrEF 患者仍可以考虑使用地高辛。地高辛能够降低 HF 患者住院风险，并且对死亡率无影响。
- 证据来源：DIG 试验。
- 女性、老年人和肾功能受损者慎用地高辛。

延伸阅读

McMurray, J.J., et al. Angiotensin-neprilysin inhibition versus enalapril in heart failure. *N Engl J Med,* 2014; 371: 993-1004.

Ponikowski, P., et al. 2016 ESC Guidelines for the diagnosis and treatment of acute and chronic heart failure: The Task Force for the diagnosis and treatment of acute and chronic heart failure of the European Society of Cardiology (ESC) Developed with the special contribution of the Heart Failure Association (HFA) of the ESC. *Eur Heart J,* 2016; 37(27): 2129-200.

Velazquez, E.J., et al. Angiotensin-neprilysin inhibition in acute decompensated heart failure. *N Engl J Med,* 2018; 380(11): 1090.

DCM 的起搏治疗

与传导性疾病相关 DCM 的原因

- 遗传：一些基因突变，如 *LMNA*、*DES*、*SCN5A*、Emery-Dreifuss 1、强直性肌营养不良和线粒体疾病。
- 炎症：结节病，急性心肌炎（特别是克氏锥虫）；莱姆病。

起搏治疗的常规适应证

起搏治疗适用于 DCM 患者，其中单腔或双腔起搏器用于治疗伴有缓慢心室率、房室传导阻滞和变时功能不全的 AF 患者。

传导系统紊乱可能先于心室功能障碍，如窦性心动过缓或房室传导阻滞，需要在晚年 DCM 发病前植入起搏器。

心脏再同步治疗

对于有 HF 症状的 DCM 患者，应考虑 CRT，以降低发病率和死亡率。建议采用带起搏器（CRT-P）或除颤器（CRT-D）功能的 CRT，以降低 NYHA Ⅲ～Ⅳ级，LVEF ≤ 35% 的 DCM 患者的发病率和死亡率。

ESC 指南推荐 DCM 患者使用 CRT，包括 NYHA Ⅲ～Ⅳ级；LVEF ≤ 35%；正在接受最佳药物治疗；QRS > 130 ms［大多数证据基于左束支传导阻滞（LBBB）和 QRS ≥ 150 ms 的患者］HFrEF 和高度房室传导阻滞有右心室起搏的指征（无论 NYHA 分级）。右心室起搏比例高，并且随后出现恶化的 HF 症状的 HFrEF 患者。

对 CRT 反应良好的预测因素，包括女性和 QRS 增宽。由于 ICD 治疗在减少 DCM 心源性猝死方面的有效性，如果预期寿命 > 1 年，临床实践中通常首选 CRT-D。

植入 ICD 后，可以采取适当措施进一步优化负性变时药物，或在心房颤动控制的次优情况下，进行房室结消融，确保适当的双心室起搏百分比（≥ 95%）。

植入型心律转复除颤器在 DCM 中的应用

许多项临床试验已经证实在预防室性心律失常死亡方面，ICD 优于抗心律失常药物。尽管有来自 SCD-HeFT 和 DEFINITE 试验的初始数据，但最近的 DANISH 试验并未证实对于非缺血性 DCM 患者，使用 ICD 有明显的生存获益。然而，DANISH 试验受到低于预期的事件发生率的限制，预先指定的亚组分析提示 ICD 降低了 < 59 岁患者的全因死亡率。

最近的一些研究提示，特定的基因突变与心血管事件的高风险相关，因此需要个体化的方法，降低特定基因携带者植入 ICD 中的起搏阈值，如 *LMNA* 基因突变携带者。

ICD 的适应证

对于心源性猝死，推荐使用 ICD 进行一级预防和二级预防（表 7.13）。

表 7.13 预防心源性猝死

一 级 预 防	二 级 预 防
NYHA Ⅱ级或Ⅲ级且 LVEF ≤ 35%（至少 3 个月优化药物治疗），预期生存期 > 1 年 对于部分不明原因晕厥伴收缩功能损害但目前无 ICD 指征的患者，应考虑 ICD	既往心搏骤停或血流动力学不稳定的 VT/VF，预期生存期 > 1 年

ESC 指出，在缺血性心脏病队列中，一级预防适应证的证据水平（1A）高于 DCM 的证据水平（1B）。

ICD 禁忌证

- 存在引起 VF 或 VT 的可逆原因，例如药物、电解质紊乱。
- 患者自身拒绝选择 ICD 治疗，随访依从性低。
- 合并疾病，预期生存期 < 1 年。

ICD 手术和并发症

ICD 设备可以是单腔或双腔系统的，经静脉或皮下植入。应向患者咨询 ICD 并发症（约 10% 的患者可发生），包括感染、电极导线移位和不合适的放电。

全皮下植入式心律转复除颤器（subcutaneous ICD，S-ICD）可能是年轻遗传性 DCM 患者的更理想选择，因为预计他们不需要起搏治疗。S-ICD 的植入手术风险较低，并且与经静脉装置一样有效，但不能提供有效的抗心动过速起搏或再同步化治疗。

延伸阅读

Bardy, G.H., et al. Amiodarone or an implantable cardioverter-defibrillator for congestive heart failure. *N Engl J Med*, 2005; 352: 225-37.

Køber, L., et al. Defibrillator implantation in patients with nonischemic systolic heart failure. *N Engl J Med*, 2016; 375: 1221-30.

Ponikowski, P., et al. 2016 ESC guidelines for the diagnosis and treatment of acute and chronic heart failure: The Task Force for the diagnosis and treatment of acute and chronic heart failure of the European Society of Cardiology (ESC). *Eur Heart J*, 2016; 37(27): 2129-200.

左心室辅助装置

左心室辅助装置（left ventricular assist device, LVAD）用于筛选后的终末期 HF 患者。LVAD 可以作为恢复、移植的桥梁，在某些情况下还可以作为永久性替代治疗。在急性心肌炎和心源性休克患者中，由于 VA 体外膜氧合（ECMO）或 LVAD，使得在心肌恢复期间得以继续进行药物治疗。

心脏移植的适应证

难治性终末期心力衰竭患者应该考虑心脏移植。心脏移植可以提高终末期心力衰竭患者的生存率，并且改善生活质量。

心脏移植的并发症包括抗体介导的排斥反应，移植物血管病变和长期免疫抑制的问题，如感染和肿瘤。

心脏移植适应证

- 终末期 HF 引起的显著症状，尽管进行了最佳药物治疗和器械治疗，并且没有其他替代治疗选择。
- 尽管进行了抗心律失常最佳药物治疗和侵入性治疗（如 VT 消融），但仍有难治性危及生命的心律失常。

患者必须充分告知，有治疗动机，无明显共病，并且能够坚持接受免疫抑制剂治疗。

心脏移植禁忌证

不可逆的肺动脉高压或严重肺病；与高群体反应性抗体的免疫不相容性；外

周血管疾病；活动性癌症；BMI 升高，BMI > 35 kg/m²；活动性感染；不可逆的肝功能衰竭或脑血管疾病；预期寿命受全身性疾病限制；持续的酗酒或物质滥用，包括吸烟。

心脏移植的相对禁忌证

肾功能损害，eGFR < 40 mL/min；糖尿病伴终末期器官损害；年龄 > 70 岁；肥胖，BMI > 30 kg/m²；乙型或丙型病毒性肝炎，或 HIV。

心脏移植的程序

供体相容性主要由 ABO 血型决定。通常不进行人类白细胞抗原（HLA）匹配，以最大程度减少缺血时间，尽管已经显示出随着 HLA 相容性增高，移植物存活率显著提高的趋势。对于供体和受体之间的体型匹配，身高和体重也很重要。在大多数情况下，进行原位心脏移植，如果供体心脏较小或受体患有肺动脉高压，优选异位移植手术（受体心脏未被去除）。

心脏移植的预后

移植后 12 个月移植相关死亡中，同种异体排斥反应占大多数，死亡率为 15%。心脏移植的长期结局由免疫抑制的效果决定，无论潜在的心力衰竭病因如何，5 年生存率约为 70%。

延伸阅读

Chaggar, P.S., et al. Clinical characteristics and survival in cardiogenic shock admissions to a UK heart transplant unit. *Future Cardiol*, 2018; 14(5): 397-406.

Gustafsson, F., et al. Six-month outcomes after treatment of advanced heart failure with a full magnetically levitated continuous flow left ventricular assist device: report from the ELEVATE registry. *Eur Heart J*, 2018; 39(37): 3454-60.

Kadakia, S., et al. Current status of the implantable LVAD. *Gen Thorac Cardiovasc Surg*, 2016; 64(9): 501-8.

Stewart, G.C., et al. INTERMACS (Interagency Registry for Mechanically Assisted Circulatory Support) profiling identified ambulatory patients at high risk on medical therapy after hospitalizations for heart failure. *Circ Heart Fail*, 2016; 9(11). pii: e003032.

儿童扩张型心肌病

儿童心肌病最常见的形式是 DCM。报告的儿童扩张型心肌病年发病率为（0.58～0.78）/100 000。儿童 DCM 与成人 DCM 诊断标准相同。

病因学

儿童扩张型心肌病的病因存在异质性。在超过一半的病例没有确定病因，被称为所谓的"特发性"心肌病。

儿童扩张型心肌病的重要病因包括：

- 心肌炎（约占 18%）：感染性或非感染性，通常涉及的病毒包括柯萨奇病毒 B 型（Coxsackie B）、腺病毒（adenovirus）、巨细胞病毒（cytomegalovirus）、细小病毒（parvovirus）、EB 病毒（Epstein-Barr virus）。
- 肌营养不良蛋白病（约占 9%）：例如进行性假肥大性肌营养不良。
- 药物：例如化疗后。
- 营养性：例如维生素 D 缺乏。
- 先天性：例如来自肺动脉的异位左冠状动脉（ALCAPA）。冠状动脉的起源应在二维超声心动图上清楚地显示，特别是左前降支的舒张期顺行血流应可见。

临床表现

- 发病的年龄：大多数儿童在 1 岁以下出现。根据潜在病因而变化，例如 DMD/BMD 通常在 6 岁后出现。
- 93% 的病例有症状，临床表现具有充血性心力衰竭的特征。

管理

医疗管理同成人实践。尽管如此，许多疗法目前缺乏证据表明对儿童有益。ICD 在儿童 DCM 中的经验有限，迄今尚未显示出生存益处。

预后

因潜在原因和诊断时的年龄而结局各异。DCM 是儿科心脏移植的最常见适应证，约占 60%。

- 诊断 DCM 后第 1 年死亡率最高。

- 5 年生存率 / 未移植率为 62%～65%。
- 增加死亡率或移植的风险因素包括：出现临床表现的年龄，＜1 个月或＞5 岁；神经肌肉疾病；就诊时左心室功能障碍的严重程度；充血性心力衰竭的临床表现。
- 患者死亡通常是由于充血性心力衰竭，但也有 SCD 的报告，心律失常性 SCD 的 5 年风险为 3%。

筛查

建议在整个儿童期每 1～2 年对 DCM 相关疾病进行一次临床筛查，如肌营养不良蛋白病、代谢性疾病。

延伸阅读

Towbin, J.A., et al. Incidence, causes, and outcomes of dilated cardiomyopathy in children. *JAMA* 2006; 296: 1867-76.

致心律失常性心肌病

致心律失常性心肌病（arrhythmogenic cardiomyopathies, AC）由一系列临床表现型谱系构成。

关于 AC 的定义和分类尚未建立共识，但是在以下情况下应考虑 AC：

- 心肌的结构异常，包括局部或整体收缩功能障碍或任何一个心室中存在心肌瘢痕，无法通过缺血性心脏病或急性炎症来解释。急性炎症的病因包括病毒感染或暴露于毒剂。
- 频繁的室性异位心律，持续性或非持续性室性心动过速，不明原因的心搏骤停或有此类家族史。

已经识别出 AC 谱系内的两个主要亚型，包括致心律失常性右室心肌病（arrhythmogenic right ventricular cardiomyopathy, ARVC）和左侧主导性致心律失常性心肌病（left dominant arrhythmogenic cardiomyopathy, LDAC）[译者注：目前称为致心律失常性左室心肌病（arrhythmogenic left ventricular cardiomyopathy, ALVC）]。

ARVC 是 AC 亚型中特征被认识得最充分的，二十多年来一直被单独归类为一种心肌病类型。根据定义，ARVC 是指一种致心律失常性心肌病形式，主要影响右心室，而在某些病例中可以是双心室性的。

LDAC 代表患者有着起源于左心室的室性心律失常增加和左心室纤维化，左心室纤维化通常见于心外膜下层。在 LDAC 的早期阶段，通常没有明显的心室扩张和收缩功能障碍，此时期 LDAC 可能以轻度的左心室扩张和功能障碍为特征。

任何一种亚型的患者都可能进展为明显的左心室扩张，类似于扩张型心肌病。

AC 的遗传学

ARVC 是桥粒疾病，因为最常在五个桥粒基因之一中鉴定出突变，分别是 *JUP*（plakoglobin）；*PKP2*（plakophillin-2）；*DSC2*（desmocollin-2）；*DSG2*（desmoglein-2）；*DSP*（desmoplakin）。

对携带 *DSP* 突变的家族的研究描述了 LDAC 的特征，其远比经典的 ARVC 更常见。双心室受累和 LDAC 概念的引入，进而各种非桥粒基因的发现，包括 *DES*（desmin，结蛋白）；*FLNC*（细丝蛋白 C）；*LMNA*（核纤层蛋白 A/C）；*PLN*（受磷蛋白）；*SCN5A*（钠电压门控通道 α 亚基 5）；*TMEM43*（跨膜蛋白 43）。

遗传学检测的作用

了解 AC 患者的病因很重要，因为这些表现型的非遗传性病因可能需要对应的管理治疗。

将基因突变包含在 ARVC 的诊断标准中是具有挑战性的，这些基因突变可能导致过度诊断。在正常人群中也经常鉴定出桥粒基因的变异（特别是 *PKP2* 基因）。因此，在明确患者的表现型特征后，应使用基因检测来探索病因。

检测结果应由心肌病领域的专家解释。在确定致病变异后，应向家庭成员提供临床检验和基因检测，并向所有接受基因检测的患者提供遗传咨询。

临床处理和诊断 AC 之前的准备工作

进行 AC 检查指征

- 频发室性异位心律：典型表现为心悸。通常需要与 RVOT 异位心律或心动过速相鉴别。
- 心源性晕厥：应对罹患心源性晕厥的患者进行 AC 检查。应寻找既往心悸史和心源性猝死家族史。
- 心力衰竭：AC 患者可以表现为心力衰竭，并且达到 DCM 标准。
- 心肌炎：AC 患者可以识别出心肌炎症。疾病"热阶段"相当于心肌炎发作。
- 因心源性猝死或心肌病家族史而筛查：即使先证者已被鉴定为 DCM 或在死后发现心肌纤维化，也应怀疑 AC，因为这些情况可能与 LDAC 或 ARVC 重叠，尤其是疾病晚期。

诊断之前的准备工作

所有接受 AC 评估的个体都应接受全面的临床检查。
- 既往史：心悸、晕厥、既往表现的心律失常。
- 家族史：先前诊断的心肌病（AC 或 DCM），心源性猝死，心内装置植入和其他心脏手术。
- 体格检查：羊毛状头发、掌跖角化病或肌病等特征提示特定的遗传原因。
- 临床检查：12 导联 ECG、SAECG、24 小时 ECG 监测、常规超声心动图和 LGE 成像的心脏 MRI。

致心律失常性右心室心肌病

致心律失常性右心室心肌病（arrhythmogenic right ventricular cardiomyopathy, ARVC）是一种致心律失常性心肌病，其表现特征主要包括右心室受累，室性心律失常和心源性猝死。右心室受累包括在常规影像上的结构、功能改变和心肌细胞损失，伴随脂肪或纤维脂肪替代。

据报道，ARVC 是年轻人，尤其是运动员猝死的最常见原因之一。ARVC 的患病率为 1∶2 500～1∶5 000。

诊断标准

1994 年，欧洲心脏病学会心肌和心包疾病特别工作组提出了 ARVC 的临床诊断标准。最近这些标准已经被修改（框 7.2）。该标准基于识别以下各项，包括：右心室的功能和结构异常；右心室心肌被纤维脂肪组织替换；心电图复极异常；心电图去极化异常；右心室起源的心律失常；家族性疾病和基因突变。

根据上述对疾病的特异性，诊断标准分为主要标准和次要标准。修订后标准的诊断术语如下。

框 7.2　2010 ARVC 工作组诊断标准（Task force criteria）

I　整体和局部功能障碍和结构改变

一、主要标准

1. 二维超声心动图：右心室节段性无运动、运动减低、运动障碍或室壁瘤，并伴有以下表现之一（舒张末期）：

PLAX RVOT ≥ 32 mm（或体型校正后 PLAX/体表面积（BSA）≥ 19 mm/m^2）。

PSAX RVOT ≥ 36 mm（或体型校正后 PSAX/体表面积（BSA）≥ 21 mm/m^2）。

面积改变分数 ≤ 33%。

2. 心脏 MRI：右心室节段性无运动，运动减低或右心室收缩不协调，并伴有以下表现之一：

RV 舒张末期容积/体表面积：男性 ≥ 110 mL/m^2 或女性 ≥ 100 mL/m^2。

RV 射血分数 ≤ 40%。

3. 右心室造影：右心室节段性无运动，运动减低或室壁瘤。

二、次要标准

1. 二维超声心动图：右心室节段性无运动、运动减低或室壁瘤，并伴有以下表现之一（舒张末期）：

29 mm ≤ PLAX RVOT < 32 mm［或 16 mm/m^2 ≤ 体型校正后 PLAX/体表面积（BSA）< 19 mm/m^2］。

32 mm ≤ PSAX RVOT < 36 mm［或 18 mm/m^2 ≤ 体型校正后 PSAX/体表面积（BSA）< 21 mm/m^2］。

33% < 面积改变分数 ≤ 40%。

2. MRI：右心室节段性无运动、运动障碍或右心室收缩不协调，并伴有以下表现之一：

100 mL/m^2 ≤ RV EDV/BSA < 110 mL/m^2（男性），90 mL/m^2 ≤ RV EDV/BSA < 100 mL/m^2（女性）。

40% < RV 射血分数 ≤ 45%。

II　心肌壁的组织表征

一、主要标准

至少一份心内膜心肌活检标本中，通过形态计量分析，残余肌细胞 < 60%（或估计 < 50%），伴右心室游离壁心肌被纤维替代，伴或不伴脂肪替代。

二、次要标准

至少一份心内膜心肌活检标本中，通过形态计量分析，残余肌细胞60%～75%（或估计50%～65%），伴右心室游离壁心肌被纤维替代，伴或不伴脂肪替代。

Ⅲ 复极化异常
一、主要标准

右心前区导联T波倒置（V1、V2和V3）或超过（患者年龄＞14岁，无完全性右束支传导阻滞QRS≥120 ms）。

二、次要标准

V1和V2导联T波倒置或在V4、V5、V6导联中T波倒置（患者年龄＞14岁，无完全性右束支传导阻滞）；V1～V4导联T波倒置（患者年龄＞14岁，无完全性右束支传导阻滞）。

Ⅳ 去极化/传导异常
一、主要标准

右胸导联（V11～V3）中出现Epsilon波（QRS波群末端至T波起始前可重复出现的低振幅信号）。

二、次要标准

在标准ECG上QRS时限＜110 ms的情况下，SAECG在≥1个的晚期电位（共3个参数）：滤波后QRS持续时间（fQRS）≥114 ms；终末QRS持续时间＜40 μV（低振幅信号持续时间）≥38 ms；终末40 ms平方根电压≤20 μV。

QRS终末激活持续时间≥55 ms，（在没有完全性右束支传导阻滞的情况下测量V1、V2或V3导联的S波最低点到QRS终末包括R′波之间的时间间距）。

Ⅴ 心律失常
一、主要标准

具有左束支传导阻滞形态的非持续性或持续性室性心动过速（Ⅱ、Ⅲ和aVF导联中QRS阴性或不确定，aVL导联中QRS阳性）。

二、次要标准

持续性或非持续性右心室流出道型室性心动过速。左束支传导阻滞型室性心动过速，伴电轴下偏（Ⅱ、Ⅲ和aVF导联中QRS正向，aVL导联中QRS负向或电轴不明确，Holter显示24小时室性期前收缩500次。

Ⅵ 家族史

一、主要标准

一级亲属符合当前ARVC诊断标准；一级亲属在尸检或手术中经病理证实ARVC的诊断，经评估明确患者具有ARVC有意义的致病性突变。

二、次要标准

一级亲属有ARVC病史，但是无法或无法确定该家庭成员是否符合当前工作组标准；一级亲属有疑似ARVC导致的早发猝死（年龄＜35岁）；二级亲属中有病理证实或符合目前诊断标准的ARVC患者。

缩写：右心室（RV）；右心室流出道（RVOT）；体表面积（BSA）；胸骨旁短轴视图（PSAX）。

引自：Marcus F.I., McKenna W.J. et al. Eur Heart J 2010; 31: 806-814, published with permission of the Editor。

- 明确诊断：来自不同类别的两个主要标准，或一个主要标准和两个次要标准，或4个次要标准。
- 临界诊断：来自不同类别的一个主要标准和一个次要标准，或三个次要标准。
- 可能诊断：来自不同类别的一个主要标准，或两个次要标准。

心电图

心电图（ECG）在ARVC的诊断中起着关键作用。ARVC的典型异常ECG包括如下。

去极化异常

- 在V1～V3中，从S波最低点到等电线的终末激动时限（terminal activation duration, TAD）延长，≥55 ms（图7.18）。这是次要诊断标准。
- ε波是发生在QRS波结束和T波开始之间的低振幅偏转（图7.18），在1/3的ARVC患者中有描述。存在ε波是主要诊断标准，然而，ε波总是伴有明显的右心室结构和功能异常，并且ε波不是ARVC的早期征兆。
- 肢体导联（有时也在心前区导联）中QRS波低电压，表明左心室受累并伴

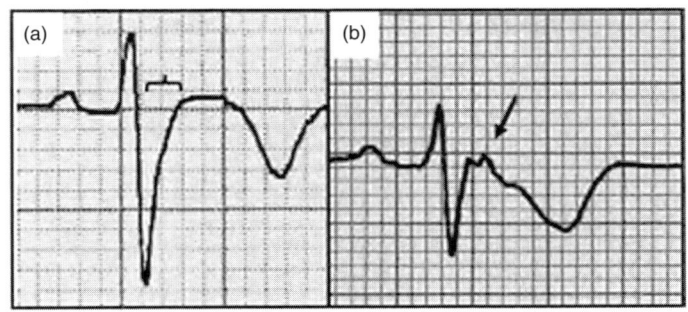

图 7.18 （a）在导联 V1～V3 中确定 TAD，并定义为 S 波最低点和 QRS 波结束之间的持续时间；（b）严重右心室扩张和功能障碍的 ARVC 患者的 Epsilon 波（箭头）

有广泛的心外膜下瘢痕。
- **复极化异常**
  - 右心前区导联（V1～V3）中的 T 波倒置（T-wave inversion, TWI）：在超过 14 岁且没有右束支传导阻滞的个体中，高达 80% 的 ARVC 患者中描述该异常。这种模式是高度特异性的，只在不到 3% 的健康成人受试者中存在（图 7.19）。
  - TWI 延伸至左心前区（V4～V6）或下肢导联：通常是左心室受累的体征，并且 TWI 仅存在于这些导联中是普遍左心室受累的特征。
  - V1～V3 中 QRS 波局部延长 > 110 ms：由纤维、脂肪替代心肌的区域引起了右心室复极化延迟，被认为与这种异常有关。70% 的 ARVC 患者可出现这种情况。

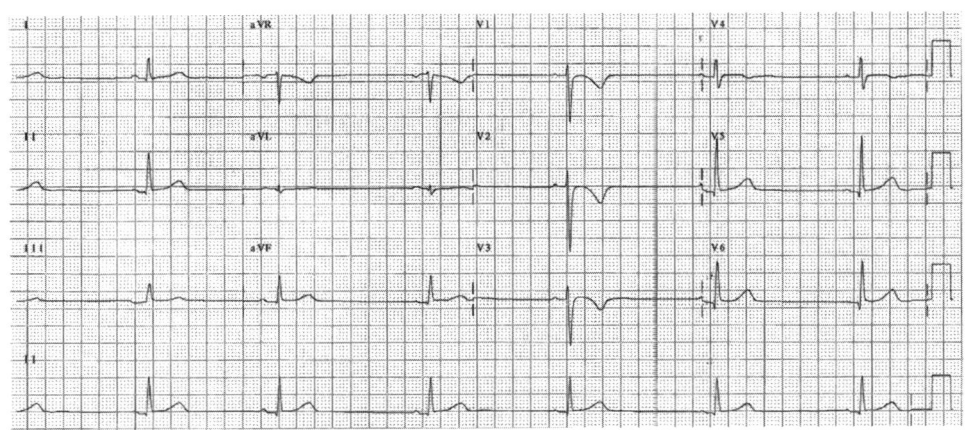

图 7.19 来自 ARVC 患者的 12 导联心电图。在右心前区导联中典型的 T 波倒置。此外，还存在进行性 R 波不良

超声心动图

右心室由于其复杂的形状、朝向、几何形状、靠近前胸壁的位置、复合机械刺激和薄壁，使用超声成像具有挑战性。这导致观察者间和观察者内的高度变异性。ARVC 患者的综合超声心动图评估包括：右心室整体尺寸和功能，右心室局部室壁运动异常，右心室局灶性扩张和动脉瘤，左心室大小、功能和局部室壁运动异常。

- 右心室扩张：ARVC 中的 RV 扩张可以是整体性的或局灶性的。后者通常涉及"发育不良三角"：下壁、RVOT 和心尖。

在存在整体扩张的情况下，鉴别诊断应包括分流（如房间隔缺损）、三尖瓣反流和肺动脉高压。运动员可表现出一定程度的右心室扩张，可能对 ARVC 的诊断构成挑战，必须进行完整的临床评估。

- 局部室壁运动异常：分为运动功能减退、运动不能和运动障碍。当分析室壁运动时，应注意特定区域，如节制索插入点，这通常会导致假阳性异常。可能存在局部舒张期膨出，这是由继发于纤维脂肪浸润的结构弱点引起的。
- ARVC 患者的其他特征：高反射节制索和过度/异常的右心室肌小梁，但它们在 ARVC 诊断中的作用（敏感性和特异性）尚有争议。

ARVC 的心脏磁共振

心脏磁共振（CMR）是诊断 ARVC 的重要工具（图 7.20）。CMR 在检测右心室壁运动异常和容积估计方面优于超声心动图，符合诊断标准。此外，CMR 具有描述组织特点的能力。CMR 中观察的 ARVC 特征包括功能异常和形态学异常。

功能异常

通过亮血序列（bright blood sequences）评估右心室功能异常，如长轴、短轴和轴向视图中的稳态自由进动梯度回波（steady-state free procession gradient echo, SSFP GE）图像。

- 整体右心室、左心室功能和尺寸。
- 局部室壁运动异常：运动不能，运动障碍，不同步收缩，动脉瘤。

形态学异常

通过暗血序列（dark blood sequences）评估右心室形态学异常，如双反转恢复快速自旋回波（turbo spin echo, TSE），评估内容包括如下。

- 心肌内脂肪：通过 T1-w TSE 和脂肪抑制技术检测。
- 局灶性右心室壁变薄，右心室壁厚度 < 2 mm：如果与局部功能异常相关，

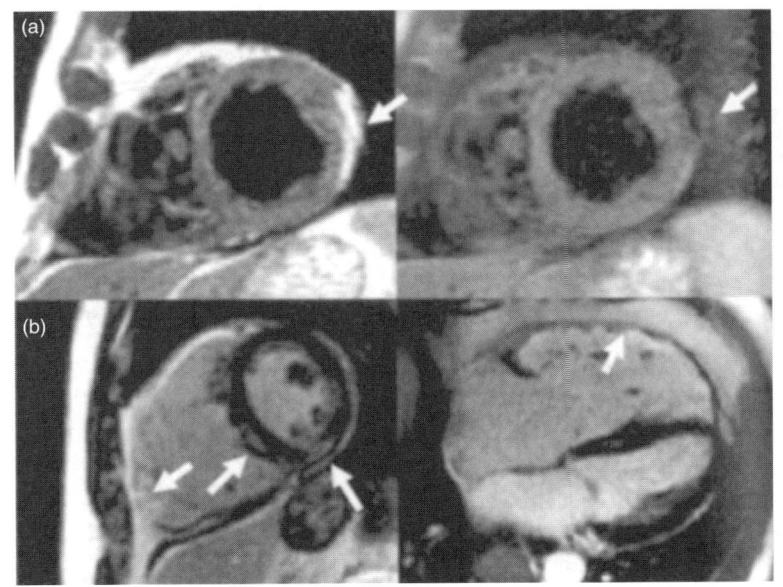

图 7.20 （a）左心室受累的 ARVC 患者短轴 T1-w TSE 图像，没有脂肪抑制（左）和有脂肪抑制（右）。箭头表示左心室中的脂肪浸润；（b）来自不同的 ARVC 患者的晚期钆增强图像，显示 RV 和 LV 中的纤维化区域（箭头：左，短轴；右，4 腔心）

则具有特殊意义。

- 局部扩张：通常在 RVOT 患者中发现。
- 肌小梁紊乱：右心室小梁数量增多并且突出。
- 心肌内纤维化：通过晚期钆增强（LGE）技术评估，其在薄的右心室壁中可能难以检测。还应评估左心室中是否也存在 LGE。

ARVC 的电生理检查

电生理检查（EPS）在选定的 ARVC 患者的管理中具有重要作用。EPS 已被提议作为诊断和治疗工具。

EPS 的诊断应用

继发于心肌萎缩和纤维脂肪替代的低振幅心内膜电压区域（ARVC 的标志）可以通过 3D 电解剖电压技术检测。电解剖瘢痕定义为面积 ≥ $1\ cm^2$，对应于至少 3 个相邻点，且双极信号幅度 < 0.5 mV。电解剖标测已被证明可提高 ARVC 诊断的准确性，并可鉴别诊断 ARVC 与类似 ARVC 的心肌炎，早期 ARVC 与良性 RVOT 心动过速。此外，电解剖标测可作为提高心内膜心肌活检敏感性的指引。也可以使用非接触式映射技术（图 7.21）。

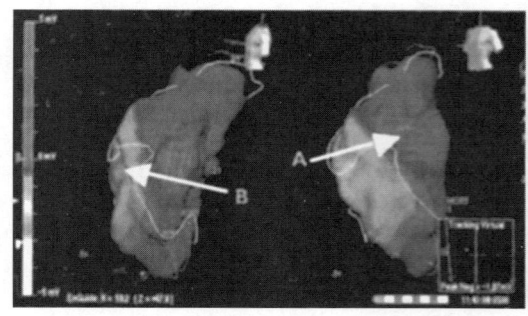
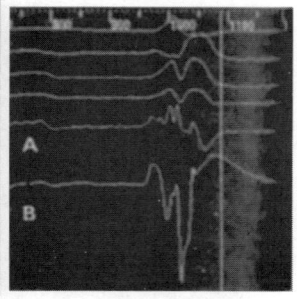

图 7.21 ARVC 患者右心室的非接触心脏标测。这是记录到的异位起源于右心室流出道的激活心室的电压图。在右心室前部的 A 点与相邻的 B 点相比，在 A 点电描记图显示电压是分次的且振幅较低，在 B 点电描记图显示电压较窄且振幅较大，表明疾病呈斑片状分布

EPS 的治疗作用

经导管射频消融是一种侵入性治疗，适用于那些药物难以治疗的 ARVC 伴发室性心动过速患者。电解剖标测或非接触标测可以帮助定位 VT 的起点，并且可以用于靶向 VT 消融。

VT 形态通常是多种多样的。对于难治性病例，很少必须采用心外膜消融。尽管围手术期成功率通常很高，但是 VT 通常有复发倾向，需要多次手术。对于室性心动过速电风暴，药物治疗无效和多次射频消融难治的患者，可以考虑心脏移植。

也可以在特定的 ARVC 患者中，运用 EPS 测试抗心律失常药物的疗效。

ARVC 的风险分层

ARVC 的风险分层是一个主要挑战，尤其针对 SCD 的一级预防。ARVC 的年死亡率在 0.08%～3.6% 之间变化。

ARVC 的主要心律失常事件包括心源性猝死幸存和血流动力学不稳定的 VT。VF 是随访期间危及生命的心律失常的最重要预测因素（二级预防）。

对于既往无重大心律失常事件的患者，与风险相关的临床特征可分为主要风险因素和次要风险因素。

主要风险因素包括不明原因的晕厥，非持续性室性心动过速，严重的右心室和（或）左心室收缩功能障碍。

次要风险因素包括广泛的 T 波倒置（超过 V3），频繁的心室异位（＞1 000

次/24小时)、先证者状态、男性、EP检查的可诱导性、RV瘢痕量、多个桥粒基因突变。

ARVC 的管理

植入 ICD

对于健康基因携带者或有明确 ARVC 诊断的患者，在没有风险因素的情况下被认为是低风险（心血管事件 < 1%/年），不建议植入 ICD。有严重心律失常事件的患者有很强的植入 ICD 指征，因为他们被认为年心血管事件率超过 10%。

介于主要或次要危险因素之间的患者属于中等危险类别，ICD 植入是有争议的。

其他方面

- 限制运动：所有 ARVC 患者和无临床表现桥粒基因突变携带者均应建议。
- β 受体阻滞剂：可用于所有临床受累的个体，预防心律失常和减少右心室壁应力。
- 胺碘酮：胺碘酮加 β 受体阻滞剂或索他洛尔是室性心律失常高负荷个体最有效的抗心律失常策略。但是这些联合用药只能缓解症状，并不提供针对 SCD 的保护。
- 导管消融（见第 174 页，EPS 的治疗作用）。
- 标准心力衰竭管理：针对右心衰竭或左心衰竭。
- 心脏移植：适用于对其他疗法无效的充血性心力衰竭和持续性室性心律失常患者。

左显性致心律失常性心肌病

LDAC 构成致心律失常性心肌病，其特征在于主要累及左心室，室性心律失常和心源性猝死。左心室受累主要包括常规影像学的结构和功能改变，以及肌细胞损失，伴随脂肪或纤维脂肪替代。

LDAC 是一种相对较新的临床实体病变，已作为主要影响 LV 的 ARVC 变异出现。相似之处是两者均呈现心外膜下纤维脂肪替代，而在 LDAC 中主要见于左心室。LDAC 患者同样具有高度心律失常特征和心源性猝死风险增加。关于其流行病学的数据尚且未知。

诊断线索

LDAC 没有正式的诊断标准，但以下特征可引起对其诊断的怀疑。

- ECG：显示肢体导联电压低。在其他方面可能不明显，在某些病例中，下外侧导联可以观察到 T 波的变平或倒置。
- 动态心电图：具有重要作用，因为它将显示高负荷的心室异位（＞500/24 h）和其他复杂室性心律失常。
- 心脏超声：敏感性不佳，因为在早期亚临床阶段，LDAC 中的 LV 心外膜下病变不会导致显著室壁运动异常，这些病变往往不能通过标准的超声检测技术检测到。
- CMR：对于诊断至关重要，因为 CMR 通过 LGE 证实了心外膜下纤维化。

管理

患者的管理在很大程度上仍然是基于个案的方法，总体而言，基因测试是有用的，它指向特定的致病基因。

对于发生严重心律失常事件的患者，通常需要植入 ICD。这也适用于具有高风险特征的患者，严重心律失常高风险特征包括：至少中度 LV 功能障碍、大量心外膜下 LGE 和高负荷心室异位起搏（＞1 000 次/24 小时）。其他管理与 ARVC 相似。

致心律失常性心肌病与扩张型心肌病重叠

ARVC 谱的扩展包括累及左心室、LDAC 患者，导致 AC 和 DCM 的表现型之间存在显著重叠。许多诊断为 AC 的患者已经或将要出现不同程度的左心室收缩功能障碍和左心室扩张。

通常，临床评估可揭示与 ARVC 或 LDAC 相似的心室异位起搏和左心室瘢痕模式的高负荷。术语"致心律失常性扩张型心肌病"最近被用于描述 DCM 队列中心律失常负荷高和 SCD 发生率增加的患者，这与 AC 的定义相近。

以下特征在左心室疾病患者中，支持 AC 诊断，而不是诊断 DCM。
- 临床表现：心律失常表现（心源性猝死未遂或 VT）伴轻度至中度左心室收缩功能障碍。
- 既往史：AC 患者可能既往有心肌炎病史。
- 家族史：有心源性猝死家族史，或家族成员的表现与 LDAC 或 ARVC 更一致。
- 遗传学检测：AC 相关基因的突变（见第 166 页）。
- 体格检查：存在与 DSP 或 JUP 基因突变表现型一致的羊毛状头发和（或）

掌跖角化病。
- 心电图：肢体导联低电压和下外侧复极化异常（T波平坦或倒置）。
- 动态心电图：高负荷异位心室起搏（>500次/24小时）和更复杂的室性心律失常。
- CMR：存在左心室心外膜下LGE，呈斑片或圆周状。

致心律失常性心肌病和心肌炎

在AC患者中，心肌炎症越来越被深入认识。AC和心肌炎之间的联系得到了多种观察结果的支持，包括：在尸检中，约70%的AC样本中有炎症浸润；在AC患者中，细胞因子和抗DSG2抗体水平升高；AC患者心外膜下各层的心肌病变分布与心肌炎非常相似；在临床表现和特征方面，心脏结节病（cardiac sarcoidosis）与AC有许多相似之处，有时它们在临床上无法区分。

AC患者可能出现类似心肌炎的症状发作，并被描述为疾病的"热期"。这些事件通常包括：心悸、胸痛等症状加重；心电图存在改变，并且与心肌损伤范围一致；心肌酶释放；动态心电图显示室性异位心律和复杂室性心律失常发生率增加。

这些事件通常在几周后逐渐消退。在无症状突变携带者中观察到上述事件是疾病的首次表现。它们与疾病进展有关。

上述AC"热期"事件在DSP突变携带者中更常见，但也有来自多种遗传背景的病例报道。

心肌炎的患者，应考虑AC的诊断。提示AC遗传性特征应包括：既往病史或既往心肌炎表现的家族史；SCD家族史；CMR上存在心外膜下广泛LGE，呈整体或局灶性；在心肌炎表现后的随访期间，AC症状持续发展。

致心律失常性心肌病的表现

许多其他疾病与AC相比，具有相似性。
- 右心室流出道心动过速：患者的室性异位心律负荷可能增加，并且由于异位高负荷而导致一定程度的心室扩张。异常ECG，室壁运动异常表现和（或）LGE的存在通常就足以支持AC诊断。
- Brugada综合征：患者的ECG异常可能与AC的去极化异常类似。然而，后者存在于明显右心室受累的患者中，而在 Brugada 综合征中不存在。

- 先天性心脏病［Ebstein 畸形、尤尔畸形（Uhl anomaly，羊皮纸样右心室）、静脉窦缺损、继发孔房缺及其他心脏分流］：患者可能表现出 RV 结构改变，类似于伴有广泛 RV 疾病的 ARVC。然而，室壁运动异常和室性异位心律增加通常不存在。
- 肺动脉高压：患者通常没有室壁运动异常。在所有 RV 疾病患者中，应评估肺动脉压。
- 运动员的心脏：运动心脏重塑可能与 AC 类似，因为有一定程度的心室扩张，但在 V3 以外或下外侧导联中一般不出现 T 波倒置。CMR 上无室壁运动异常和 LGE 是明确的特征。
- 心脏移位（漏斗胸、脊柱后凸、心包部分缺失等）：胸部畸形患者可能提示存在 ARVC 心电图的特征。然而，仔细检查胸部，结合 CMR 影像的解剖结构，通常足以明确诊断。
- 缺血性心脏病：通常通过评估冠状动脉解剖结构来鉴别诊断。

延伸阅读

Corrado, D., et al. Treatment of arrhythmogenic right ventricular cardiomyopathy/dysplasia: an international task force consensus statement. *Eur Heart J*, 2015; ehv162.

Corrado, D., et al. Arrhythmogenic right ventricular cardiomyopathy. *N Engl J Med*, 2017; 376(1): 61−72.

Marcus, F.I., et al. Diagnosis of arrhythmogenic right ventricular cardiomyopathy/dysplasia: proposed modification of the Task Force Criteria. *Eur Heart J*, 2010; 31(7): 806−14.

te Riele, A.S.J.M., et al. Noninvasive multimodality imaging in ARVD/C. *JACC: Cardiovasc Imaging*, 2015; 8(5); 597−611.

Tsatsopoulou, A. and Bossone, E. Common presentation of rare diseases: Arrhythmogenic right ventricular cardiomyopathy and its mimics. *Int J Cardiol*, 2018; 257: 371−7.

Sawant, A.C. and Calkins, H. Relationship between arrhythmogenic right ventricular dysplasia and exercise. *Cardiac Electrophysiol Clin*, 2015; 7(2): 195−206.

限制型心肌病

限制型心肌病（restrictive cardiomyopathy, RCM）的特征是在心室壁厚度正常的情况下，一个或两个心室的舒张容积正常或减小、收缩容积正常或减小，心肌僵硬度增加导致心室压力升高。限制性心室也发生在包括 HCM 和 DCM 在内的其他心肌病中，因此存在重叠的临床表现。RCM 是所有心肌病中最不常见的。

病因学

限制型心肌病是由几种病变引起的总称。它们可以是家族性的或非家族性的，原因分为贮积性、浸润性、非浸润性和心内膜心肌性（表 7.14）。在西方国家，心脏淀粉样变性是引起 RCM 最常见的原因，在撒哈拉以南非洲地区，心内膜心肌纤维化是引起 RCM 最常见的原因。

表 7.14 限制性心肌病的分类和病因

分类	家族性	非家族性
贮积性	法布里病 戈谢病 遗传性血色素沉着病 糖原贮积病 黏多糖贮积症 I 型和 II 型 尼曼-皮克病	
渗透性	淀粉样变性（TTR 基因突变） 原发性高草酸尿症	淀粉样变性 结节病
非浸润性	肌原纤维性肌病 弹性假黄色瘤 肌小节基因突变（*ACTC*、*MYH7*、*CRYAB*、*DES*、*MYH*、*MYL3*、*TNNC1*、*TNNI3*、*TNNT2*） Werner 综合征	特发性 硬皮病
心内膜心肌性	心内膜弹力纤维增生症	类癌 心内膜心肌纤维化 癌症相关病变（转移、化学治疗、放射治疗）

病理学

限制型心肌病的肉眼特征包括在心脏重量正常的情况下，双心房扩张，心室腔减小，无左心室肥厚。然而，原发性限制型心肌病的形态学变化包括轻度心室肥厚伴心脏重量增加、轻度心室扩张而无心室肥厚。心耳血栓和斑片状心内膜纤维化很常见。

特发性限制型心肌病的组织学特征是非特异性的，伴有斑片状间质纤维化。

肌细胞紊乱在单纯限制型心肌病患者中很常见。在浸润性和代谢性心肌病患者中，存在病情的特定表现。

临床表现

根据受影响的心室，患者可能会出现右心室、左心室或双心室心力衰竭的症状和体征。根据潜在病因，可能会出现心律失常和传导性疾病引起的心悸和晕厥发作。

临床检查

心电图
最常见的心电图异常包括如下。
- 二尖瓣型 P 波和肺型 P 波。
- 非特异性 ST 段和 T 波异常。
- ST 段压低。

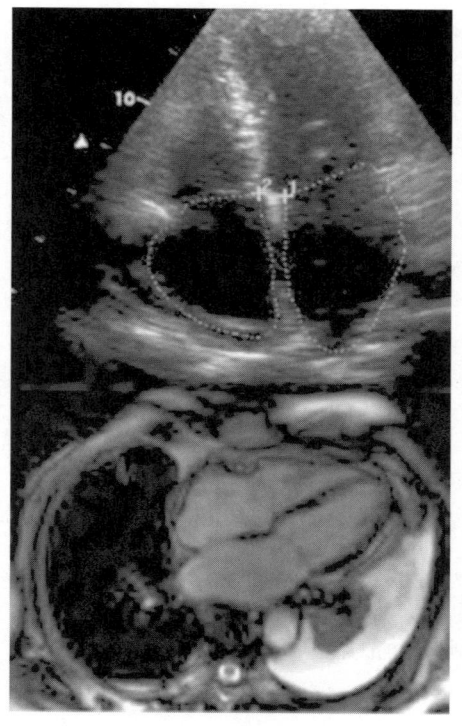

图 7.22 CMRI 扫描显示典型的双心房扩大

- T 波倒置：通常发生在下外侧导联。
- 左心室肥大和右心室肥大的高电压也可能存在，低电压 QRS 波见于淀粉样变性。
- 传导异常，包括室内传导延迟，也可见异常 Q 波。

胸部 X 线
胸部 X 线图像可能显示由心房扩大引起的心脏扩大（图 7.22）和肺静脉充血。严重者可见间质水肿。

心导管检查
心导管检查的血流动力学特征：心室压力在舒张期开始时早期快速下降，舒张早期快速上升至平台期（倾角和平台征，平方根征）。左心室舒张末期，左心房和肺毛细血管楔压明显升高，通常比右心房和右心室舒张末期压高 5 mmHg 或更高。容量负荷和锻炼使左侧和右侧压力之间的差异更明显。

超声心动图
- RCM 的特征可以很容易地用超声心动图评估。
- 心房增大是心房压慢性升高的结果，二尖瓣和三尖瓣反流可使之加重。
- 收缩功能通常正常，但是可能受损，室壁厚度通常正常，但是在疾病后期或特定病因中可能增厚。
- 多普勒定义的限制性充盈基于经二尖瓣流量测量：$E/A > 2$，减速时间 $E < 150$ ms 和等容舒张期 $IVRT < 70$ ms。

心血管磁共振
CMR 还可以看到许多与超声心动图相同的特征以及代偿失调的体征，如全身静脉扩张、肝肿大、胸腔积液。病因学线索也可见特定的 LGE 模式或肺门淋巴结病（结节病）。

管理

RCM 通常具有进展性和恶化性，治疗的目的在于延缓进展而不是治愈，包括治疗潜在病因和管理症状。后者包括使用利尿剂、β 受体阻滞剂和 ACEI。由于心房颤动或血栓，经常需要抗凝治疗。对于晚期和难治性心力衰竭，可以考虑心脏移植。

左心室致密化不全

左心室致密化不全（left ventricular non-compaction, LVNC）是一种罕见的心肌病，心肌内过度小梁化和深陷于肌小梁之间的隐窝是其特征。由于宫内心脏异常发育和胎儿心肌网状组织持续存在，出现薄的致密层和厚的非致密层的典型外观。

LVNC 在 AHA/ESC 指南中被归类为一种独特的心肌病，但心肌致密化不全也可能作为一种形态特征，共存于其他遗传性心肌病中。

诊断

LVNC 没有明确的诊断标准。有研究使用超声心动图进行了量化肌小梁的程度的尝试。

最广泛使用的标准是 Jenni 等描述的，诊断标准如下。
- 收缩末期致密化不全心肌与致密心肌的比例为 2∶1。
- 彩色多普勒见隐窝深陷于肌小梁之间。

- LV 心肌节段性增厚，具有薄的致密心外膜层和厚的非致密心内膜层。
- 主要位于心尖、中外侧和中下区域。
- 普遍接受的 Petersen 等描述的 CMR 诊断标准：存在两种不同的心肌层，包括致密的心外膜层和非致密的心内膜层；非致密心内膜层内存在过度小梁化和深陷于肌小梁之间的隐窝；舒张末期的致密化不全比率 $\geq 2.3 : 1$。

对普通人群严格应用影像学标准会导致 LVNC 的过度诊断，尤其是在非洲－加勒比族裔的收缩性心力衰竭患者中。必须在对症状、家族史和左心室功能仔细评估下进行影像学检查。

临床特征

LVNC 的成人患病率为 0.05%，据报道儿科人群患病率更高。随着影像学技术的进步，LVNC 的诊断率已经上升。心力衰竭、心律失常和全身性血栓栓塞发生在所有年龄的 LVNC 患者中，在一般并发症中，左心室扩张的尺寸与收缩功能障碍的严重程度平行（图 7.23）。

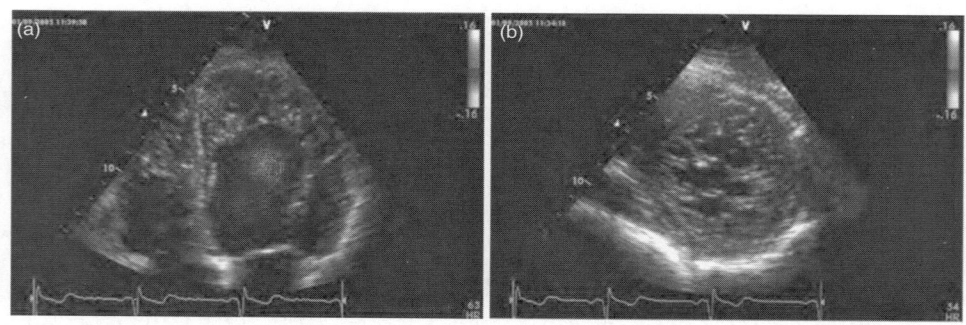

图 7.23 LVNC 患者心尖 4 腔（a）和胸骨旁短轴（b）二维超声心动图。鉴定了肌球蛋白重链中的突变

相关病变

孤立发生的 LVNC 被认为是一种原发性心肌病；然而，致密化不全的心肌也可能与先天性心脏病有关，如 LV 流出道异常、Ebstein 畸形、法洛四联症、双出口性右心室。此外，还包括神经肌肉心肌病。

遗传学

约 25% 的 LVNC 患者，有家族性疾病的证据。

许多基因突变与 LVNC 有关，大多数遗传模式呈常染色体显性遗传，需要对家庭成员进行评估和咨询。在高达 50% 的 LVNC 患者中发现肌节蛋白突变，这代表 LVNC 与肥厚型心肌病的经典关联性相背离，并说明了所有心肌病患者基因型和表现型之间的多样性。

框 7.3　LVNC 相关蛋白的基因突变

α-dystrobrevin (DTNA)。
Tafazzin (TAZ/G4.5)。
Cypher/ZASP (LBD3)。
FK506 binding protein (FKBP1A)。
Lamin A/C (LMNA)。
钠通道（SCN5A）。
肌小节蛋白（MYH7、MYBPC3、TNNI3、TNNT2、ACTC）。

治疗

LVNC 没有特定的临床治疗方法，治疗方法应包括处理潜在病因（如果确定）。早期研究表明，由于心律失常和心力衰竭，LVNC 与高死亡率和发病率相关。然而因为该疾病现在在更早的阶段被发现，并发症的发生率低于首次报告的发生率。

心力衰竭采用标准药物治疗，难治性病例采用心脏移植治疗。在存在 LV 扩张和收缩功能障碍（LVEF < 40%）的情况下，推荐使用华法林抗凝。心律失常应根据指南使用抗心律失常药物或植入型除颤器进行治疗。

延伸阅读

Towbin, J, et al. Left ventricular non-compaction cardiomyopathy. *Lancet* 2015; 386: 813-25.

Takotsubo 综合征

Takotsubo 综合征（Takotsubo syndrome，TTS）又被称为应激性心肌病、左心室心尖球形综合征、壶腹型心肌病或心碎综合征（broken heart syndrome）。Takotsubo 综合征是心肌病的一种形式，但不同于心肌病的经典范例，因为它通常具有短暂的特性。

人口统计学

1%～3% 的所有 Takotsubo 综合征病例和 5%～6% 的女性 Takotsubo 综合征患者出现 STEMI。复发率估计为每患者 1.8%/ 年。90% 的 TTS 患者是女性，平均年龄为 67～70 岁，80% 的患者超过 80 岁。

病理生理

Takotsubo 综合征的病理生理学尚未完全阐明；然而，提出的机制表明，情绪和躯体事件会触发 TTS。

交感神经刺激，导致心肌顿抑是 TTS 发病机制的核心，并且有各种假设来解释这一点，例如：由于斑块破裂随后快速溶解而导致的短暂性缺血；心外膜中多条血管痉挛；微循环功能障碍和儿茶酚胺对心肌细胞的直接毒性。

TTS 的诊断

国际 TTS 诊断标准已于 2018 年发布，包括：
- 短暂的 LV 功能障碍，表现为心尖气球样变或心室中部、基底或局灶性室壁运动异常。可能存在 RV 受累。存在所有类型之间的转换。
- 情绪、躯体或两者联合可以触发 TTS 事件，但不是必需的。
- 神经系统疾病（SAH、TIA、CVA、癫痫发作）以及嗜铬细胞瘤可作为触发因素。
- 出现新的心电图异常，如 ST 段偏移、T 波倒置和 QTc 延长。
- 心脏生物标志物水平升高。
- 显著的冠状动脉疾病与 TTS 并不矛盾。
- 无活动性感染性心肌炎。
- 主要绝经后妇女受到影响。

TTS 的临床表现

诊断具有挑战性，因为 TTS 的表现类似于急性心肌梗死。胸痛和呼吸困难是最常见的症状，偶尔发生晕厥。心源性休克和心室颤动也有报道。TTS 与患者或其家人的任何特定医疗状况或心脏病史都没有可靠的关联。

心电图

TTS 的心电图通常与急性心肌缺血一致，心肌无异常心电图表现罕见。ST 段抬高和 T 波倒置是最常见的心电图表现。

心脏生物标志物

几乎所有 TTS 病例均表现出心肌坏死标志物升高。心肌坏死标志物的水平与心室功能障碍（心肌顿抑）的程度不一致。TTS 急性期 BNP 水平升高，但与 LV 功能障碍或恢复的严重程度无关。

TTS 病例血浆儿茶酚胺水平比急性心肌梗死高 2～3 倍。

超声心动图

超声心动图可以鉴定的 TTS 变化包括：

- 心尖气球样变，伴有心尖至心室中段的室壁节段运动异常。下壁也可能受累。
- 心室中段 TTS（套囊样），在心室中段存在室壁节段运动异常。
- 仅心室基底节段受影响的基底形式见于蛛网膜下腔出血、嗜铬细胞瘤患者。
- 局灶性 TTS 主要涉及前外侧节段。
- 心尖气球样扩张可能导致 LVOTO 伴间隔隆起，它们与可逆性二尖瓣收缩期前向运动和二尖瓣反流相关的。

38% 的患者出现左心室血栓，血清 CRE 活性蛋白水平升高的患者发生血栓的风险更高。

一般来说，所有存活患者的超声心动图异常在几天到几周内完全消退。

冠状动脉成像

由于 TTS 患者的表现方式，通常进行冠状动脉造影，80% 的患者冠状动脉正常。其余患者狭窄 < 50%。

在左心室造影中可见显著的 LV 功能障碍和典型的心尖气球样变，但是这些病变在所有存活患者中完全消退。

冠状动脉 CTA 可用于低度怀疑 ACS 的稳定患者，疑似复发性 TTS，心脏生物标志物升高或与急性危重疾病（例如败血症）相关的 ECG 变化的患者。

心脏磁共振成像

在急性条件下很少进行 CMR，但在亚急性期是有价值的，因为：CMR 可以精确量化 RV 和 LV 的尺寸和功能；存在 LGE 与预后不良相关；有助于鉴别诊断 TTS，如心肌炎或缺血。

管理

目前对于 TTS 的实践管理，还没有进行前瞻性双盲随机试验来优化管理。首要考虑的问题是鉴别诊断 TTS 和急性心肌梗死，因此建议对疑似病例，进行急诊冠状动脉造影，避免不必要的溶栓治疗和出血风险。

TTS 管理要点包括：

- 在没有 HF 体征的情况下，考虑遥测和引入 ACEI 和 β 受体阻滞剂。
- 肺水肿病例应在冠状动脉监护病房进行管理，并在没有 LVOTO 的情况下考虑使用利尿剂和硝酸甘油。
- 在心源性休克的情况下，考虑使用左西孟旦、LVAD 和 ECMO。在 LVOTO 的情况下，避免使用利尿剂、硝酸甘油和球囊泵。
- 心律失常应根据具体问题进行管理。
- 如果发生 LV 血栓或栓塞事件，应考虑抗凝治疗，但在 LVEF ≤ 30% 的情况下也应考虑抗凝治疗。
- 发作后用 ACEI 治疗直至室壁运动异常消退。

第 8 章
遗传性心律失常和传导异常

Inherited arrhythmias and
conduction disorders

长 QT 综合征	188
Brugada 综合征	205
早期复极综合征	211
儿茶酚胺能多形性室性心动过速	217
遗传性心脏传导异常	220
遗传性 / 家族性心房颤动	222

长 QT 综合征

长 QT 综合征（long QT syndrome, LQTS）是一组心肌离子通道的疾病，引起复极延迟，可以导致尖端扭转型室性心动过速（torsade de pointes）和心室颤动（ventricular fibrillation, VF）。长 QT 综合征是一种罕见的引起晕厥和心源性猝死的原因。

1957 年，Jervell 和 Lange-Nielsen 描述了一种常染色体隐性遗传家族性疾病，临床表现主要为校正后 QT 间期（corrected QT interval, QTc）延长，先天性耳聋和年轻时心源性猝死的高发生率。随后 Romano 和 Ward 分别在 1963 年和 1964 年描述了一种常染色体显性疾病，临床表现与上述疾病类似，但是没有耳聋。Romano 和 Ward 发现的两种疾病之后被认为是相似的疾病，因此确定了 LQTS 的统一诊断。

LQTS 可以是先天的，也可以是后天的。致病基因定义了几种先天性 LQTS 亚型。正常 QTc 上限（97.5 百分位数）男性为 440 ms，女性为 460 ms。

流行病学

LQTS 的患病率为 1/（5 000～6 000）。LQT1 是最常见的 LQTS 类型。LQTS 在童年、青春期或成年早期出现。女性的 LQTS 诊断率往往高于男性，这可能是由于女性 QTc 相对时间较长。

年龄

出现 LQTS 临床表现的年龄可能存在基因特异性。LQT1 的心脏事件发生时年龄最小。其中 54% 的 LQT1 患者在 10 岁前有症状，到 20 岁时，86% 的 LQT1 患者有过心脏事件。LQT2 和 LQT3 发病年龄更晚。50% 的 LQT2 和 LQT3 患者在 16 岁时仍无症状。

病因学

遗传性病因

至少有 13 个基因与 LQTS 有关。这些基因编码心脏离子通道（见 LQTS 的遗传学，第 192 页）。

获得性病因

获得性病因是 LQTS 更常见的病因,并且可能是可逆的。

获得性病因包括电解质紊乱和药物诱导。电解质紊乱包括低钾血症,低钙血症和低镁血症。诱导 LQTS 的药物包括抗心律失常药物,如胺碘酮（amiodarone）、索他洛尔（sotalol）、普鲁卡因胺（procainamide）和奎尼丁（quinidine）；抗菌药物,如大环内酯类,如红霉素和喹诺酮类；三环类抗抑郁药；抗组胺药,如特非那定和阿司咪唑；抗精神病药物,如氟哌啶醇和喹硫平；胃肠动力药,如西沙必利和多潘立酮；阿片受体激动剂,如美沙酮；其他一些镇静剂。

其他引起 LQTS 的原因,包括甲状腺功能减退,神经性厌食,人类免疫缺陷病毒感染和心肌梗死。

病理生理

描述正常心脏动作电位将有助于阐明离子通道突变导致 QT 间期延长的效应。心室动作电位由 4 个时相组成:（图 8.1,图 8.2）。

0 期:去极化

快速内向钠通道（fast inward sodium channels, I_{Na}）开放。

1 期:快速复极化

钠通道开始关闭。

2 期:平台期

缓慢激活延迟整流钾通道（slowly activated delayed rectifier potassium, I_{KS}）打开,产

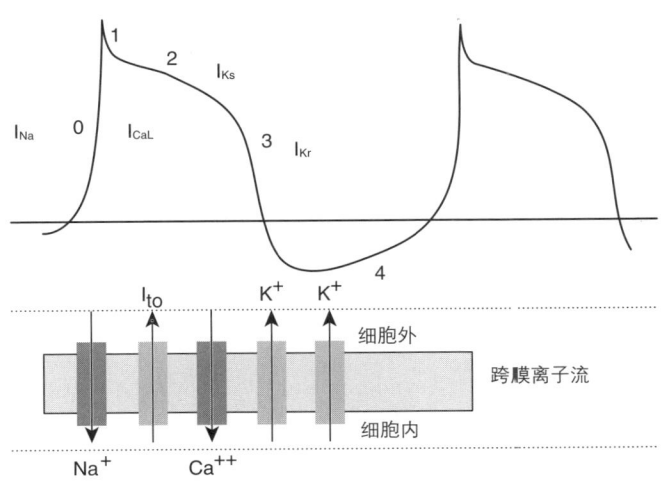

图 8.1 主要离子通道电流是形成单相动作电位的原因

生一个净外向电流，与钙离子通过 L 型钙通道内向电流相匹配，因此是一个平台相。

3 期：复极化

快速激活延迟整流钾通道（rapidly activated delayed rectifier potassium, I_{KR}）打开，产生一个净外向正电流。

4 期：与舒张有关的静息膜电位

LQTS 的遗传学

基因突变可能影响通道的合成、功能和向肌膜的转运。通常突变会导致钾通道功能降低，钠通道和钙通道的功能增强。

长 QT 综合征 1 型（long QT syndrome 1, LQT1; OMIM: #192500）

LQT1 是最常见的 LQTS 类型，占 LQTS 总数的 30%～35%。LQT1 的致病基因是 *KCNQ1* 基因。*KCNQ1* 基因定位于染色体 11p15.5，编码钾离子电压门控通道亚家族 KQT 成员 1（potassium voltage-gated channel subfamily KQT member 1）。*KCNQ1* 基因突变影响缓慢激活延迟整流钾通道（slowly activated delayed rectifier potassium current, I_{KS}）。

与 *KCNQ1* 基因突变有关的疾病是 Jervell-Lange-Nielsen 综合征（Jervell and Lange-Nielsen Syndrome 1, JLNS1; OMIM: #220400），与先天性耳聋相关，遗传模式呈常染色体隐性遗传。常染色体显性遗传的 Romano-Ward 综合征（OMIM: #192500）也与 *KCNQ1* 基因的突变有关。

长 QT 综合征 2 型（long QT syndrome 2, LQT2; OMIM: #192500）

LQT2 是第二常见的 LQTS 类型，占 LQTS 总数的 25%～30%。LQT2 的致病基因是 *KCNH2* 基因，*KCNH2* 基因又被称为人类 ether-a-go-go 相关基因（human ether-a-go-go related gene, hERG）。*KCNH2* 基因定位于染色体 7q35-36，编码钾离子电压门控通道亚家族 H 成员 2（Potassium voltage-gated channel subfamily H member 2）。*KCNH2* 基因突变导致快速激活延迟整流钾通道的功能丧失。

长 QT 综合征 3 型（long QT syndrome 3, LQT3; OMIM: #603830）

LQT3 由的 *SCN5A* 基因突变引起。*SCN5A* 基因定位于染色体 3p21-24，编码钠离子通道蛋白 5 型亚基（sodium channel protein type 5 subunit）。LQT3 的遗传模式呈常染色体显性遗传。*SCN5A* 基因突变导致钠通道功能增强。

长 QT 综合征 4 型（long QT syndrome 4, LQT4; OMIM: #600919）

LQT4 又被称为锚蛋白 B 综合征（ankyrin B syndrome），遗传模式呈常染色体显性遗传。LQT4 的致病基因是 *ANK2* 基因。*ANK2* 基因定位于 4 号染色体上，编码锚蛋白。锚蛋白是与离子通道蛋白（如钠钙交换蛋白）结合的配体蛋白。*ANK2*

基因的突变导致离子通道的活性和定位异常，导致细胞内钙离子水平增加。不是编码离子通道蛋白的基因突变也可能导致 LQTS，LQT4 就是这样的一个例子。

长 QT 综合征 5 型（long QT syndrome 5, LQT5; OMIM: #613695）

LQT5 的致病基因是 *KCNE1* 基因。LQT5 的遗传模式呈常染色体显性遗传。*KCNE1* 基因定位于染色体 21q22.1-22.2。*KCNE1* 基因编码缓慢激活延迟整流钾通道的 β 亚基。

长 QT 综合征 6 型（long QT syndrome 6, LQT6; OMIM: #613693）

LQT6 的致病基因是 *KCNE2* 基因。LQT6 的遗传模式呈常染色体显性遗传。*KNCE2* 基因定位于染色体 21q22。*KCNE2* 基因编码快速激活延迟整流钾通道的 β 亚基（potassium voltage-gated channel subfamily E regulatory subunit 2）。

长 QT 综合征 7 型（long QT syndrome 7, LQT7; OMIM: #170390）

LQT7 又被称为 Andersen-Tawil 综合征。LQT7 的致病基因是 *KCNJ2* 基因。

长 QT 综合征 8 型（long QT syndrome 8, LQT8; OMIM: #618447）或 Timothy 综合征

LQT8 是由 *CACNA1C* 基因突变引起的。*CACNA1C* 基因定位于 12p13，编码电压依赖性 L 型钙通道亚基 α1C（calcium voltage-gated channel subunit alpha1 C）。*CACNA1C* 基因突变导致电压依赖性 L 型钙通道的功能增强。

Timothy 综合征的临床表现特点是长 QT 综合征、并指、免疫缺陷和自闭症。

长 QT 综合征 9 型（long QT syndrome 9, LQT9; OMIM: #611818）

LQT9 是由 *CAV3* 基因（caveolin）突变引起的。*CAV3* 基因定位于 3p25。caveolin 基因编码一种支架蛋白，该蛋白参与钠离子通道的划分和调节。LQT9 的遗传模式尚未阐明。

LQT4 和 LQT9 都是由于与编码非离子通道蛋白的基因突变有关。

长 QT 综合征 10 型（long QT syndrome 10, LQT10; OMIM: #611819）

LQT10 是由 *SCN4B* 基因错义突变引起的。*SCN4B* 基因定位于 11q24，在一个墨西哥家庭中发现这种类型的 LQTS。LQT10 的遗传模式呈常染色体显性遗传。*SCN4B* 基因突变导致钠离子通道功能增加。

病理生理

QT 间期表示从去极化开始到复极结束的时间（心脏动作电位的上升对应 QRS 和 4 期至 T 波下行）（图 8.2）。QT 间期延长是由于钾离子通道的"功能丧失"突变及钠、钙离子通道的"功能增益"突变引起的。

LQT1 去极化早期

去极化早期（early after depolarizations, EAD）发生在动作电位的 2 期。由于

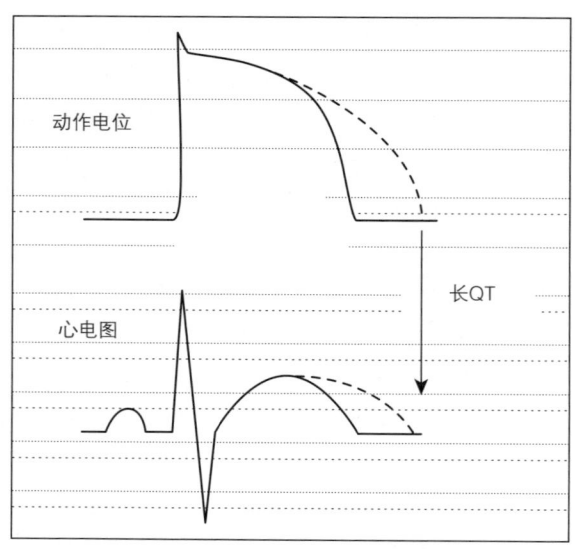

图 8.2 单相动作电位与体表心电图的关系

延迟复极引起 L 型钙通道的再激活。因此，尖端扭转型室性心动过速是由 EAD 触发的搏动引起的，并由折返机制维持。

肾上腺素能冲动增加（如运动或压力）可致 I_{KS} 通道突变，阻止快速心率下的快速复极，可致 LQT1 和 LQT2 心脏事件。

迷走神经冲动增加（如睡眠中）可导致 LQT3 心脏事件。

去极化后（图 8.3）

发生在不可兴奋组织中的后电位去极化后。在 LQTS 中引起室性心动过速（VT）或房性心律失常。可以提前或延迟。

去极化早期

发生在动作电位的 2 或 3 期。由于肾上腺素能刺激，L 型钙离子通道重新激活。

去极化后延迟（delayed after depolarization, DAD）

发生在动作电位的 4 期中。净去极化电流是由于通过钠/钙交换复极后自发释放钙离子而产生的。DAD 对于儿茶酚胺能多形性室性心动过速（catecholaminergic polymorphic ventricular tachycardia, CPVT）中 VT 的启动非常重要。

临床表现

LQTS 的常见症状有晕厥、癫痫和猝死。晕厥和猝死可由尖端扭转型室性心动过速和室性心动过速引起。LQTS 也可以无症状，只在心电图上偶然发现。

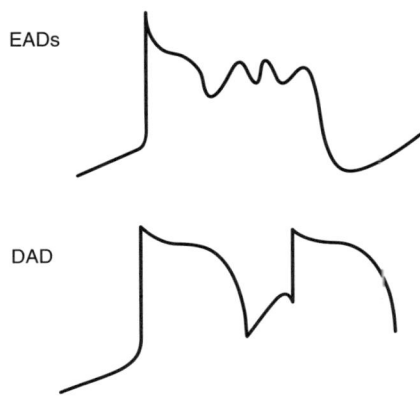

图 8.3　去极化早期（EAD）和去极化后延迟（DAD）

LQTS 患者可以在特定情境下出现症状，如 LQT1 在运动和游泳时出现症状。LQT2 在突然的、声学刺激或压力下出现症状。LQT3 可以在静息或睡眠时出现症状。

如果患者出现心悸、头晕、晕厥和心电图异常，并且有 LQTS、猝死、频发晕厥、癫痫和耳聋家族史时，应怀疑 LQTS 的诊断。

诊断

LQTS 的诊断可能具有挑战性。临床标准能够确定基因突变阳性占总数的 38%，基因突变阳性患者中一定比例 QTc 间期是正常的。LQTS 被误诊为癫痫常见。

Schwartz 评分（表 8.1）根据心电图和临床特征给出 LQTS 的概率。评分 > 4 分高概率 LQTS；评分 2～3 分，中间概率 LQTS，评分 < 1 分的低概率 LQTS。

表 8.1　LQTS 的诊断标准（Schwartz 评分）

ECG 上的发现（未使用已知影响 QTc 的药物）	积　分
Bazett 公式计算 QTc	
≥ 480 ms	3
460 ms～470 ms	2
450 ms（男性）	1
从运动负荷试验结束后第 4 分钟，QTc ≥ 480 ms	1

第 8 章・遗传性心律失常和传导异常

续 表

ECG 上的发现（未使用已知影响 QTc 的药物）	积 分
尖端扭转型室性心动过速	2
T 波改变	1
三个导联 T 波切迹	1
心动过缓（静息心率＜年龄第 2 百分位）	0.5
临床病史	
晕厥伴应激（或）无应激	2 或 1
先天性耳聋	0.5
家族史	
明确 LQTS 的家庭成员（评分≥4）	1
年龄＜30 岁的直系亲属中不明原因心源性猝死	0.5

引自：Schwartz P et al (1993) Diagnostic criteria for the long QT syndrome. An update. Circulation 88(2): 782-4 with permission from Wolters Kluwer. Updated 2011 to include QTc (Bazett) prolongation in recovery。

对于 LQTS，HRS/EHRA/APHRS 专家共识一致推荐：在没有导致 QTc 延长的继发性原因，和（或）明确 LQTS 致病性基因突变之一的情况下，LQTS 风险≥3.5；在没有 QTc 延长的继发性原因的情况下，反复检查 12 导联心电图上 QTc≥500 ms。

心电图

QTc 间期的计算（按心率校正后 QT 间期）

- 由于生活方式和治疗的影响，准确的诊断很重要。QTc 越长，发生尖端扭转型室性心动过速的风险越高。
- 开始于 Q 波，结束于 T 波的末尾。最好在 II 或 V5 导联中计算，但应使用最长 QT 的导联进行测量。
- 计算校正后 QT 间期：这将校正正常人随着心率的增加而缩短的 QT 间期。
- 使用 Bazett 公式计算（单位：秒）：
$QTc = QT/\sqrt{RR}$。
- 用于防止高估的切线"方法"（图 8.4）：在基线上画水平线，沿着 T 波最陡的部分画一条切线，QT 间期在切线与基线相交处结束。

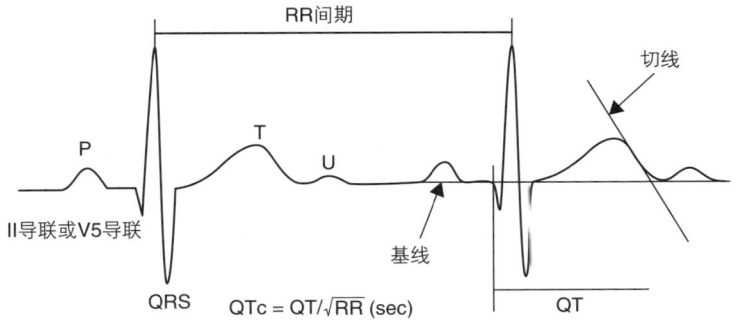

图 8.4　评估 QTc 的切线法

- 宽而异常的 T 波形态可以是特征性的，尽管不能作为诊断 LQTS 类型的依据（图 8.5）：
  - LQT1：基底宽、晚发或正常。
  - LQT2：低振幅、缺口或双峰。
  - LQT3：晚发、高峰、双相、不对称高峰。
  - LQT4：倒置、双峰、低振幅。
  - LQT5：数据不足。
  - LQT6：数据不足。
  - LQT7：T 端下坡延长，U 波突出。

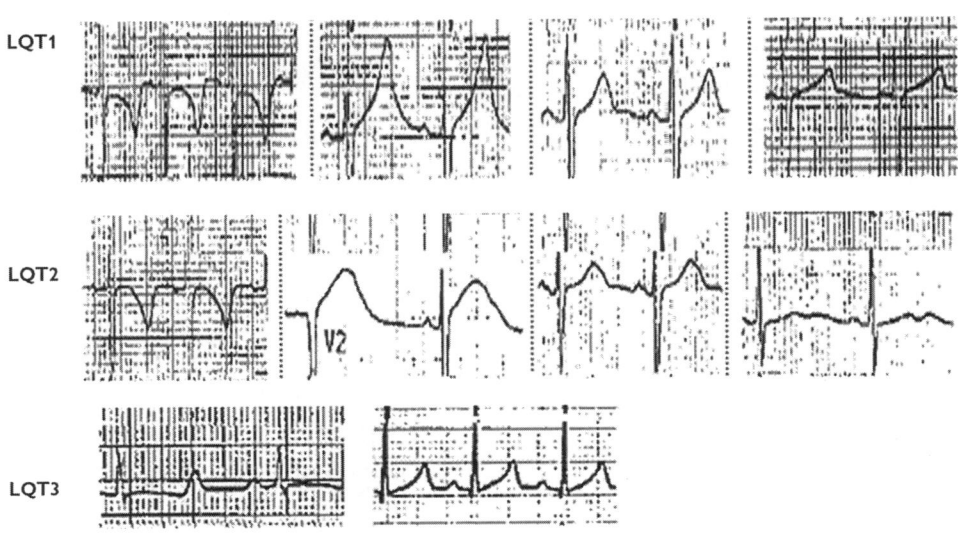

图 8.5　长 QT 综合征 1 型～3 型典型 T 波形态

- LQT8：T 波交替。

尖端扭转型心动过速

1966 年，Dessertenne 首次描述了多形性室性心动过速。心动过速沿假想等电方向特征性旋转，这种心动过速被称为尖端扭转型室性心动过速。

由于不应期（refractoriness），尖端扭转型室性心动过速通常在 10～12 个循环后终止，因此尖端扭转型室性心动过速通常是自限性的。少数情况下可退化为 VF。VT 对常规治疗反应不佳，Ⅰa 类和Ⅲ类药物能够使其加剧。

心率增加时，考虑心房超速起搏、镁和异丙肾上腺素，可通过缩短 QTc 间期来防止尖端扭转型室性心动过速。

检查

运动心电图

在健康人中，心率增加时 QTc 间期缩短有助于舒张期最佳充盈。

在 LQT1 中，运动时的 QTc 间期并不像正常人那样缩短，这在快速恢复阶段可能是最容易理解的。

动态心电图

可能存在日间变化；在 LQT3 中，QTc 间期明显延长可在晚间观察到。T 波改变在静息时不明显，但是可以被识别。可出现心室异位起搏，尖端扭转型室性心动过速，甚至非持续性室性心动过速。

肾上腺素激发试验

有助于识别 LQT1 及未知突变的个体。

通过静脉推注和短暂输注（Shimizu 等）或递增剂量方案（梅奥方案）给药。

QT 增加 > 30 ms 对梅奥方案下 LQT1 状态的敏感性为 92.5%，特异性为 86%，阳性预测值为 76%，阴性预测值为 96%。LQT2.8 可显示 T 波切迹。

- Shimizu 方案：

肾上腺素峰值剂量（团注）和稳态剂量（输注）的差异评估。Shimizu 方案是重要的，因为在 LQT2 中，QT 间期可以先延长后缩短。

肾上腺素剂量 0.1 mg/（kg·min）显著增加 LQT1 突变携带者 12 导联心电图的平均 Q-Tend（QTce）、Q-Tpeak（QTcp）和 Tpeak-end（Tcp-e）间期。在使用肾上腺素之前，用 QTce 测量基因突变携带者的敏感性和特异性分别为 59%（20/34）和 100%（27/27）；而在使用肾上腺素之后，在不影响特异性（100%，27/27）的情况下，敏感性显著提高到 91%（31/34）。可能有助于根据 QT 反应来鉴别 LQT 的亚型。

- 肾上腺素试验假阳性的挑战：

LQT1 和 LQT2 中出现低剂量肾上腺素伴随 QTc 间期缩短的矛盾性增加。

当出现以下情况时，应进行基因检测：当 U 波和 T 波不能明显区分时，基线 QTU 测量应与峰值肾上腺素 QTU 测量进行比较。

肾上腺素试验安全、耐受性好，但是理论上存在尖端扭转型室性心动过速和室性心动过速的风险。患者应向电生理实验室进行适当的咨询和检查。

遗传筛查

在患有 LQTS 的家庭中，重要的是识别所有突变携带者，以便进行风险分层和采取预防措施。这在发生心源性猝死的家庭中也很重要（Ⅰ级推荐，B级证据），用于遗传咨询和筛查病例。

治疗

2017 年 AHA/ACC/HRS 指南和 2013 年 HRS/EHRA/APHRS 专家共识治疗推荐：

Ⅰ类

- 改变生活方式。
- β受体阻滞剂，如果无症状，QTc ≥ 470 ms 和（或）有晕厥或 VT/VF 症状（B 级证据）。
- 使用植入式心脏除颤器（ICD）和β受体阻滞剂，推荐用于有心搏骤停经历的 LQTS 患者，并有合理的生存预期且功能状态良好超过 1 年的患者。
- 在适当 ICD 反复电击患者中，以潜在的 LQTS 类型为指导，尽管使用了最大耐受剂量的β受体阻滞剂，但仍需额外药物加强治疗（B 级证据）。
- 左心交感神经切除术，ICD 和（或）β受体阻滞剂治疗禁忌、拒绝、不能耐受或无效的高危患者（B 级证据）。

Ⅱa 类

- β受体阻滞剂可减少诊断为 LQTS、无症状且 QTc ≤ 470 ms 的患者的心源性猝死率（B 级证据）。
- 在接受β受体阻滞剂治疗时，有晕厥病史和（或）VT 的 LQTS 患者，并有合理的预期生存期，且功能状态良好超过 1 年，应用联合β受体阻滞剂和 ICD 治疗，以减少 SCD。
- 在接受β受体阻滞剂治疗和（或）原位 ICD 治疗时，仍出现进展性事件的 LQT 患者，可行左心交感神经切除术。
- QTc 450 ms 的 LQT3 患者服用钠通道阻滞剂，在用钠通道阻滞剂之一进行急性口服药物试验后，该药物将其 QTc 缩短至 440 ms。

Ⅱb类

在接受β受体阻滞剂治疗时，以潜在的LQTS类型为指导，QTc > 550 ms的无症状患者可考虑增加药物治疗、左心交感神经切除术或ICD（B级证据）。

Ⅲ类

未经β受体阻滞剂治疗的无症状LQTS患者，除特殊情况外，不建议植入ICD。

生活方式

如果患者参加竞技体育运动，应接受专家意见。LQT1患者必须在监督下游泳或避免游泳。因为这种类型的LOT进行游泳时，触发心血管事件的概率是33%。LQT2患者应避免声学刺激，尤其是在睡眠期间。电话和闹钟应该从卧室里移走。避免使用延长QTc间期和消耗钾和镁的药物。

药物治疗

β受体阻滞剂

β受体阻滞剂是药物治疗的支柱，在LQT1和LQT2中有较强证据支持使用，而在LQT3中由于人口较少、数据有限，尚有争议。

β受体阻滞剂缩短QTc。在LQT1、LQT2中比LQT3中抗肾上腺素作用更强。对于沉默突变，可预防和减少心源性猝死。β受体阻滞剂可在有症状患者妊娠期间使用。在LQT3，当迷走神经刺激容易发生心脏事件和暂停依赖性尖端扭转时，应注意与起搏器结合使用，有助于预防EADS。在LQT3中，Schwartz方法是使用β受体阻滞剂，首先使用普萘洛尔，根据症状和心率2.0～3.0 mg/（kg·d），然后在无症状患者（根据年龄和QT持续时间有少数例外）和有症状的患者中改用纳多洛尔（nadolol），以改善依从性。在β受体阻滞剂难治的高危LQTS患者中，通道特异性治疗的应用有限。

美西律（mexilitine）

美西律是ⅠB类抗心律失常药。钠通道阻滞剂，因此可用于LQT3。已被证明能缩短人类的QTc间期。

氟卡尼（flecainide）

氟卡尼是ⅠC类抗心律失常药。钠通道阻滞剂，因此可用于LQT3。

雷诺嗪（ranolazine）

雷诺嗪是钠通道阻滞剂（持续抑制或晚期内向钠电流），因此可用于LQT3。

尼可地尔（nicorandil）

尼可地尔是钾通道开放剂，能够促进LQT1和LQT2复极化。未来的药物也许包括改善通道转运的药物，例如应用于对β受体阻滞剂无反应的LQT2亚型的鲁马卡托（lumicaftor）。

起搏器

心房起搏使心率增加至80次/分，有助于缩短QTc。对暂停依赖性（pause dependent）或心动过缓诱发的VT有用（Ⅰ类建议）。起搏器使β受体阻滞剂的药物剂量提高，而不会引起心动过缓的症状。

植入式心脏除颤器（ICD）

β受体阻滞剂对于70%的患者有效，而剩下30%的患者发生心脏事件的风险增加。对于那些症状持续但未接受治疗的患者，β受体阻滞剂和起搏器不能防止其猝死，在5年内有心搏骤停的高风险。10岁以下儿童和晕厥患者有心搏骤停和死亡的风险。

- 二级预防

ICD用于晕厥、VT、心源性猝死和心搏骤停患者的二级预防。

- 一级预防

具有以下特征的LQT3高危人群，特别是β受体阻滞剂治疗存在禁忌：QTc > 550～600 ms，T波交替，窦性停搏。

- 重要事实

新生儿和儿童植入ICD可能具有挑战性或不可行。

QT间期过长或T波形态异常伴较小的R波可导致T波超感（T wave oversensing），引起不适当的放电。这能够通过降低仪器的灵敏度，编程修改R波检测阈值和增益衰减曲线来克服。仪器编程通常需要VF专用区，截止速率大于220～240次/分。如果VT区被编程，延长VT检测时间以允许自我终止短暂的尖端扭转型室性心动过速发作，可以防止对VT的过度治疗，并可以减少因ICD放电诱导的高肾上腺素能刺激导致的周期性VT/VF发生率。

外科手术

左心交感神经切除术（left cardiac sympathetic nerve denervation, LCSD）

LCSD减少晕厥和心搏骤停患者的死亡率。对于β受体阻滞剂治疗失败的患者，应考虑左颈交感神经切除术（left cervical sympathectomy）。胸腔镜手术（VATS）颈交感神经切断术的最新经验表明，其对心室的LQT和CPVT的心律失常一级和二级预防均有良好的疗效。

LCSD可与β受体阻滞剂或ICD联合应用。

尤其是在儿童中，相对于 ICD 及其伴随的长期并发症风险，LCSD 应被视为适当的治疗选择。

临床困境

哮喘与 LQTS

β 受体激动剂用于治疗哮喘，容易引起室性心律失常。β 受体阻滞剂能够引起支气管痉挛。不能因支气管痉挛而拒绝心脏症状的治疗，应使用心脏选择性的 β 受体阻滞剂。

基因变异阳性，但 QTc 间期正常

LQT1 患者中沉默突变携带者最高（36%）。LQT3 基因突变不太可能导致正常 QTc（10%）。"沉默"携带者接受 β 受体阻滞剂治疗，是一种预防和防治危及生命的心律失常的方法。

儿童

儿童的治疗与成人相似。应仔细考虑永久起搏器和 ICD 植入的影响：保持植入寿命长。病程中可能需要更换几次机体和新的导线。植入并非没有风险。通过静脉通路放置新的导线可能成为一个问题。如果有家族史，应进行基因筛查。

对于无症状儿童携带者和其父母，可能会发现处理他们"携带者身份"的心理问题更具有挑战性。

运动员

运动员中孤立性 LQTC 的意义尚不清楚。孤立性 LQTC 可能代表运动性心脏的左心室肥厚增加，但也可能是离子通道突变和心脏猝死倾向性的唯一表现。

Bazett 公式可能与优秀运动员无关。

一项研究发现，无症状运动员 QTc > 500 ms，可存在运动时 QTc 延长或其一级亲属有 LQTS；460 ms < QTc < 500 ms，在运动测试或 Holter 上没有典型特征，没有 LQTS 家族史，在 Schwartz 评分得分中等。研究表明，只有 QTc 间期 > 500 ms 的优秀运动员才应该被限制参加运动，基因分型可能对决定是否参与运动训练有帮助。

HRS/EHRA/APHRS 专家共识声明：推荐参加竞技体育的 LQTS 患者应接受专家意见。

妊娠和分娩时的长 QT 综合征

妊娠时心排血量和心率升高、心律失常。多学科治疗方法包括产科医生、心脏病医生、麻醉医生的参与和生育计划的实施。诊断应在产前门诊进行。对于妊娠合并 LQTS 患者心律失常的发生率知之甚少。一项回顾性研究表明，产后发生

心律失常的风险为10%。可能的病因包括雌激素、孕激素升高导致肾上腺素能刺激，导致离子通道功能突变等。

一般原则

应避免疼痛、缺氧、高碳酸血症、颤抖、焦虑、体温过低、低血糖和高血糖。在疼痛和压力下，由于肾上腺素能刺激，有发生心律失常的风险。避免使用延长QTc的药物。应检查电解质并复查。

LQT1和LQT2孕妇，应持续使用β受体阻滞剂，因为它们不致畸。但是β受体阻滞剂可能导致胎儿宫内生长受限、心动过缓和低血压。β受体阻滞剂虽可排泄到母乳中，但是给健康的新生儿带来的风险微乎其微。在LQT3孕妇中，应避免心动过缓。

Valsalva动作能延长健康个体的QTc，因此应通过辅助分娩缩短第二产程。如果安装ICD或永久起搏器（permanent pacemaker, PPM）应采用双电极。否则，须将设备重新编程为异步起搏。

分娩过程中的麻醉与镇痛

可以给予LQTS产妇阿片类药物，尽管这些药物可能无法缓解疼痛。局部麻醉药物降低肾上腺素释放。可采用硬膜外麻醉、蛛网膜下腔阻滞以及硬膜外和蛛网膜下腔联合麻醉。

剖腹产时，局部麻醉优于硬膜外麻醉，因为阻滞水平可以控制，降低了低血压的风险。

全身麻醉：静脉注射和吸入麻醉剂延长QTc（表8.2）；抗焦虑药，如咪达唑仑，阻止儿茶酚胺释放。

表8.2 麻醉药物对QT间期的影响

项目	延长QT间期	不延长QT间期
诱导剂	氯胺酮 Ketamine	依托咪酯 Etomidate
	硫喷妥钠 Thiopental	美索必妥 Methohexital
		丙泊酚 Propofo
吸入麻醉剂	地氟醚 Desflurane	
	安氟醚 Enflurane	
	氟烷 Halothane	
	异氟烷 Isoflurane	

续 表

项　目	延长 QT 间期	不延长 QT 间期
神经肌肉阻滞剂	泮库溴铵 Pancuronium	阿曲库铵 Atracurium
	琥珀胆 Succinylcholine	维库溴铵 Vecuronium
		顺阿曲库铵 Cisatracurium
阿片类药物	美沙酮 Methadone	阿芬太尼 Alfentanil
	舒芬太尼 Sufentanil	芬太尼 Fentanyl
		吗啡 Morphine
苯二氮䓬类		咪达唑仑 Midazolam
神经肌肉阻滞逆转剂	新斯的明 Neostigmine	
	阿托品 Atropine	
止吐药	昂丹司琼 Ondansetron	环丙嗪 Cyclizine
拟交感神经药	肾上腺素 Adrenaline	去氧肾上腺素 Phenylephrine
	去甲肾上腺素 Noradrenaline	
	多巴胺 Dopamine	
	多巴酚丁胺 Dobutamine	
	异丙肾上腺素 Isoproterenol	

引自：Source: data from Drake E., Preston R., and Douglas J. (2007) Brief review: anaesthetic implications of long QT syndrome in pregnancy. *Can J. Anaesthesia* 54(7): 561–72.

预后

LQTS 患者首次晕厥的死亡率为 30%。10 岁以下男性 LQTS 患儿的死亡率较高，10 岁之后男性和女性几乎相似。LQT3 往往更具致命性。

风险分层

高危预测因素

QTc 持续时间是最有力的风险预测指标。

在对 647 例 LQT1、LQT2 和 LQT3 突变携带者的分析中，当 QTc 间期在最低四分位数（＜446 ms）时，这些携带者 40 岁时晕厥或猝死的发生率低于 20%，而在最高四分位数（＞498 ms）时，晕厥或猝死的发生率超过 70%。在上述研究中，识别特别高风险患者（40 岁前心血管事件风险＞50%）的特征包括 LQT1 携带者的 QTc＞500 ms，LQT2 男性携带者，LQT1 细胞质环突变，LQT1 显性负离子电流效应突变和 LQT2 孔区突变，临床表现为 Jervell-Lange-Nielsen 综合征和 Timothy 综合征。

低风险的预测因素（40 岁心血管事件发生风险＜30%）

包括 LQT1 携带者 QTc＜500 ms，LQT2 男性携带者，隐匿的突变阳性患者。LQT2 基因 C 端区突变有轻症倾向。

尽管其中一些亚组病例数量很少，治疗效果也没有得到控制，但上述发现强调了这种疾病的风险是一个连续谱的概念。

参考文献

[1] Saenen, B. and Vrints, C.J. Molecular aspects of the congenital and acquired Long QT Syndrome: Clinical implications. *J Mol Cellul Cardiol,* 2008; 44: 633-46.

[2] Schwartz, P.J., et al. Genotype-phenotype correlation in the long-QT syndrome, gene-specific triggers for life-threatening arrhythmias. *Circulation* 2001; 103: 89-95.

[3] Priori, S.G., et al. Executive summary: HRS/EhRA/APHRS expert consensus statement on the diagnosis and management of patients with inherited primary arrhythmia syndromes. *Europace,* 2013; 10: 1389-1406.

[4] Modell, S.M and Lehmann, M.H. The long QT syndrome family of cardiac ion channelopathies: A HuGE review. *Genet Med* 2006; 8: 143-55.

[5] Shimizu, W., et al. Diagnostic value of epinephrine test for genotyping LQT1, LQT2, and LQT3 forms of congenital long QT syndrome. *Heart Rhythm* 2004; 1: 276-83.

[6] Ackerman, M.J., et al. Epinephrine-induced QT interval prolongation: a gene-specific paradoxical response in congenital long QT syndrome. *Mayo Clin Proc,* 2002; 77: 413-21.

[7] Vyas, H., et al. Epinephrine QT stress testing in the evaluation of congenital long QT Syndrome: Diagnostic accuracy of the paradoxical QT response epinephrine QT stress testing in the evaluation of congenital long-QT. *Circulation,* 2006; 113; 1385-92.

[8] Khositseth, A., et al. Epinephrine induced T-wave notching in congenital long QT syndrome. *Heart Rhythm* 2005; 2: 141-6.

[9] Al-Khatib, S.M., et al. 2017 AHA/ACC/HRS guideline for management of patients ventricular arrhythmias and the prevention of sudden cardiac death: executive summary.

[10] Schwartz, P.J., et al. All LQT3 patients need an ICD-true or false? *Heart Rhythm,* 2009; 6: 113-20.

[11] Ruan, Y., et al. Therapeutic strategies for long QT syndrome: Does the molecular substrate matter? *Cir Arrhythmia Electrophysiol,* 2008; 1: 290-7.

[12] Moss, A.J., et al. Safety and efficacy of flecainide in subjects with long QT-3 syndrome (DeltaKPQ mutation): a randomized, double-blind, placebo-controlled clinical trial. *Ann Noninvasive Electrocardiol,* 2005; 10: 59-66.

[13] Moss, A.J., et al. Ranolazine shortens repolarization in patients with sustained inward sodium current due to type-3-long-QT syndrome. *J Cardiovasc Electrophysiol,* 2008; 19: 1289-93.

[14] ACC/AHA/HRS 2008 Guidelines for Device-Based Therapy of Cardiac Rhythm Abnormalities. *J Am Coll Cardiol,* 2008; 51: e1-e62.

[15] Collura, C.A., et al. Left cardiac sympathetic denervation for the treatment of long QT syndrome and catecholaminergic polymorphic ventricular tachycardia using video-assisted thoracic surgery. *Heart Rhythm,* 2009; 6: 752-9.

[16] Thottathil, P., et al. Risk of cardiac events in patients with asthma and long-QT syndrome treated with beta(2) agonists. *Am J Cardiol,* 2008; 102(7): 871-4.

[17] Priori, S.G., et al. Risk stratification in the long-QT syndrome. *New Eng J Med* 2003; 348: 1866-74.

[18] Basavarajaiah, S., et al. Prevalence and significance of an isolated long QT interval in elite athletes. *Eur Heart J,* 2007; 28: 2944-9.

[19] Rashba, E.J., et al. Influence of pregnancy on the risk for cardiac events in patients with hereditary long QT syndrome. *Circulation,* 1998; 97: 451-6.

[20] Drake, E., et al. Brief review: Anesthetic implications of long QT syndrome in pregnancy. *Can. J. Anaeth,* 2007; 54: 561-72.

[21] Priori, S.G., et al. Risk stratification in the long QT syndrome. *New Engl J Med* 2003; 348: 1866-74.

[22] Barsheshet, A., et al. Mutations in cytoplasmic loops of the KCNQ1 channel and the risk of life-threatening events: implications of mutation-specific response to beta-blocker therapy in type 1 long-QT syndrome. *Circulation* 2012; 125: 1988-96.

[23] Moss, A.J., et al. Increased risk of arrhythmic events in long-QT syndrome with mutations in the pore region of the human ether-a-go-go-related gene potassium channel. *Circulation* 2002; 105: 794-9.

[24] Shimizu, W., et al. Genotype-phenotype aspects of type 2 long QT syndrome. *J Am Coll Cardiol,* 2009; 54: 2052-62.

[25] Schwartz, P.J., et al. The Jervell and Lange-Nielsen syndrome: natural history, molecular basis, and clinical outcome. *Circulation,* 2006; 113: 783-90.

[26] Splawshi, I., et al. Ca(V)1.2 calcium channel dysfunction causes a multisystem disorder including arrhythmia autism. *Cell,* 2004; 119: 19-31.

[27] Donger, C., et al. KVLQT1 C-terminal missense mutation causes a forme fruste long-QT syndrome. *Circulation,* 1997; 96: 2778-81.

Brugada 综合征

Brugada 综合征（Brugada syndrome）的特征是右心前区导联 ST 段下斜型抬高，Brugada 综合征与心脏结构正常的心脏病患者因 VF 导致猝死的发生率增加相关。

流行病学

Brugada 综合征发病率约 5/10 000，但诊断率低，因为 ECG 模式通常是隐秘且变化各异的。20% 的 Brugada 综合征相关猝死发生在心脏结构正常的患者中。Brugada 综合征中，男性占优势，男女比例约 8:1。东南亚地区患病率较高。

遗传学

- Brugada 综合征的遗传模式呈常染色体显性遗传。
- 20%～25% 的患者与 *SCN5A* 基因突变相关，*SCN5A* 编码心脏钠通道 α 亚基。研究发现 *SCN5A* 启动子的多态性在亚洲人中更常见，这些多态性往往使 Na^+ 电流降低。
- 低于 5% 的患者与 *CACNA1C* 基因突变相关，*CACNA1C* 基因编码 L 型钙通道的 α1 亚基。
- 其他突变发生在不到 1% 的病例中，包括：甘油-3-磷酸脱氢酶 1 样蛋白（Glycerol-3-phosphate dehydrogenase 1-like protein，*GPD1L*），影响 I_{to} 电流的钾离子通道亚基 KCNE3；*SCN1B* 编码功能修饰钠通道 β1 亚基；*CACNB2b* 编码 L 型钙通道的 β 亚基等。

临床表现

Brugada 综合征患者可能出现心悸、头晕、晕厥或心搏骤停，但是平时往往无症状。典型心律失常在休息或睡眠期间发生。

诱发因素包括自主神经系统失衡、低钾血症、低体温、心动过缓、发热性疾病、缺血、药物（框 8.1）、膳食。

心电图

- 诊断依赖于位于第 2、3 和 4 肋间隙的 ≥ 1 个右心前区导联中至少 2 mm 的

> **框 8.1　诱导 Brugada 心电图模式的药物**
>
> Ⅰa 类和Ⅰc 类抗心律失常药
> β 受体阻滞剂
> 三环类抗抑郁药（tricyclic antidepressants）
> 布比卡因（bupivacaine）
> 丙泊酚
> 尼可地尔（nicorandil）
> 锂（Lithium）
> 可卡因（cocaine）

"下斜型"ST 抬高，T 波倒置（1 型模式）。这可以是自发性或由钠通道阻滞剂诱导的。

- 2 型心电图有"马鞍型"外观，具有逐渐下降的至少 2 mm 的 ST 抬高，正向或双向 T 波。
- 3 型 ECG 有"马鞍型"或"下斜型"外观，ST 抬高 < 1 mm。
- 2 型和 3 型 ECG 不能诊断 Brugada 综合征，除非在给予钠通道阻滞剂后转化为 1 型 ECG 模式。
- 一度房室传导阻滞和心房颤动（10%～53%）也很常见。

信号平均心电图（signal averaged electrocardiogram, SAECG）上的晚期电位是常见的，并且这种晚期电位是 VF/VT 的独立预测因子。动态心电图监测可以在睡眠期间检测到 ST 段抬高。运动测试可能在恢复期检测 ST 段抬高。饱餐试验（full-stomach test）可能诱发特征性心电图变化。在发热发作期间的心电图，可能提示诊断。

药理学挑战

治疗 Brugada 综合征的药物是阿义马林（ajmaline）1 mg/kg，静脉注射超过 5 分钟，或氟卡尼 2 mg/kg，静脉注射超过 10 分钟（极量 150 mg）。

如果出现以下情况，应停止给药：1 型心电图继续进展；2 型 ECG 中的 ST 段增加 > 2 mm；出现心律失常；QRS 增宽至基线的 130%。

对于有高度房室传导阻滞（即二度或三度传导阻滞）风险的患者，应在安置临时起搏导线后，在 EP 实验室进行测试。

在来自 4 个 *SCN5A* 突变家族的 147 例患者中，药物激发的敏感性为 80%，特异性为 94.4%，阳性预测值为 93.3%，阴性预测值为 82.9%。

诊断

Brugada 综合征通过静息时或药物激发后是否存在 1 型心电图进行诊断。

- 其他特征：不明原因的晕厥；不明原因的癫痫发作；记录的 VF 或多形性 VT；有心源性猝死家族史，并且 < 45 岁；家庭成员中发现有"下斜型"ECG；夜间濒死呼吸（nocturnal agonal respiration）。
- 鉴别诊断：包括心肌炎，心包炎，右束支传导阻滞，急性心肌梗死，肺栓塞，主动脉瘤或夹层，低钾血症，高钾血症，致心律失常性右心室心肌病，体温过低。

引入了上海评分标准，提供了与长 QT 综合征 Schwartz 评分相似的诊断概率评分（表 8.3）。

表 8.3 用于诊断 Brugada 综合征的上海评分系统

		得分
Ⅰ . ECG（12 导联 / 动态）*		
A	标准导联或高位导联的自发性 1 型 Brugada 心电图	3.5
B	发热诱导的标准导联或高位导联 1 型 Brugada 心电图	3
C	2 型或 3 型 Brugada ECG，在药物诱发下转换为 1 型	2
Ⅱ . 临床病史**		
A	不明原因的心脏骤停或记录的 VF/ 多形性 VT	3
B	夜间濒死样呼吸	2
C	疑似心律失常性晕厥	2
D	机制不明 / 病因不明的晕厥	1
E	年龄 < 30 岁、无其他病因的心房扑动 / 颤动患者	0.5
Ⅲ . 家族史		
A	具有明确 BrS 的一级或二级亲属	2
B	一级或二级亲属有可疑 SCD（发热、夜间活动、加重 Brugada 的药物）	1
C	一级或二级亲属不明原因 SCD，< 45 岁，尸检阴性	0.5

续 表

	得分
Ⅳ. 遗传学检测的结果	
A BrS 易感基因可能的致病性突变	
评分（需要至少 1 项 ECG 结果）	
＞3.5 分 可能 / 确诊的 BrS	
2～3 分 可能的 BrS	
＜2 分 不能诊断	

注：* 此类别内得分最高者只计一次积分，此类别必须选一项。
** 此类别内得分只取一次最高分。
引自：Antzelevitch C. (2016) "J Wave Syndromes Consensus Conference: Emerging Concepts & Gaps in Knowledge" Heart Rhythm 13(10): e: 295-324 with permission from Elsevier。

病理生理

SCN5A 的作用

所有被研究的 *SCN5A* 突变都被证明会导致 I_{Na} 功能降低，多种机制如下。

- Na^+ 通道无法表达；
- I_{Na} 激活或失活导致的电压依赖性的偏移；
- 进入中间激活状态，从失活状态中恢复得更慢。
- 加速 Na^+ 通道的失活。
- Na^+ 通道无法向肌膜运输。

电生理机制

Brugada 综合征的确切电生理机制尚不确定，但已提出两种主要假设。

- 跨壁复极化离散（transmural dispersion of repolarization, TDR）：与心内膜相比，瞬时外向钾电流（I_{to}），驱动早期复极化，在心外膜中表达更强，因此更容易受到 I_{Na} 降低的影响。这导致动作电位中的缺口加重，并产生"尖峰和穹窿"形状，在 ECG 上呈现出"马鞍型"ST 抬高。随着 I_{Na} 的进一步降低，心外膜动作电位穹窿丢失。这种损失是不均匀的，导致复极化的心外膜离散，并为 2 期折返制造了一个脆弱的窗口，这形成了早搏，触发跨壁层之间的 VT/VF。
- 右心室流出道传导延迟：当右心室的膜电位更正时，这导致电流从右心室流向右心室流出道（RVOT）。这时，电流再次通过细胞外空间回流。这导致右心前区导联 ST 段抬高。早搏被认为起源于早期和延迟去极化之间的边界区域，这些早搏可能引发心律失常。确实，右心室壁中的跨壁传导延迟可能促进了复极化离散。

风险分层和治疗

- 对于 Brugada 综合征，ICD 是唯一确定的有效治疗的方法。
- 心搏骤停幸存是安置 ICD 的 I 类适应证，54 个月随访心搏骤停的复发率为 69%。
- VF 的风险随 Brugada 综合征分型而变化：自发性 1 型心电图和晕厥 VF 的风险为每年 1.9%～8.8%，自发性 1 型心电图且无晕厥 VF 的风险为每年 0～6.4%；无症状诱发的 1 型 ECG 风险为每年 0～0.73%。
- 对于一级预防，风险最高的是患有自发性 1 型心电图和有晕厥病史的男性，与药物诱发的 1 型心电图相比，风险增加了 7.7 倍。
- 具有自发性 1 型模式的无症状患者处于中等风险，电生理学检查（EPS）可能有所帮助，尽管这些尚有争议。
- 阳性家族史或存在 SCN5A 突变，不能预测结局。
- 患者应避免使用诱发 Brugada 型 ST 段抬高的药物（框 8.1）。
- 一项新的风险评分具有良好的鉴别能力，评价项目包括心电图模式、早期家族性 SCD 病史、诱发性电生理检查、晕厥或心源性猝死未遂（aborted SCD）和窦房结疾病等心律失常事件。但是这些评价项目仍需要验证。

EPS 在风险分层中的作用

对包含 1 312 名 Brugada 综合征患者个体水平数据的八项研究结果的荟萃分析显示：

随访期间（中位数 38 个月），室性心律失常的诱发与心血管事件相关（HR=2.66）。在第 1 项（HR=2.92）和第 2 项（HR=3.67）研究中，在额外刺激诱发的个体中观察到了最大的风险。未诱发的患者表现出每年 1% 的室性心律失常风险，取决于临床特征，如晕厥史和自发性 1 型心电图，这表明减少诱发因素并不能排除心律失常风险。

药物治疗

奎尼丁是一种非特异性 I_{to} 阻断剂，在一项小型试验中，76% 的患者恢复了动作电位穹窿，并且防止了 EPS 诱发的心律失常。

异丙肾上腺素和西洛他唑（cilostazol），增加 Ca^{2+} 电流，用于控制 Brugada 患者的"电风暴"。

导管消融术

对于频发 ICD 放电的患者，已经建议心外膜消融 RVOT 中的长碎裂电位。初步结果似乎令人鼓舞，近 90% 的患者 ECG 恢复正常，室性心律失常复发率较低。

儿童 Brugada 综合征

- Brugada 综合征在儿童中很少见，关于预后的数据很少。在最近一项对 30 名儿童的研究中，存在自发性 1 型心电图模式的儿童风险最大，并且男性发病率不高。
- 发热可诱发心律失常。
- 阿义马林（ajmaline）测试安全和可行，但应在青少年晚期或成年早期重复，因为阳性检测结果可能会随着年龄的增长而变化。
- 植入 ICD 具有显著的并发症发生率，奎尼丁可能起作用。

参考文献

[1] Hong, K., et al. Value of electrocardiographic parameters and ajmaline test in the diagnosis of Brugada syndrome caused by SCN5A mutations. *Circulation*, 2004; 110: 3023-7.

[2] Bayés de Luna, L., et al. Current electrocardiographic criteria for diagnosis of Brugada pattern: a consensus report. *J Electrocardiol*, 2012; 45: 433-42.

[3] Priori, S.G., et al. Executive summary: HRS/EHRA/APHRS expert consensus statement on the diagnosis and management of patients with inherited primary arrhythmia syndromes. *Europace* 2013; 15: 1389-406.

[4] Antzelevitch, C., et al. J-wave syndromes expert consensus conference report: emerging concepts and gaps in knowledge. *Heart Rhythm*, 2016; 13: e295-324.

[5] Yan, G.X. and Antzelevitch, C. Cellular basis for the Brugada syndrome and other mechanisms of arrhythmogenesis associated with ST segment eleveation. *Circulation*, 1999; 100: 1660-6.

[6] Tukie, R., et al. Delay in right ventricular activation contributes to Brugada syndrome. *Circulation*, 2004; 109: 1272-7.

[7] Brugada, J, et al. Determinants of sudden cardiac death in individuals with the electrocardiographic pattern of Brugada syndrome and no previous cardiac arrest. *Circulation*, 2003; 108: 3092-6.

[8] Probst, V., et al. FINGER Registry. *Circulation*, 2010; 121: 635-43.

[9] Sieira, J., et al. A score model to predict risk of events in patients with Brugada syndrome.

Eur Heart J 2017; 38: 1756-63.

[10] Sroubek, J., et al. Programmed ventricular stimulation for risk stratification in the Brugada Syndrome: A pooled analysis. *Circulation,* 2016; 133: 622-30.

[11] Belhassen, B., et al. Efficacy of quinidine in high risk patients with Brugada syndrome. *Circulation,* 2004; 110: 1731-7

[12] Nademanee, K., et al. Prevention of ventricular fibrillation episodes in Brugada syndrome by catheter ablation over the anterior right ventricular outflow tract epicardium. *Circulation,* 2011; 123: 1270-9.

[13] Probst, V., et al. Clinical aspects and prognosis of Brugada syndrome in children. *Circulation* 2007; 115: 2042-8.

早期复极综合征

早期复极综合征（early repolarization syndrome, ERS）是在从某些原因不明的心室颤动或多形性室性心动过速复苏的患者中诊断的综合征，并且在这些患者的12导联ECG上具有某些特征。考虑到室性心律失常和心源性猝死（SCD）风险的重要性，该综合征的具体机制尚不清楚。研究表明，与心电图上无早期复极化（early repolarization, ER）的患者相比，发生特发性心室颤动和心电图上有ER的患者结局较差。上述研究结果也得到了另外两项单中心研究的支持，其中随访期间，心电图上的ER模式是特发性VF患者发生室性心律失常的预测因子。

更进一步，ST段水平或下降，J波点振幅≥2mm的ER模式在特发性VF患者中更常见。结果还显示，与年龄和性别匹配的健康对照相比，存在SCD家族史的家族中，家庭成员中心电图上ER模式的比率增加。尽管如此，相反地，在普通人群中，无论ST段水平或J波点振幅如何，ER对心血管10年死亡率没有影响。因此，ER是否独立地导致室性心律失常风险增加尚且未知。

流行病学

ER模式的患病率在一般人群中为1%～13%，在特发性VF病例中为15%～70%。男性与ER模式密切相关。ER模式在非裔-美国人群和东南亚人群更常见。

遗传学

家族性ER综合征：遗传模式呈常染色体显性遗传，伴有不完全外显。*KCND3*基因是致病基因，*KCND3*基因编码I_{to}钾通道（Kv4.3）。

诊断

2013 HRS/EHRA/APHRS ER 综合征诊断专家共识建议。

- 在从其他原因不明的 VF/ 多形性 VT 复苏患者的标准 12 导联 ECG 中，≥ 2 个连续下侧导联存在 ER 模式，和（或）侧导联中存在 ≥ 1 mm 的 J 波点升高。
- 在尸检和病历审查阴性的 SCD 患者中，先前标准 12 导联 ECG 中，≥ 2 个连续下外侧导联存在 ER 模式，和（或）侧导联中存在 ≥ 1 mm 的 J 点抬高（图 8.6）。

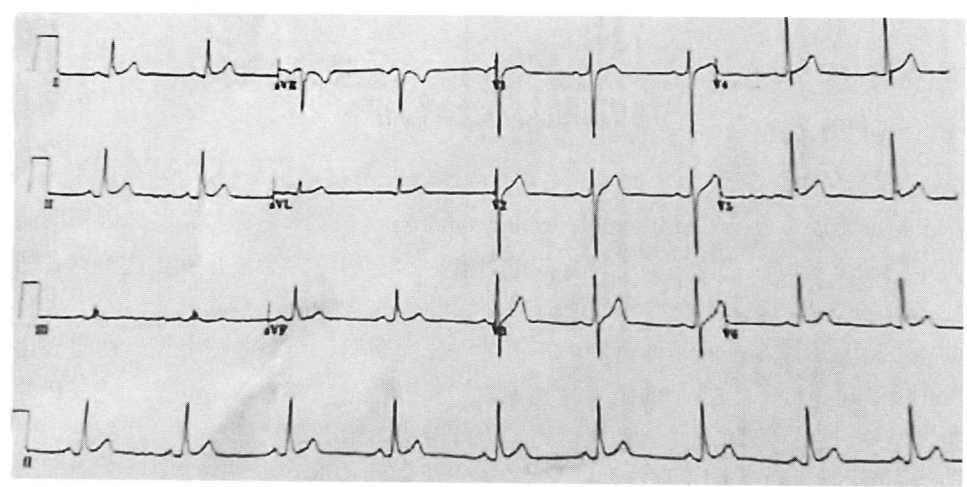

图 8.6　12 导联 ECG 显示 ER 模式。在 ≥ 2 个连续的下外侧导联中 J 波升高

检查

- 不明原因的 VF 或多形性 VT 的复苏是诊断 ER 综合征的主要标准之一，因此所有患者都需要排除其他停搏原因。
- 检查应包括超声心动图、冠状动脉造影、心脏磁共振成像和心内膜活检。
- 还应考虑排除遗传性离子通道病，如肾上腺素输注的长 QT 综合征和氟卡尼或阿义马林输注的 Brugada 综合征。
- 12 导联动态心电图监测，以检测心动过缓期间 ER 模式的证据。

风险分层

- J 点波幅 ≥ 2 mm。

- J 波点抬高后的 ST 段水平或 ST 段下降。
- 图 8.7 和图 8.8 用于 ER 模式。

治疗

见表 8.4。

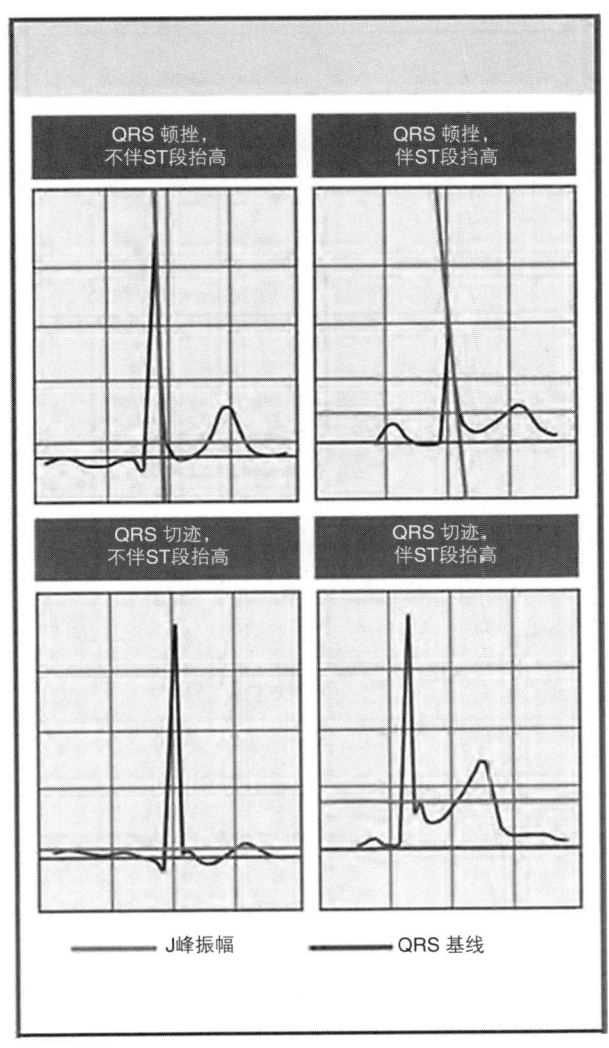

图 8.7　早期复极模式。QRS 末端切迹和顿挫，伴有和不伴有 ST 段（J 终止）抬高。上面的细线指示切迹和顿挫振幅，J 峰（J peak, Jp），而下面的浅色线提示参考的基线，相对于其应有振幅。深色线表示 R 波降支初始部分的切线。所有这些波形都是早期复极化模式的图示

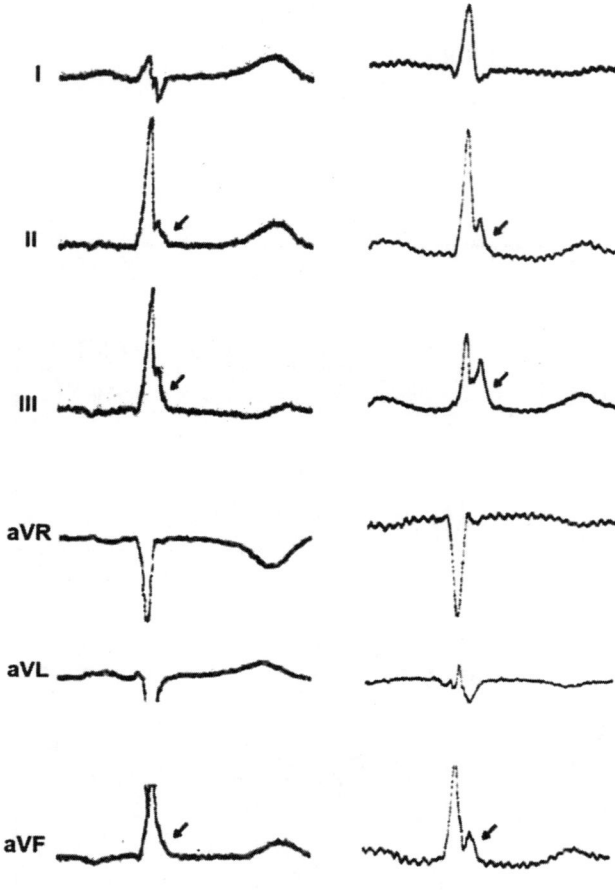

图 8.8 早期复极模式

注：J 波抬高后水平型 ST 段和 ST 段下降的示例。

表 8.4 治 疗 建 议

I 类	
1	对心电图上有 ER 模式的无症状患者，建议进行观察而不进行治疗（证据 B）
2	对于心电图上有 ER 模式，心搏骤停病史和持续性室性心律失常的患者，建议安装 ICD（B 级证据）
II a 类	
1	在诊断为 ER 综合征的患者中，异丙肾上腺素输注可用于抑制电风暴
2	除 ICD 外，奎尼丁可用于诊断为 ER 综合征患者 VF 的二级预防

续 表

Ⅱb类	
1	对于 ER 综合征家族成员，有晕厥病史和 ER 模式的患者，可考虑植入 ICD
2	对于有以下无症状个体，但是存在高危心电图特征（J 点波幅 ≥ 2 mm 且 ST 段水平或 ST 段下降），或有强阳性青少年 SCD 家族史，有或没有致病突变的情况下，可考虑植入 ICD
Ⅲ类	
1	不建议对心电图 ER 模式的患者进行基因检测（B 级证据）

引自：Priori SG, et al. (2013) "Executive summary: HRS/EHRA/APHRS expert consensus statement on the diagnosis and management of patients with inherited primary arrhythmia syndromes" Europace 10: 1389–1406 and Al-Khatib SM, et al. (2017) "AHA/ACC/HRS guideline for management of patients ventricular arrhythmias and the prevention of sudden cardiac death: executive summary" Circulation 138(13): 272–391。

短 QT 综合征

诊断

短 QT 综合征（short QT syndrome, SQTS）的诊断标准是 QTc ≤ 340 ms。如果 QTc ≤ 360 ms，且符合以下中的一个或多个，则应考虑 SQTS。

- 确认的致病性变异。
- SQTS 家族史。
- 40 岁以下猝死家族史。
- 在没有心脏病的情况下，VT/VF 发作后存活的患者。

遗传学

已经有五个基因与 SQT 相关，分别是 *KCNH2*、*KCNQ1*、*KCNJ2*、*CACNA1C* 和 *CACNB2b*，但是遗传筛选的比例仍然很低（总体约为 20%）。

在所有年龄组中都是高度致死的，包括出生后第 1 个月的儿童，且在 40 岁之前首次心搏骤停的概率 > 40%，但可能存在报告偏倚。

治疗

根据 ECS SCD 指南，建议在以下情况下植入 ICD：心源性猝死未遂的幸存者，和（或）有记录的自发性持续室性心动过速（Ⅰ类）。

能接受 ICD，但有 ICD 禁忌证，或拒绝 ICD 的诊断为 SQTS 的患者可考虑使用奎尼丁或索他洛尔（Ⅱb 类）。

根据目前的建议，奎尼丁可考虑用于诊断为 SQTS 和 SCD 家族史的无症状患者（Ⅱb类）。

参考文献

[1] Haissaguerre, M., et al. Sudden cardiac arrest associated with early repolarization. *N Eng J Med,* 2008; 358: 2016−23.

[2] Aizawa, Y., et al. Electrical storm in idiopathic ventricular fibrillation is associated with early repolarization. *J Am Coll Cardiol,* 2013; 62: 1015−19.

[3] Siebermair, J., et al. Early repolarization pattern is the strongest predictor of arrhythmia recurrence in patients with idiopathic ventricular fibrillation: results from a single centre long-term follow-up over 20 years. *Europace,* 2016; 18: 718−25.

[4] Honarbakhsh, S., et al. Medium-term outcomes of idiopathic ventricular fibrillation survivors and family screening: a multicenter experience. *Europace,* 2017; 19: 1874−80.

[5] Rosso, R., et al. Distinguish "benign" from "malignant early repolaziation": the value of the ST-segment morphology. *Heart Rhythm,* 2012; 9: 225−9.

[6] Tikkanen, J.T., et al. Long-term outcome associated with early repolarization on electrocardiography. *N Engl J Med,* 2009; 361: 2529−37.

[7] Nunn, L.M., et al. Prevalence of J-point elevation in sudden arrhythmic death syndrome families. *J Am Coll Cardiol,* 2011; 58: 286−90.

[8] Pargaonkar, V.S., et al. Long-term prognosis of early repolarization with J-wave and QRS slur patterns on the resting electrocardiogram: a cohort study. *Ann Intern Med,* 2015; 163: 747−55.

[9] Rosso, R., et al. J-point elevation in survivors of primary ventricular fibrillation and matched control subjects: incidence and clinical significance. *J Am Coll Cardiol,* 2008; 52: 1231−8.

[10] Derval, N., et al. Prevalence and characterization of early repolarization in the CASPER registry: cardiac arrest survivors with preserved ejection fraction registry. *J Am Coll Cardiol,* 2011; 58: 722−8.

[11] Rosso, R., et al. Risk of sudden death among young individuals with J waves and early repolarization: putting the evidence into perspective. *Heart Rhythm,* 2011; 8: 923−9.

[12] Haruta, D., et al. Incidence and prognostic value of early repolarization pattern in the 12-lead electrocardiogram. *Circulation,* 2011; 123: 2931−7.

[13] Juntila, M. J., et al. Inferolateral early repolarization in athletes. *J Interv Card Electrophysiol,* 2011; 31: 33−8.

[14] Sinner, M.F., et al. A meta-analysis of genome wide association studies of the electrocardiographic early repolarization pattern. *Heart Rhythm* 2012; 9: 1627−34.

[15] Priori, S.G., et al. Executive summary: HRS/EHRA/APHRS expert consensus statement on the diagnosis and management of patients with inherited primary arrhythmia syndromes.

[16] Al-Khatib, S.M., et al. 2017 AHA/ACC/HRS guideline for management of patients ventricular arrhythmias and the prevention of sudden cardiac death: executive summary
[17] Mazzanti, A., et al. Novel insight into the natural history of short QT syndrome. *J Am Coll Cardiol*, 2014; 63: 1300-8.

儿茶酚胺能多形性室性心动过速

儿茶酚胺能多形性室性心动过速（catecholaminergic polymorphic ventricular tachycardia, CPVT）是一种结构正常心脏中的遗传性心律失常，容易因为运动或儿茶酚胺应激而形成特征性室性心动过速。

遗传学

RyR2 基因和 *CASQ2* 基因是 CPVT 的致病基因。*RyR2* 基因和 *CASQ2* 基因定位于 1 号染色体上。*RyR2* 基因编码心脏雷诺丁受体 2（ryanodine receptor 2, RyR2），约 50% 的 CPVT（CPVT1；OMIM: #604772）是由 *RyR2* 基因突变引起的，呈常染色体显性遗传。*CASQ2* 基因编码心脏肌钙集蛋白（cardiac calsequestrin），是造成较罕见的形式（CPVT2；OMIM: #611938）的原因，呈常染色体隐性遗传。

对 49 例不明原因猝死患者的尸检进行分子分析发现：17% 的患者携带 *RyR2* 基因的致病性突变。1/3 的 CPVT 患者有不明原因的心源性猝死家族史。

病理生理

雷诺丁受体 2 是一种在心肌组织中表达的肌浆网（sarcoplasmic reticulum, SR）通道蛋白。肌集钙蛋白（calsequestrin）是 SR 中的一种钙贮存蛋白。两者在调节细胞内钙离子的过程中起着关键作用。在肾上腺素刺激过程中，突变可导致钙离子的过度释放，触发去极化后延迟（delayed after depolarization, DAD），为心律失常的发生提供基础。

临床表现

CPVT 的特征表现为运动或儿茶酚胺应激引起的晕厥。发病年龄在 2～38 岁，平均 7～14 岁。已确定的 *RyR2* 基因突变在男性中更常见，并与较早期发病有关。由于儿童时期晕厥和最初检查结果正常，诊断可能会出现明显的延迟。

心电图

CPVT 患者静息心电图正常。心律失常的特征是多形性 VT，以 180°沿心电轴旋转，以搏动为基础，双向 VT，典型的右束支传导阻滞形态，伴有 R、L 轴偏移。这种特征性心律失常在运动中恒定发生，心率超过 110 次/分时首先观察到室性异位心律，随着运动的增加进展为更频繁和复杂的室性心律失常。在交感神经活动增加的时间内，负荷试验或动态心电图记录的室性异位心律，应引起对 CPVT 的怀疑。CPVT 对运动的反应具有可重复性，这使得运动试验成为监测抑制异位活动和评估 VT 治疗效果的有效工具。

检查

主要通过运动试验（exercise test）和 24 小时动态心电图确诊。肾上腺素激发试验比运动试验能够更有效地诱发心律失常。超声心动图用以排除晕厥和 VT 的其他原因。

遗传学检测：诊断率为 50%，但如果检查结果显著阳性，则建议进行。

程序性电刺激：没有帮助，因为只有在少数病例中，非持续性心律失常才是可诱导的。

治疗

建议改变生活方式，避免运动和压力相关的诱发因素。

对临床诊断为 CPVT 和无症状的 *CPVT* 基因阳性患者使用 β 受体阻滞剂。优选长效的、非选择性的药物，如纳多洛尔。通过运动试验监测疗效，调整药物剂量。

氟卡尼能够作为 β 受体阻滞剂的补充，用于 CPVT 确诊患者，因为他们在服用 β 受体阻滞剂时经历频发性晕厥，多形性或双向性 VT。

钠离子通道阻滞剂和胺碘酮不能有效抑制 CPVT 患者的心律失常。

单独使用维拉帕米或维拉帕米与 β 受体阻滞剂联合使用，在多个临床试验中没有取得持续一致的成功，当前不推荐使用。

ICD 适用于心搏骤停的幸存者，和那些同时使用 β 受体阻滞剂，并有晕厥或有阳性记录的 CPVT 患者。在 ICD 植入后需继续使用 β 受体阻滞剂。

颈交感神经切除术已被证明能抑制那些对 β 受体阻滞剂无反应的 VT/VF 患者，或复发性 VF 风暴患者。

预后

对 CPVT 的家系研究估计，未经治疗的患者在 30 岁时的死亡率为 30%～50%。既定的药物治疗并不完全有效。多达一半服用 β 受体阻滞剂的患者有明显的心律失常，50% 的植入 ICD 并继续服用 β 受体阻滞剂的患者仍因室性快速心律失常可能出现休克。

临床困境

由于哮喘患者对 β 受体阻滞剂不耐受，治疗 CPVT 给他们带来了巨大的挑战。对患者进行个体化评估，并应仔细考虑拟使用 β 受体阻滞剂的住院患者临床试验。如果 β 受体阻滞剂试验失败，那么可以考虑不大成熟的疗法，诸如维拉帕米。现在越来越重视在这些患者中推荐 ICD，因为担心如果没有达到 β 受体阻滞剂剂量，是否还有足够的保护效力。在这些患者中，由于对运动的偏执，存在显著的不适当接受休克的风险。可以通过编程、延长检测 VT 和只检测 VF 区来降低休克的风险。

参考文献

[1] Tester, D.J., et al. A molecular autopsy of 49 coroner's cases. *Mayo Clin Proc,* 2004; 79: 1380-4.

[2] Priori, S.G., et al. Clinical and molecular characterisation of CPVT. *Circulation,* 2002; 106: 69-74.

[3] Leenhardt, A., et al. CPVT in children. *Circulation,* 1995; 91: 1512-19.

[4] Sumitomo, N., et al. CPVT: electrocardiographic characteristics and optimal therapeutic strategies to prevent sudden death. *Heart,* 2003; 89: 66-70.

[5] Napolitano, C., et al. Diagnosis and treatment of CPVT. *Heart Rhythm,* 2007; 4: 675-8.

[6] Krahn, A.D., et al. Diagnosis of unexplained cardiac arrest. *Circulation* 2005; 112: 2228-34.

[7] Clinical indications for genetic testing in familial SCD syndromes: an HRUK position statement. *Heart* 2008; 94: 502-7.

[8] Zipes, D.P., et al. ACC/AHA/ESC 2006 guidelines for management of patients with ventricular arrhythmias and the prevention of sudden cardiac death. *Europace,* 2006; 8: 746-837.

[9] Francis, J., et al. Catecholaminergic polymorphic ventricular tachycardia. *Heart Rhythm,* 2005; 2: 550-4.

遗传性心脏传导异常

进行性心脏传导疾病（progressive cardiac conduction disease, PCCD, Lev-Lenegre disease）与 SCN5A、SCN5A 重叠综合征、SCB1B、SCN10A、connexin、TRPM4 突变有关。

年轻患者（< 50 岁）存在不明原因的进行性传导异常：心脏结构正常，没有骨骼肌病，尤其是存在 PCCD 家族史的患者。

心电图显示 PR 间期和 QRS 间期延长，进展到完全性房室传导阻滞，导致晕厥和死亡。电生理学研究显示 HV 间期延长，但 AH 间期正常。

窦房结功能障碍（sinus node dysfunction, SSS）

窦房结功能障碍表现为间歇性窦性暂停、长时间窦性停搏。

遗传学

HCN4 基因（hyperpolarization activated cyclic nucleotide gated potassium channel 4，超极化激活环核苷酸门控钾离子通道 4）突变的研究；4 个基因突变中的 1 个解释了（起搏）电流，并负责起搏器细胞的自发去极化。

在常染色体隐性遗传性儿茶酚胺性室性心动过速中，CASQ2 基因突变（集钙蛋白）也与此病有关。SCN5A 基因突变也与本病有关。

结构性病变

强直性肌营养不良（见第 9 章）

> 40 岁、PR > 240 ms 的高危患者应每 6～12 个月随访一次。

推荐在电生理检查时进行 HV 间期测量，如 I 度房室传导阻滞或 QRS > 100 ms，心悸，晕厥前兆表现，术前全身麻醉。在电生理检查中，如果 HV 间期 > 70 ms，则应安装永久起搏器。小部分患者 HV 间期延长和永久起搏器发展为 VT，由于束支折返或壁内束支，导致晕厥或猝死。

推荐在安装永久起搏器的患者中对 VT 进行永久起搏器监测。

AMP 活化的蛋白激酶（PRKAG2）

AMP 激酶，通过提高单磷酸腺苷 /ATP 比值而激活，以减少 ATP 的利用。

PRKAG2 突变可导致肥厚，异常 MV/TV 环形成，沃－帕－怀综合征（Wolff-Parkinson-White syndrome, WPW; OMIM: #194200）（68%）。

很少发展为房室折返性心动过速，VT 发病率低。

38% 的患者因进行性传导性疾病和病态窦房结综合征（sick sinus syndrome）而需要安装起搏器治疗，平均年龄为 38 岁。

层蛋白 A/C（见第 7 章 DCM 与早衰样核纤层蛋白病）。

神经肌肉疾病

以下情况与传导性疾病风险增加有关，包括 Kearns-Sayre 综合征（Kearns-Sayre syndrome, KSS; OMIM: #530000，眼-体病；慢性进行性眼外肌麻痹、双侧色素性视网膜病变和心脏传导异常的三联征）。Erb 营养不良（肢带肌）。腓骨肌营养不良。

这些患者应监测 I 度、II 度和 III 度房室传导阻滞和束支传导阻滞的证据。进展到房室传导阻滞是不可预测的。

此外还包括 Holt-Oram 综合征（Holt-Oram syndrome, HOS; OMIM: #142900），致病原因是 *Tbx5* 基因突变，表现为上肢桡骨异常、间隔缺损和传导性疾病。

功能性-先天性和儿童房室传导阻滞

罕见，发生率为 1/20 000 活产儿。产妇自身免疫性疾病。90%～99% 的患者在 6 月龄前得到确诊。孕妇抗 SSA/Ro 抗体和（或）抗 SSB/La 抗体经胎盘传递。胎儿传导系统不可逆性纤维化。

在其余患者中，心脏传导阻滞被认为是特发性/非免疫性的。近 70% 的不完全性房室传导阻滞进展为完全性房室传导阻滞。

诊断

依据先证者、病史、家族史、心电图和影像学检查，如心脏超声、MRI，诊断 PCCD。

对于早发性 PCCD 家族史阳性，如传导异常、早期安装永久起搏器、猝死，考虑行遗传学检测。开展针对性检测，PCCD 伴结构性心脏病，特别是家族史阳性患者。

风险分层

在有症状的晚期房室传导阻滞或 I 度房室传导阻滞和双束支传导阻滞的患者中，猝死的发病率显著增高。III 度 AVB 增加了猝死的风险，尤其是在有症状的情况下。

对于 PCCD，尚没有基于基因型的风险分层。

管理

安装起搏器的 I 类证据

间歇性或永久性Ⅲ度或高度房室传导阻滞。有症状的莫氏 I 型或 II 型房室传导阻滞。

起搏器的 II a 类适应证

在诊断为 PCCD 和双束支传导阻滞的患者中，伴有或不伴有 I 度房室传导阻滞。

ICD 可用于诊断为 PCCD 和层蛋白 A/C 突变伴左心室功能障碍和（或）非持续性室性心动过速的患者。

EPS 也许在肌营养不良中起作用。

对于 *SCN5A* 基因突变，避免使用具有减慢传导特性的药物，以及避免加重因素，如发热等。

密切随访无症状的家庭成员。筛查家庭成员，结合全面的临床资料，对 PCCD 突变阳性的家系进行逐级筛查。

遗传性 / 家族性心房颤动

心房颤动（atrial fibrillation, AF，房颤）是临床上最常见的持续性心律失常，约占人群的 1% 以上，在 65 岁以上人群中患病率高达 6%。大多数房颤患者存在相关心脏病理因素，如高血压心脏病、瓣膜性心脏病和动脉粥样硬化性心血管疾病等。孤立性心房颤动占人群的 2%～16%，具体的比例取决于研究的人群。在孤立性和继发性心房颤动患者中都有阳性的心房颤动家族史。最近对弗雷明汉（Framingham）和冰岛人群队列的分析表明，如果父母在 60 岁之前受到影响，父母心房颤动会使后代心房颤动的相对风险增加到 4.7 倍。

作为单基因疾病的心房颤动

在家族性心房颤动中发现了几个染色体位点，突变与家族成员病情呈共分离。突变位点多数引起钾离子通道功能增加，钾离子通道突变导致动作电位时程缩短有关。

心房颤动遗传学（表 8.5）

表 8.5　家族性 AF 相关基因和基因座

染色体位置	遗传方式	基因
家族性心房颤动单基因		
10q22	常染色体显性遗传	
6q14～16	常染色体显性遗传	
10p11～q21	常染色体显性遗传	
12p12	常染色体显性遗传	
5p15	常染色体显性遗传	
11p15	常染色体显性遗传	KCNQ1
3p21	常染色体显性遗传	SCN5A
12p13	常染色体显性遗传	KCNA5
11q13～14	常染色体显性遗传	KCNE3
21q22	常染色体显性遗传	KCNE2
17q23	常染色体显性遗传	KCNJ2
1p36～35	常染色体显性遗传	NPPA
5p13	常染色体隐性遗传	NUP155
家族性心房颤动伴其他离子通道病		
11p15	常染色体显性遗传	KCNQ1，短 QT 综合征
7p35	常染色体显性遗传	KCNH2，短 QT 综合征
3p21	常染色体显性遗传	SCN5A，长 QT 综合征

种族变异和低外显率表明其他基因可能相互影响而形成疾病表现型。

在有潜在结构性心脏病或有心房颤动心血管危险因素的患者中，大量 SNP 与心房颤动相关。KCNE1、血管紧张素和连接蛋白 40 中的一些 SNP 已经在患者队列中被发现。

心房颤动还可能发生在其他单基因心脏病中，包括肥厚型心肌病、骨骼肌病、家族性淀粉样变性和其他导致心房形态改变的疾病。此外还有与离子通道有关的疾病，包括LQTS、Brugada综合征和SQTS。

　　大量与心房颤动相关的基因已经被鉴定出来。然而这些突变是罕见的，并不能解释大多数家族性房颤。家族性房颤是一种异质性疾病，目前其遗传原因大部分仍然不清楚。在研究领域之外，不推荐对这些患者进行遗传学检测。

第 9 章

神经肌肉疾病和代谢性疾病

Neuromuscular disorders and metabolic disease

神经肌肉疾病的一般问题	226	肢带型肌营养不良	236
强直性肌营养不良 1 型	229	面肩肱肌营养不良	237
强直性肌营养不良 2 型	232	遗传性代谢性疾病的一般问题	238
Xp21 肌营养不良患者的心脏损害	232	溶酶体贮积病	240
X 连锁 Emery-Dreifuss 肌营养不良	234	脂肪酸氧化异常	244
		糖原贮积病	247
早衰样核纤层蛋白病（EDMD2 和 LGMD1B）	235	达农病	249
		同型胱氨酸尿症	250

神经肌肉疾病的一般问题

许多遗传性神经肌肉疾病中可能存在与心脏相关的症状和体征（表9.1）。在某些情况下，那些与心脏相关的症状和体征可能是神经肌肉疾病的首要表现。在家族史中仔细寻找线索，可能会发现其他个体罹患孟德尔遗传神经肌肉疾病，如Duchenne-Becker肌营养不良（DBMD）、强直性肌营养不良（myotonic dystrophy, MD）和Emery-Dreifuss肌营养不良（Emery-Dreifuss muscular dystrophy, EDMD）。

表9.2描述了最常见的与心脏相关的神经肌肉疾病。对于许多其他神经肌肉疾病，报道心脏受累的情形可能不常见，但可以通过系统的心脏评估来检测。

神经肌肉疾病的临床表现

神经肌肉疾病的临床表现主要是骨骼肌疾病，并有骨骼肌疾病的症状和体征，例如肌无力、肌张力低下和肌肉萎缩。心脏病变的症状和体征通常在自然病史的较晚阶段才出现，如进行性假性肥大性肌营养不良（Duchenne muscular dystrophy, DMD；OMIM: #310200）。在某些特定的疾病中，患者出现心肌病的时间可能在表现出骨骼肌疾病之前，例如肢带型肌营养不良（limb girdle muscular dystrophy, LGMD）。通常认为骨骼肌疾病不仅仅只局限于骨骼肌自身，也许偶尔也会影响心脏，如面肩肱肌营养不良症（facioscapulohumeral muscular dystrophy, FSHD）；反之亦然，患有心肌病的个体也有可能会出现肌无力。

心脏受累的临床表现包括心肌病、心律失常和传导性疾病。心肌病最有可能在DMD、贝克肌营养不良（Becker muscular dystrophy, BMD; OMIM: #300376）和LGMD中出现。心律失常最有可能在强直性肌营养不良1型（DM1; OMIM: #160900）和EDMD（AD或XL-R）中出现。传导性疾病最有可能在DM1，DM2（OMIM: #602668），EDMD1（OMIM: #310300）和EDMD2（OMIM: #181350）中出现。

家族史

遗传性神经肌肉疾病的遗传模式可以是常染色体显性遗传、隐性遗传和X连锁遗传。遗传模式将影响对受累个体及其亲属的鉴别诊断、检查和管理。

在心脏受累的情况下需要寻找疾病的特殊线索，包括有心源性猝死，不明原因死亡的家族史；有安装起搏器或植入心脏除颤器的家族史；有白内障，先天性

表 9.1 神经肌肉疾病的主要心脏表现总结

疾病	OMIM#	遗传模式/蛋白质/基因座	心脏症状/体征
强直性肌营养不良 1 型（DM1）	#160900	常染色体显性遗传 肌钙蛋白激酶（DMPK） 19q13.2～13.3	传导性疾病（16%），需要植入 PPM 心律失常，室性心动过速（9%），室性心动过速（3%） SCD 风险小（每年 0.6%）[1] 心肌病（20% 为 DCM；2% 有心力衰竭的明显症状） 心电图：心动过缓，房室传导阻滞，LAD，束支传导阻滞，房性心律失常
强直性肌营养不良 2 型（近端强直性肌病：PROMM 或 DM2）	#602668	常染色体显性遗传 Zinc finger protein-9（ZNF9） 3q13.3～24	与 DM1 患者相比，心脏异常的频率较低，严重程度较轻 传导性疾病 心肌病罕见 在 CMRI 上偶尔发生 LGE
Duchenne 肌营养不良（DMD）	#310200 #300376	X 连锁 Dystrophin Xp21	心肌病和呼吸功能障碍通常在神经肌肉症状出现数年后发生 心电图异常（>90% 特征性右心前区高 R 波和深 Q 波，Ⅰ，AVL，V5，V6 导联） 心肌病，50% 为 DCM 心律失常，主要是室上性心律失常 10%～20% 出现心源性猝死，通常是青少年，大多数死亡与心力衰竭相关
Becker 肌营养不良（BMD）	#300376	X 染色体连锁 Dystrophin Xp21	心肌病，扩张型心肌病（60%） 心律失常 最常见的死亡原因是心力衰竭，心脏移植可能是合适的 预后较好，大多数患者存活至 40～50 岁 心脏受累独立于骨骼肌受累
X 连锁心肌病（CMD3B）	#302045		扩张型心肌病伴骨骼肌极轻微受累

续表

疾病	OMIM#	遗传模式/蛋白质/基因座	心脏症状/体征
先天性肌营养不良（MDC） Merosin（laminin A2 chain） positive	#609456 #607855 #853800	常染色体隐性遗传 Merosin 阳性 Merosin/4p16.3 Merosin 缺失 Laminin alpha-2 (LAMA2)/ 6q22~23 Fukayama 型 Fukitin/19q13.3	罕见心律失常
Emery-Dreifuss 肌营养不良； X-linked（EDMD1）	#310300	X 连锁 Emerin Xq28	大多数患者患有心肌病（DCM） 传导性疾病伴心律失常 SCD，常因传导性疾病或恶性室性心律失常 推荐安装预防性起搏器/ICD
Emery-Dreifuss 肌营养不良； 常染色体显性型（EDMD2）	#181350	常染色体显性遗传 Lamin A/C 1q11~21	30 岁时，>95% 的患者发生传导异常 19~55 岁时，35% 的患者发生 DCM 有 SCD 的报告 需要预防性 ICD
Emery-Oreifuss 肌营养不良： 常染色体隐性遗传型 （EDMD3）	#604929		可能心脏受累不太常见
肢带肌营养不良症 LGMD1A LGMD1B LGMD1C	#159000 #159001 #607801	常染色体显性遗传 Myoolin 5q31 Lamin A/C 1q21.2 Caveoin-3 3p25	LGMD1B 和 LGMD1E 中存在心脏受累 传导性疾病 扩张型/致心律失常型心肌病 可能有心脏移植的指征

表 9.2　常见的肌营养不良伴明显心脏受累

疾　　病	涉及心脏疾病	遗传模式	蛋白质	患病率 /10 000
Duchenne MD	DCM	XL-R	肌营养不良蛋白（Dystrophin）	8.76
贝克 MD	DCM	XL-R	肌营养不良蛋白（Dystrophin）	7.29
肌强直性营养不良	心律失常，DCM	AD	DMPK	10.4
EDMD1（XL-R）	心律失常，DCM	XL-R	核膜蛋白	0.13
EDMD2（AD）	心律失常，DCM	AD	核纤层蛋白 A/C	0.20
LGMD2I	DCM	AR	Fukutin 相关蛋白	0.43

心脏病和新生儿死亡或死胎（DM1）的家族史。

检查与检验

　　肌酸激酶（creatine kinase CK）
　　在 DMD、BMD、LGMD 和 EDMD 中通常升高明显。在 DM1 中仅轻微升高。
　　肌电图（electromyography, EMG）
　　在 DMD、BMD、LGMD 和 EDMD 中均有 EMG 阵性的表现，可证实是全身性肌肉疾病。EMG 在 DM1 中有明显的肌强直的证据，但是 EMG 在 DM2 中无肌强直的证据。
　　肌肉活检
　　通常不是诊断典型的 DMD、BMD、DM1、LGMD 或 EDMD 所必需的。然而，如果最初的分子检查是正常的，或者患者存在不典型的临床表现时，可以进行肌肉活检。
　　有关蛋白质、基因的分子测试（表 9.2）。

强直性肌营养不良 1 型

　　强直性肌营养不良 1 型（DM1）是成人最常见的肌营养不良类型，DM1 的特点是骨骼肌无力，肌强直，白内障和心脏传导异常。DM1 是由染色体 19q13.3 上 DMPK 基因（营养不良性肌强直蛋白激酶，dystrophia myotonica protein kinase）非翻译区（untranslated region）的三核苷酸 CTG 重复扩增引起的，遗传模式呈常染色体显性遗传。这种 DM1 显示出了遗传预期性，早代受累轻微，后代受累更加严重。

DM1 的临床特征

DM1 的严重程度、发病年龄与 CTG 重复序列长度呈中度相关。

发病的年龄
- 先天性 DM1：临床表现为重度肌张力低下，关节弯曲和呼吸衰竭。CTG 重复序列片段长度通常 > 1 000 bp。新生儿呼吸衰竭后死亡率高达 20%～40%。儿童期运动功能逐渐改善，青少年期出现典型的 DM1 症状和体征。
- 儿童 DM1：通常在 10 岁以下出现 DM1 症状和体征，伴有认知障碍。CTG 重复序列片段长度 > 800 bp。随着时间的推移，逐渐出现典型的 DM1 症状和体征。
- 经典 DM1：20 岁后出现 DM1 症状和体征，CTG 重复序列片段长度范围为 50～1 000 bp。

DM1 的心脏外部特征
- 骨骼肌无力：以面肌无力和肢体远端无力最常见，肢体远端无力包括手指屈曲、手腕屈伸和踝背屈无力。随着时间的推移，从上述肢体远端无力发展到近端无力。
- 肌强直：握手后难以放松，或肌肉"僵硬"，肌强直在肌肉收缩后异常地缓慢舒张。
- 呼吸功能受损：膈肌无力联合外部胸廓肌无力。
- 吞咽困难：咽部肌无力和（或）肌强直，导致患者容易发生误吸。
- 肌痛：与肌强直无关。
- 早老性白内障：以多色性"圣诞树"为特征，但星状也较常见。
- 内分泌特征：男性过早秃顶，糖尿病，胰岛素抵抗和甲状腺功能减退。
- 学习困难：早发性疾病的突出特点之一。
- 过度嗜睡：最有可能是中枢睡眠调节紊乱。
- 胃肠道受累：是常见但未被认识到的特征，包括年轻时发生胆结石，肠易激综合征和胃排空延迟。

DM1 的心脏特征

DM1 中心脏受累非常常见，高达 90% 的 DM1 个体存在心脏受累。CTG 重复序列片段长度与心脏表现相关性较差。
- 心律失常：传导性疾病是早期特征，发生率 30%～75%。房室传导阻滞最可能是由于 HIS 束的脂肪浸润所致。心房扑动和心房颤动最常见，发生率约 25%，而室性心律失常较少见。

DM1 中猝死发生率 10%～33%，通常发生在成年后，但在小于 12 岁的青少年中也有报道。通常猝死归因于传导性疾病，但室性心动过速和心室颤动也有报道。

高达 20% 的 DM1 患者发展为扩张型心肌病（DCM），尽管症状较少出现。

- 心电图异常：心动过缓。PR 间期延长，最初 PR 间期在"正常范围"内，之后进展为 I 度房室传导阻滞。左前分支传导阻滞（left anterior hemiblock, LAH）导致电轴左偏（left axis deviation, LAD）。还可以出现束支传导阻滞，包括左束支传导阻滞（left bundle branch block, LBBB），右束支传导阻滞（right bundle branch block, RBBB）和双分支传导阻滞（包括 RBBB 和 LAH）。此外还可以出现心房颤动和心房扑动。
- 心脏监测的推荐：推荐 DM1 患者每年进行一次常规 12 导联心电图检查，每 2 年进行一次 24 小时动态心电图检查，每 5 年进行一次心脏超声检查。

侵入性电生理检查（invasive electrophysiological study, EPS）在猝死危险分层中的常规应用是有争议的。非随机研究显示，有创（如果 HV > 70 ms，EPS+ 起搏治疗）与无创（仅当高度阻滞时，EPS）比较时，有创组的存活率有改善。

建议 EPS 的标准：I 度 HB（PR > 200 ms）；QRS > 100 ms，不论 QRS 是否增宽；有心悸伴节律失常的证据；晕厥或晕厥前；为大手术做术前准备。

管理指南

左心室功能不全，传导阻滞和心律失常按照目前的临床实践指南进行管理。

对于起搏治疗，无症状患者的适应证仍有争议。HV 间期 > 70 ms 被认为是安装起搏器指征，而完全性房室传导阻滞的进展速度的相关数据尚不清楚。

植入型心律转复除颤器（implant dcardioverter defibrillator, ICD）：如果有植入起搏器的适应证，且预期生存期超过 1 年，可考虑植入 ICD，尽管也存在起搏器患者猝死的病例。

结局

所有 DM1 患者的预期寿命都减少，并且发病年龄越年轻，肌无力越严重，相关死亡风险越高。人群研究中 DM1 患者平均死亡年龄 53 岁。死因中，呼吸性死因占 43%，心血管源性猝死占 31%。

延伸阅读

Feingold, B, et al. Management of cardiac involvement associated with neuromuscular diseases: A scientific statement from the American Heart Association. *Circulation*, 2017; 136: e200-31.

Lazarus, A, et al. Relationships among electrophysiological findings and clinical status, heart function, and extent of DNA mutation in myotonic dystrophy. *Circulation,* 1999; 99, 1041-6.

Lazarus, A., et al. Long term follow up of arrhythmias in patients with myotonic dystrophy treated by pacing: a multicenter diagnostic pacing study. *J Am Coll Cardiol,* 2002; 40: 1645-52.

Lund, M., et al. Cardiac involvement in myotonic dystrophy: A nationwide cohort study. *Eur Heart J,* 2014; 35: 2158-64.

Wahbi, K., et al. Electrophysiological study with prophylactic pacing and survival in adults with myotonic dystrophy and conduction system disease. *JAMA* 2012; 307: 1292-301.

强直性肌营养不良 2 型

强直性肌营养不良 2 型（DM2）比 DM1 临床病程更温和。DM2 是一种常染色体显性遗传疾病，是由 *ZNF9* 基因的三核苷酸 CTG 重复扩增引起的，*ZNF9* 基因定位于染色体 3q21 上。DM2 发病率预期比 DM1 少。

临床特征

DM2 的临床特点与 DM1 相似，但是心脏受累不太常见，心脏症状也不太严重。DM2 中，心脏受累占 20%，但是 DM2 心脏异常的临床表现较 DM1 难以辨认。心脏传导异常见于 20% 的 DM2 患者，包括房室传导阻滞和心室内传导阻滞。合并 DCM 的 DM2 患者可发生心源性猝死（sudden cardiac death, SCD）。

Xp21 肌营养不良患者的心脏损害

Xp21 肌营养不良是 *DMD* 基因（dystrophin）突变引起的一组进行性肌营养不良疾病。*DMD* 基因位于染色体 Xp21，遗传模式为 X 连锁隐性遗传。

由于 X 染色体的莱昂作用和 2 个等位基因的存在，与男性表现型相比，女性的表现型更加温和。

不同的 Xp21 肌营养不良临床表现型

- Duchenne MD（DMD），最严重的表现型。
- Becker MD（BMD），起病较晚，病程较轻。
- 介于 DMD 和 BMD 之间的中间 MD 表现型。

- 显性携带者，常见于携带突变 DMD 基因的女性。

进行性假肥大性肌营养不良（Duchenne muscular dystrophy, Duchenne MD, DMD）

DMD 一般在儿童早期，3～5 岁发病。

临床特征

肌无力。早期运动里程碑延迟，例如开始步行年龄较晚，往往 > 18 个月。不能跑、单脚跳和蹦跳。肌无力从下肢的近端开始，更迅速地向下肢远端和上肢进展。DMD 患儿一般 11～13 岁时需要使用轮椅。小腿假性肥大常见。

常见进行性脊柱侧弯。由于呼吸肌无力和脊柱侧弯，呼吸功能受损。

1/3 患者存在轻度学习困难。

CK 水平升高，CK 水平是正常值的 200～300 倍（以千为单位）。

心脏特征

心脏受累常见。> 90% 的 DMD 患者存在心电图异常，早在 6 岁时就可发现特征性右心前区高 R 波，Ⅰ、aVL、V5 和 V6 导联深 Q 波。约 50% 的患者在 13 岁前有扩张型心肌病表现，并以左心室后壁基底纤维化为特征。大多数 DMD 患者无症状，直到病程后期才出现症状（可能继发于活动受限）。

传导性疾病。室上性心律失常常见，10%～20% 的患者发生 SCD，通常是青少年。

心脏表现的管理

根据现行指南治疗明显的心力衰竭，如 ACEI、β 受体阻滞剂和螺内酯，早期治疗减轻心室重塑。可使左心室功能维持正常。

ACEI，如培哚普利，可能起预防左心功能障碍的作用。小型研究显示，使用培哚普利预防性治疗 DMD 的心力衰竭，延缓了左心室功能障碍的发生。指南推荐从 10 岁开始使用 ACEI。

结局

对于那些未经治疗的 DMD 患者，通常在青少年晚期至成年早期死亡；但是支持性护理、脊柱侧弯手术和无创通气延长了患者的预期寿命，并且提高了其生活质量。

贝克（Becker）肌营养不良

BMD 通常在青春期至 20 岁时发病，但较轻的变异可能要到 60 岁时或更大年龄才有症状。

临床特征

BMD 的临床受累程度轻于 DMD。

肌无力。肌无力从下肢近端开始，向下肢远端和上肢进展较慢。至少 16 岁时仍能行走，通常到成年后仍能行走。呼吸功能受损是晚期特征。小腿假性肥大常显著。

学习困难并不常见。

CK 水平增高，但与 DMD 相比，增高程度变化各异。

心脏特征

心脏受累是一个重要的发病特征，因为 BMD 的四肢运动更容易。心脏病变程度与骨骼肌疾病的严重程度无关。

心肌病，约 60% 的 BMD 患者发生 DCM。心律失常也可能发生。

结局

BMD 患者的平均死亡年龄在 40 岁左右。最常见的死因是充血性心力衰竭（DCM），可以考虑心脏移植治疗。

携带者临床表现

21%～90% 的携带者存在心电图异常，但异常表现变化差异很大。7%～11% 的携带者存在肥厚型心肌病（HCM）和扩张型心肌病（DCM）的异常心脏超声表现。此外，有心律失常的报道。

由于随机 X 染色体失活（莱昂作用），心脏受累与骨骼肌受累不成比例。

有心脏移植成功的报道。

延伸阅读

Birnkrant, D.J., et al. Diagnosis and management of Duchenne muscular dystrophy, part 2: respiratory, cardiac, bone health, and orthopaedic management. *Lancet Neurol*, 2018; 17; 347-61.

McNally, E.M., et al. Contemporary cardiac issues in Duchenne muscular dystrophy. Working Group of the National Heart, Lung, and Blood Institute in collaboration with parent project Muscular Dystrophy. *Circulation*, 2015; 131: 1590-8.

X 连锁 Emery-Dreifuss 肌营养不良

Emery-Dreifuss 肌营养不良（Emery-Dreifuss muscular dystrophy, EDMD）由染色体 Xq28 上的 *EMD* 基因（Emerin）突变引起。

主要特征

EDMD 发病一般 < 10 岁，有不同年龄外显率变异的报道。早期关节挛缩，涉及肘关节、膝关节、指关节和脊柱关节等。成人起病表现为进行性对称性肢体肌无力和消瘦。无假性肥大。95% 的 EDMD 患者心脏受累。

心脏受累

EDMD 心脏病变的严重程度与神经肌肉受累无关。典型的 EDMD 心脏病变从 30 岁开始。大部分患者表现为扩张型心肌病。

传导性疾病和心律失常常见，包括心房静止（atrial standstill）、心动过缓，房室传导阻滞，心房颤动和心房扑动。室性心律失常较少见。

心源性猝死常继发于传导性疾病或恶性心律失常。推荐预防性安装起搏器和植入 ICD 治疗。

携带者也存在心源性猝死的风险，建议定期进行心电图监测。

延伸阅读

Wicklund, M.P., et al. The muscular dystrophies. *Continuum*, 2013; 19; 1535−70.

早衰样核纤层蛋白病（EDMD2 和 LGMD1B）

遗传学

层蛋白 A（lamin A）和层蛋白 C（lamin C）是染色体 1q22 上 *LMNA* 基因选择性剪接的产物。

LMNA 突变与多种疾病有关，统称为早衰样核纤层蛋白病（laminopathy）。这类疾病包括显性遗传 Emery-Dreifuss 肌营养不良 2 型（Emery-Dreifuss muscular dystrophy 2, autosomal dominant, EDMD2）以往又称为"muscular dystrophy, limb-girdle, type 1B, formerly; LGMD1B, formerly LGMD 1B"，常染色体显性 DCM（见第 7 章心肌病），与 *LMNA* 相关的先天性肌营养不良，家族性部分脂肪营养不良（lipodystrophy, familial partial, type 2, FPLD2; OMIM: #151660），下颌骨发育不全（mandibuloacral dysplasia），下颌骨发育不全伴 A 型脂肪营养不良（mandibuloacral dysplasia with type A lipodystrophy, MADA; OMIM: #248370），Hutchinson-Gilford

早衰综合征（Hutchinson-Gilford progeria syndrome, HGPS; OMIM: #176670）和不典型沃纳综合征（Werner's syndrome, WRN; OMIM: #277700）。

常染色体显性遗传的 EDMD2 中的心脏受累

在 30 岁时，大于 95% 的 EDMD2 患者存在传导异常。在 35% 的 19～55 岁的 EDMD2 患者中存在 DCM。尽管有起搏器治疗，50% 的 EDMD 患者仍发生 SCD。ICD 适用于 EDMD 患者，而不是起搏器。

EDMD2 中的心脏受累

在 20～30 岁时可以观察到心脏受累的临床表现。房室传导异常常见，通常需要起搏器。此外，扩张型心肌病、致心律失常性心肌病也较常见。EDMD2 可以是心脏移植的指征。

肢带型肌营养不良

LGMD 被定义为一类肌营养不良，主要表现为分布在肢体近端的肌无力，如骨盆和肩带的骨骼肌。LGMD 包括许多异质性疾病，这些疾病在发病年龄、临床表现型和结局方面存在差异。总体来看 LGMD 位居常见的肌无力的遗传病因第四位。

LGMD 的遗传模式

大多数 LGMD 以常染色体显性或隐性方式遗传。

常染色体显性遗传亚类：LGMD1 A～H。

常染色体隐性遗传亚类：LGMD2 A～U。

LGMD 的主要临床特征

LGMD 临床特征为进行性肌无力和肌萎缩，成人起病主要累及肩部，儿童期起病主要累及骨盆带肌。LGMD 往往保留肢体远端肌力。与 FSHD 相比，LGMD 的进行性肌无力和肌萎缩几乎总是对称的。

LGMD 患者的智力通常是正常的。

常染色体隐性遗传的 LGMD 通常发病年龄较早，进展较快，CK 水平较高。

心脏表现

20% 的 LGMD 患者存在心脏受累，特别是 LGMD1B（见早衰样核纤层蛋白病，第 237 页）、LGMD1E、LGMD2E、LGMD2I。

LGMD2I 可能与 DMD 或 BMD 难以区分，因为在肌肉受累被识别之前，它可以心肌病为主要表现。

心电图异常：包括不完全性右束支传导阻滞，V1 导联明显的 R 波，左前束支传导阻滞，复极异常。

此外，还存在扩张型心肌病。

值得注意的是对于除了上述四种 LGMD 之外的其他类型 LGMD，心脏筛查的价值可能是有限的。

延伸阅读

Sveen, M.L. et al., Cardiac involvement in patients with limb-girdle muscular dystrophy type 2 and Becker muscular dystrophy. *Arch Neurol,* 2008; 65: 1196.

面肩肱肌营养不良

FSHD 以包括面部、肩胛骨、上臂、小腿骨骼肌和臀部腰带肌的缓慢进行性肌无力为特征。FSHD 以常染色体显性方式遗传，但新发突变占所有突变的 30%。FSHD 由染色体 Xq28 上的 *EMD* 基因（Emerin）突变引起。

临床特征

肌无力，面部最早呈现出特征性的肌病面容。翼状肩胛。上肢肌无力发生在下肢的近端肌无力之前。肌无力通常是非对称性的。肌无力与心脏病无关。

FSHD 的心脏受累

在 FSHD 中，心脏受累是一种罕见的特征，但是也不能确定是否可归因于 FSHD。FSHD 患者可存在心律失常，但是一般无症状。FSHD 患者也报道过猝死、肺心病、心肌病等。

管理

建议用心电图和超声心动图进行筛查。视临床病情，长期随访。

延伸阅读

Laforêt, P., et al. Cardiac involvement in genetically confirmed facioscapulohumeral muscular dystrophy. *Neurology,* 1998; 51: 1454-6.

Stevenson, W.G., et al. Facioscapulohumeral muscular dystrophy: evidence for selective genetic electrophysiologic cardiac involvement. *J Am Coll Cardiol.,* 1990; 15: 292-9.

遗传性代谢性疾病的一般问题

遗传性代谢性疾病（inherited metabolic disease, IMD）是一组不同类型的疾病，尽管特别罕见，发病率不到10万分之一，但在每800个活产儿中有1个受到影响。心脏对能量有着很高的需求，因此，这组影响正常能量代谢的疾病经常以心血管受累为特征。早期诊断对于疾病特殊治疗，有效的遗传咨询，产前筛查和级联家庭筛查都十分重要。IMD的治疗包括改变饮食，酶替代治疗，基因治疗和骨髓移植等。随着存活率的提高，IMD患者现在可以存活到成年，需要协调专业的医疗资源。

本手册的这一部分涉及IMD的一般临床方面，包括病史，检查，检验和管理。其他章节涉及的疾病包括线粒体疾病（第10章，线粒体心血管疾病）和遗传性脂质疾病（第11章，家族性高胆固醇血症）。

病史

IMD出现临床表现的年龄存在高度变异。大多数IMD在儿童早期被发现，如糖原贮积症Ⅱ型、脂肪酸氧化缺陷；有些IMD可在青春期或成年期得到诊断，如黏多糖贮积症、有机酸血症。

IMD患者可以通过不同的方式得到诊断：

- 急性疾病：如脂肪酸氧化异常。考虑以前的疾病模式，以及它是否与饥饿或并发疾病有关。
- 亚急性表现：例如法布里病存在肢端感觉异常的神经系统表现，同型胱氨酸尿症（homocystinuria）存在发育迟缓和智力低下的证据。
- 畸形综合征：例如溶酶体紊乱。
- 家族史：大多数IMD的遗传模式呈常染色体隐性遗传。需要记录家庭谱系中的任何有血缘关系的成员。
- 产妇产科并发症：例如妊娠急性脂肪肝，溶血、肝酶升高、血小板降低（haemolysis, elevated liver enzymes, low platelets, HELLP）可能与脂肪酸氧化紊乱有关。

- 新生儿血斑筛查：通常在出生后第 5 天进行。筛查的条件可能会因时间或地理位置的变化而变化。读者朋友应该了解自己本地的筛查政策。应谨慎考虑，因为筛查既不是 100% 准确，又不能替代准确的确证诊断。

检查

大多数先天性代谢异常是多系统疾病，孤立的心脏受累很少发生（如法布里病）。全面检查对识别心脏以外的特征非常重要（表 9.3）。如果怀疑有 IMD，最好寻求正式的检查。

表 9.3　IEM 疾病的心外特征

疾病名称	心脏外部的特征
糖原贮积症	肌肉骨骼（张力减退、肌病） 肝肿大 学习困难
溶酶体贮积症	面部畸形特征 肌肉骨骼（如肌病、身材矮小、大头畸形） 神经性（如癫痫发作、发育性退步、学习困难） 耳鼻喉科（如白内障、"樱桃红斑"、阻塞性睡眠呼吸暂停） GI（如肝脾肿大、疝气）
脂肪酸氧化缺陷	肌肉骨骼（例如肌病，横纹肌溶解） GI（如肝、肾衰竭）

检验

详细地说明所有代谢的检验，已经超出了本手册的范围。代谢疾病的检验必须与当地专业的 IMD 实验室或临床服务部门联系，确保及时收集适当的样本和正确运输。在评估生化样本时，特定喂养史和药物史也很重要。

初步样本和针对性进一步检验的对象包括：

一线检验

全血细胞计数，尿素和电解质，肌酐，阴离子间隙，血气，葡萄糖，乳酸（血浆，脑脊液），氨，肝功能，尿酮体。

二线检验

尿有机酸、尿氨基酸，血浆氨基酸、尿酸、肉碱（总、游离）、酰基肉碱，脑脊液乳酸和氨基酸。

储存的 DNA：可能是从新生儿血斑中提取的 DNA。

皮肤活检

如果患者病情严重，不太可能存活，可进行皮肤活检。在无菌条件下收集皮肤样品，将少量椭圆形皮肤样品置于无菌生理盐水中，在正常冷藏条件下储存，但是不能冷冻。样本应最好在 48 小时内迅速运送到合适的实验室进行成纤维细胞培养。皮肤样品可用于随后的提取 DNA 和分析特定的酶。

溶酶体贮积病

溶酶体贮积病（lysosomal storage disease, LSD）是由脂质或糖蛋白代谢缺陷导致它们在溶酶体内积累而引起的一类异质性疾病。其发病率约为 1/（5 000～10 000）活产。

LSD 按其所涉及的底物分类，如脂质储存异常（lipid storage disorder）、黏多糖贮积病（mucopolysaccharidoses, MPS）、黏脂贮积病（mucolipidose）。心脏受累在 MPS 中最常见。

黏多糖贮积病

黏多糖贮积病是溶酶体酶缺乏引起的一组疾病，由于溶酶体酶缺乏而无法降解糖胺聚糖（glycosaminoglycan），导致其进行性全身沉积。

多数 MPS 遗传模式呈常染色体隐性遗传，但 MPS Ⅱ 型为 X 连锁遗传。

MPS 中的心血管疾病

心血管疾病在所有 MPS 综合征中均有报告，但 MPS Ⅰ 型和Ⅵ型更常见，发生更早。MPS Ⅲ 型（Sanfilippo 综合征；OMIM: #252900）导致严重的智力障碍，但躯体或心脏受累患者少得多。

通常心血管系统异常不是最早表现的疾病特征。对这些 MPS 患者应定期进行心脏筛查。

心脏的表现

瓣膜疾病在 MPS Ⅰ 型、Ⅱ 型和Ⅵ型中常见，约占 MPS 的 60%～90%。二尖瓣和主动脉进行性瓣叶增厚是 MPS 中最常见的瓣膜病变，起初瓣膜功能不全，最终发展为瓣膜狭窄。MPS 中也可发生冠状动脉疾病。在 MPS Ⅵ型中，传导异常尤其常见。MPS 中最常见的心肌病类型是肥厚型心肌病，很少表现为扩张型心肌病。MPS 中还可以发生左心室室壁瘤。

管理

已经开展了 MPS Ⅰ型、Ⅱ型和Ⅵ型的酶替代治疗（ERT）研究，研究表明可以改善活动能力和气道疾病，可减少左心室肥厚，但不能逆转已形成的瓣膜疾病。如果早期开始 ERT，有预防心脏功能恶化的可能性。

尽管心脏手术因心脏外共病而增加了风险，如呼吸和神经系统疾病，脊柱不稳定，但是仍可以考虑心脏瓣膜置换治疗。需要协调一个专门的多学科团队来确保安全的手术干预。

黏脂贮积病

黏脂贮积病（Ⅰ～Ⅳ型）是一组罕见的常染色体隐性遗传疾病。它们主要表现为心脏外部特征，需要对心脏瓣膜病变进行随访监控。

法布里病（Anderson-Fabry disease, OMIM: #301500）

法布里病是 X 连锁先天代谢性疾病。由 α 半乳糖苷酶 A 缺乏引起的糖鞘脂代谢途径异常，导致球形的三酰神经胺（globotriasylceramide, Gb3）的积累。男性患病率估计为 1:（8 000～117 000），但是由于诊断不足，患病率可能被低估。

遗传基础

法布里病由 Xq22.1 上的 α 半乳糖苷酶 A 基因（*GLA* 基因）致病性变异引起。在 *GLA* 基因上已经发现了 700 多个突变，大多数是错义突变，并且其中大多数突变是"私人突变"，即仅局限于一个家族内。有些突变具有迟发性和明显的心脏表现型，如 N215S。

女性杂合子的表现型变异度较大，从无症状到严重症状，这可能是由于随机的 X 染色体失活，并且野生型等位基因无法补偿，导致的代谢缺陷。

临床表现

法布里病的临床表现谱广泛。

经典的法布里病的临床表现主要发生在男性。α 半乳糖苷酶 A 没有活性或者活性很低（活性 < 1%）。平均出现症状的时间是 10 岁。临床症状以可预测的顺序出现，心脏外部特征（表 9.4）出现在生命早期。

表 9.4　法布里病的心脏外部特征

系统	特征	发病年龄
皮肤	血管角化瘤，毛细血管扩张，呈泳裤分布（70%） 无汗症或少汗症（男性 50%；女性 25%） 淋巴水肿 粗糙的面部皮肤特征	17 岁 > 30 岁

续表

系统	特征	发病年龄
神经	肢端感觉异常（手和足部慢性疼痛） 法布里病疼痛危象（剧烈疼痛，经常由于压力、劳累或疾病引起，伴有发热或红细胞沉降率升高） 短暂性脑缺血发作（TIA）或脑血管意外（CVA） 16%～54%男性发生感音神经性听力性耳聋 耳鸣、眩晕或头痛	10岁 40岁
肾	80%患者发生蛋白尿、多尿、烦渴 脂尿 尿毒症 高血压 终末期肾衰竭	35～40岁
胃肠	20%～70%患者发生腹痛 恶心呕吐 腹泻或便秘	
肺	慢性支气管炎、喘息、呼吸困难	
眼	角膜混浊（轮状角膜） 法布里病白内障，前极型或后极型 肩胛下30% 视网膜血管迂曲 闭塞性视网膜血管梗死（罕见）	
其他	骨密度降低 无精子症 抑郁、焦虑、慢性疲劳 唾液/泪液分泌减少 贫血	

女性杂合子的表现型变异度较大，从无症状到严重症状均可能发生，可能是随机 X 染色体失活造成的。女性杂合子的平均发病年龄在 13 岁。

非典型（迟发性）变异的发病年龄在 30～70 岁。α半乳糖苷酶 A 的活性有残余。可能没有法布里病的典型心脏外特征。

心脏特征

心脏疾病通常伴随着法布里病的其他临床表现，但也可以作为唯一的临床表现而出现。男性患者通常在 20～30 岁时发病，而女性较晚。心脏疾病的发病率和相关死亡率与年龄、整体疾病严重程度和 QRS 持续时间有关。

- 左心室肥厚

由于心肌细胞肥大和鞘糖脂沉积，大部分患者发生向心性肥厚，5%～10%的法布里病患者表现为非对称性室间隔肥厚，但也可以同时发生右心室肥厚。左心室流出道梗阻不常见，但可能在运动试验中诱发。同时存在舒张功能障碍也是常见的。

- 心脏磁共振成像

晚期钆增强（LGE）累及下外侧壁基底段和中段是特征性表现。在肥厚发展之前，心肌初始 T1 降低。

- 瓣膜病

50%的法布里病患者存在乳头肌、二尖瓣和主动脉瓣叶增厚，常伴有反流。严重的瓣膜疾病需要手术治疗。还有文献报道过主动脉根部扩张。

- 心肌缺血

高达 50% 的法布里病患者出现胸痛或心绞痛。在许多病例中，有冠状动脉疾病，但血管成像上冠状动脉正常。

- 心律失常和传导异常

大多数患者有异常静息心电图，如左心室肥厚导致的高电压，复极异常，最初没有预激的 PR 间期缩短。

糖脂沉积可能导致传导异常，如 PR 间期延长，束支传导阻滞，高度房室传导阻滞和进行性窦房结功能障碍。存在进行性传导性疾病时可能需要安装起搏器。房性心律失常的患病率随年龄增长而增加，包括心房颤动和心房扑动。

法布里病患者 Holter 监测 NSVT 的发生率高达 8.3%，心源性猝死很少见。

诊断

对于男性患者，在血清、白细胞、泪液、组织和培养的成纤维细胞中可检测到活性降低或无活性的 α 半乳糖苷酶 A（0～4%）。

对于那些 α 半乳糖苷酶 A 活性下降但却可以检测到 α 半乳糖苷酶 A 的患者，需要进行基因检测以证实诊断。

对于女性杂合子，α 半乳糖苷酶 A 活性的测量不可靠，因为可能与健康对照相似。对于女性杂合子需要进行基因检测以做出诊断。

临床症状和并发症的管理

- 心力衰竭管理：根据当前指南治疗心力衰竭，应慎用 β 受体阻滞剂和伊伐布雷定，因为会导致房室传导性疾病、心脏变时功能不全。

在开始使用 ACEI 或 ARB 之前，应考虑肾脏疾病，尽管患者经常由于蛋白尿而使用这些药物。心房颤动时，应考虑抗凝治疗。

目前 SCD 风险分层的算法（如 HCM-Risk SCD）并不适用于法布里病。

如果有严重左心室肥厚、晕厥史、广泛纤维化和室性心律失常，可考虑植入 ICD。

- 酶替代疗法：欧洲现有的两种重组酶制剂，阿糖苷酶 α 和阿糖苷酶 β（Fabrazyme）。每月使用 2 次，短时间静脉输液。55%～80% 的患者出现抗酶制剂抗体，但临床疗效尚不清楚。

  - 治疗益处：酶替代疗法改善肾脏和神经系统的临床症状。酶替代疗法可防止左心室肥厚的发展，轻度左心室肥厚可能消退，但是对纤维化发展的影响尚不清楚。

  - 治疗指征：对于典型变异，酶替代疗法在出现症状或最早出现器官受累的体征时治疗。对于迟发型，心脏获益不确定，没有明确的治疗适应证的患者推荐酶替代疗法。

药理伴侣

最近已经可以使用稳定野生型和突变型 α 半乳糖苷酶的小分子伴侣。米格司他（migalastat）是一种口服小分子伴侣，它与 α 半乳糖苷酶活性位点可逆结合。米格司他的作用是稳定突变酶，促进 α 半乳糖苷酶分解代谢功能。

心脏随访建议：法布里病男性患者 20 岁以后，女性患者 30 岁以后，应每年进行一次临床评估，如心电图、超声心动图和动态心电图等。如果患者出现症状，应更早再次临床评估。

延伸阅读

Ortiz, A., et al. Fabry disease revisited: Management and treatment recommendations for adult patients. *Mol Genet Metab*, 2018; 123: 416-27.

脂肪酸氧化异常

脂肪酸氧化异常（fatty acid oxidation disorder, FAOD）是由于线粒体未能进行脂肪酸 β 氧化，或以肉碱为基础的脂肪酸转运途径无法将脂肪酸运进线粒体内。估计发病率为 1/（5 000～10 000）活产儿，这类脂肪酸氧化异常的遗传模式呈常染色体隐性遗传。

脂肪酸是空腹时产生能量的主要底物，脂肪酸代谢缺陷导致酮生成和糖异生减少，出现低酮性低血糖和脑病。脂肪酸积累导致肝脂肪变性、心脏病、骨骼肌病和肾脏异常。中间代谢产物的积累也许导致传导阻滞，房性和室性心律失常。

FAOD 主要根据脂肪酸链的长度进行分类。

临床表现

FAOD 可以在任何年龄出现。可发生在禁食时（婴儿可能数量很少）。表现为低血糖、高氨血症、肝病、心脏或骨骼肌病、运动后横纹肌溶解（如 CPT Ⅱ）和心律失常。

FAOD 通常通过新生儿血斑筛查做出诊断。

为确诊而进行的检验

测定血浆肉碱水平，包括总肉碱、游离肉碱和酰基化肉碱水平。此外还有特异性酰基肉碱谱，尿液有机酸，皮肤成纤维细胞内的脂肪酸氧化水平等检验项目。

长链脂肪酸氧化异常（long-chain fatty acid oxidation disorder）

长链脂肪酸氧化异常这类疾病通常与更严重的表现型相关，发病率和死亡率最高。

肉碱循环缺陷（carnitine cycle defect）

肉碱在长链脂肪酸跨细胞膜和线粒体内膜的转移过程中起着至关重要的作用。

肉碱转运蛋白缺乏 / 原发性肉碱缺乏（carnitine transporter deficiency/primary carnitine deficiency, Systemic; CDSP; OMIM: #212140）

原发性肉碱缺乏是常染色体隐性遗传脂肪酸氧化障碍，估计发病率为 1 ：（40 000～100 000）新生儿。

- 临床特征：原发性肉碱缺乏在新生儿期不常见。常见于小于 2 岁儿童，以代谢性症状为主，如肝肿大，低酮性低血糖性脑病和高氨血症。心肌病（HCM/DCM）可能是儿童或年轻人的特征。有报道杂合子携带者存在轻度左心室肥厚。
- 管理：以正常血浆总肉碱和游离肉碱水平为目标，补充肉碱，避免禁食。

肉碱棕榈酰转移酶 1 缺乏（carnitine palmitoyl transferase 1 deficiency, CPT-1 deficiency; OMIM: #255120）

CPT1 肉碱棕榈酰转移酶 1（CPT-1）将脂肪酸与肉碱结合，使它们随后转运入线粒体。CPT-1 的遗传模式呈常染色体隐性遗传。

- 临床特征：CPT-1 缺乏症的典型表现为 < 2 岁的儿童低酮性低血糖，脑病和肝功能障碍。症状通常由禁食或并发疾病引发。心脏受累非常少见。
- 管理：避免禁食，低脂饮食，补充中链甘油三酯（median chain triglyceride,

MCT）。肉碱补充剂不是治疗性的。

肉碱-酰基肉碱转位酶缺乏（carnitine-acylcarnitine translocase deficiency, CACTD; OMIM: #212138）

CACTD 由纯合或复合杂合突变引起，遗传模式呈常染色体隐性遗传。

- 临床特征：CACTD 在新生儿期最常表现为急性室性心律失常、心肌病、低血糖、高氨血症和癫痫发作。有报道过新生儿猝死。

CACTD 也可见儿童早期的慢性表现，如呕吐、低血糖、骨骼肌病和 HCM。

- 管理：避免禁食，采用低脂肪、高碳水化合物配方，补充中链甘油三酯和肉碱。

早期治疗虽然可以逆转某些症状，但发育迟缓、癫痫发作等症状的发生率仍然很高，婴儿预后不良。

肉碱棕榈酰转移酶 2 缺乏（carnitine palmitoyl transferase 2 deficiency, CPT-2; OMIM: #608836）

遗传模式呈常染色体隐性遗传。

- 临床特征：新生儿型表现为严重肌张力低下、HCM、心律失常、癫痫发作和多种先天性异常，如畸形、肾囊肿、脑畸形等。病情进展迅速，可致死亡。
- 迟发型：见于大多数患者。表现为肌肉疼痛、运动不耐受和横纹肌溶解。横纹肌溶解由剧烈运动、感冒、发热和禁食等因素引发。未见心脏受累。常因肾功能衰竭导致死亡。

β 氧化缺陷（beta-oxidation defect）

超长链酰基辅酶 A 脱氢酶缺乏（very long-chain acyl-CoA dehydrogenase deficiency, VLCADD; OMIM: #201475）

VLCADD 在心脏、肝脏和骨骼肌中高表达。遗传模式为常染色体隐性遗传，估计患病率为 1/42 500。

- 临床特征：临床表现因酶活性而差异。婴儿型 VLCADD 的临床表现为心肌病、心律失常和肝功能衰竭，往往在出生后的第一年内死亡。迟发型 VLCADD 的临床表现为频发性低血糖、肌病、横纹肌溶解和肝肿大。
- 管理：避免禁食。限制脂肪饮食，补充中链甘油三酯。

中链和短链脂肪酸氧化异常

这一组疾病包括多种酰基辅酶 A 脱氢酶缺乏（multiple acyl-CoA dehydrogenase deficiency, MADD; OMIM: #231680）、中链酰基辅酶 A 脱氢酶缺乏（medium-chain acyl-CoA dehydrogenase deficiency, MCADD; OMIM: #201450）和短链酰基辅酶 A 脱氢酶缺乏（short-chain acyl-CoA dehydrogenase deficiency, SCADD; OMIM: #201470）。

这一组疾病严重程度和发病年龄变异度较大。

- 临床特征：心脏受累，除 MCADD 外均有心肌病（通常为 HCM）和心律失常。肝脏受累，表现为肝肿大、肝功能衰竭。骨骼肌受累，表现为肌病、肌痛、肌萎缩、活动耐量下降。神经系统表现为脑病、癫痫发作。MADD 存在先天性异常，例如多囊肾、先天性垂直距骨、尿道下裂等畸形。
- 管理：避免禁食，特殊饮食限制。早期诊断和治疗可改善结局。

糖原贮积病

糖原贮积病（glycogen storage disease, GSD）是由糖原的储存、分解和合成异常引起的。估计发病率为 1：（20 000～45 000）活产。GSD 的临床特点是肝脏异常（常表现为肝肿大、低血糖）和骨骼肌异常（常表现为横纹肌溶解、肌病）。心脏受累尤其见于 GSD Ⅱ 型、Ⅲ 型和 Ⅳ 型。

糖原贮积病 Ⅱ 型（glycogen storage disease type Ⅱ; OMIM: #232300）

又称庞贝病（Pompe disease, PD），由于溶酶体酸［α-1, 4-葡萄糖苷酶（GAA）］活性不足，导致细胞内糖原沉积。GSD Ⅱ 型以常染色体隐性遗传方式遗传，估计发病率为 1：40 000。

婴儿型

婴儿型 PD 由 GAA 活性几乎缺失或 GAA 活性小于 1% 引起。婴儿型 PD 表现为多系统疾病，如肌张力低下，肌无力，生长受限和充血性心力衰竭。

心脏表现

心脏受累常见，表现为继发于双心室肥厚的充血性心力衰竭。

特征性的检查发现：胸部 X 线有心脏肥大表现。ECG, PR 间期缩短，QRS 高电压。心脏超声见双心室肥厚，左心室腔小，流出道梗阻，舒张功能不全。CK 水平明显升高。肌肉活检为空泡状肌纤维，糖原含量高。

结局

婴儿型 PD 患儿往往在 1 岁前死于心力衰竭、肺衰竭，预后不良。ERT 自 2006 年开始应用于临床，提高了存活率，并能逆转和稳定心脏症状。遗传咨询对于预防至关重要。

迟发型

迟发型 PD 由残留活性的 GAA 引起。临床表现出现在儿童期或成年早期，特征为不太严重的进行性肌病，累及四肢带肌是典型特征。

心脏表现罕见，但存在传导异常，包括 Wolff-Parkinson-White 综合征。

糖原贮积病Ⅲ型（柯里/福布斯病，糖原脱支链酶缺乏，Cori/Forbes disease, glycogen debrancher deficiency）

由于糖原脱支链酶活性不足，导致细胞内糖原积累。遗传模式呈常染色体隐性遗传，估计发病率为 1∶100 000。

临床特征

由于酶组织表达的差异而导致临床表现异质性。心脏外部特征有肝肿大、低血糖，身材矮小，血脂异常和轻至中度学习困难。肝脏症状随年龄增长而改善，通常在青春期后消失。

心脏表现

大多数 GSD Ⅲ型患者没有心脏症状，但可有充血性心力衰竭和心肌病。HCM 是 GSD Ⅲ型中最常见的心肌病，表现为向心性肥厚，流出道梗阻，而 DCM 很少报道。GSD Ⅲ型中室性心律失常和 SCD 很少报道。

管理

主要是饮食治疗，以维持正常血糖和控制症状为目的。

糖原贮积病Ⅳ型（安德森病/分支病/支链淀粉病，Anderson disease/branch disease/amylopectinosis）

由于烃基-1,4-1,6-转葡萄糖苷酶缺乏，导致肝脏和肌肉中糖原的积累。遗传模式为常染色体隐性遗传，估计发病率为 1∶(60 万～80 万)。

临床特征

临床表现由于酶的组织表达的差异而呈异质性。经典的肝型以进行性肝硬化和儿童期肝功能衰竭为特征。

先天性肌病型表现为严重的婴儿肌张力低下和扩张型心肌病。通常在 1 岁前因充血性心力衰竭死亡。

围产期神经肌肉型，临床表现包括胎儿水肿、关节挛缩、肌张力低下、肌肉萎缩。一般在新生儿期死亡。

治疗

进行性肝型糖原贮积病Ⅳ型可进行肝移植。其他类型没有有效治疗手段。

延伸阅读

Kishnani, P.S., et al. Pompe disease diagnosis and management guidelines. *Genet Med*, 2006. 8(5): 267-88.

达农病

达农病（Danon disease）是以心肌病、骨骼肌病和智力障碍为特征的糖原贮积病。由 *LAMP2* 基因（溶酶体相关膜蛋白 2，lysosomal associated membrane protein 2）突变引起。遗传模式呈 X 连锁显性遗传。该病的患病率尚不清楚，但在 1% 的成年 HCM 患者中发现了 LAMP2 突变。

临床特征

与女性突变携带者相比，男性患者发病更早，平均年龄 12～28 岁，男性患者的表现型更严重。

心脏受累

- 心肌病：达农病的男性患者心肌病的发病率为 100%，大多数发展成重度向心型 HCM，其中，12% 的达农病患者进展为扩张型心肌病。达农病女性患者心肌病的发病率为 60%，也表现为 DCM 或 HCM。
- 心律异常：86% 的达农病患者存在传导异常，如静息心电图存在预激、室性心律失常和 SCD。

心脏外部表现

80%～90% 的患者出现肌无力，70% 的患者存在认知障碍，70% 的患者存在视网膜的周围色素性视网膜病变或色素萎缩。还会出现血清 CK 升高。

结局

男性患者预后更差，平均心脏移植年龄为 18 岁，平均死亡年龄为 19 岁。18% 的女性携带者需要接受心脏移植。

延伸阅读

Boucek, D., et al. Natural history of Danon disease. Genet Med. 2011; 13(6): 563-8.
D'Souza, R.S., et al. Danon disease: clinical features, evaluation, and management. *Circ Heart Fail*, 2014; 7(5): 843-9.

同型胱氨酸尿症

同型胱氨酸尿症（homocystinuria）是一种单基因常染色体隐性遗传病。根据全球新生儿筛查，流行率估计为 1∶900 000，卡塔尔为 1∶1 800。

临床特征

临床表现高度多变，包括马方样外观，胸廓畸形常见。晶状体异位（晶状体脱位），通常向下脱位，可能导致严重近视。还存在智力低下、癫痫、骨质疏松和主动脉根部扩张。

血管病变可使任何血管受累，最常见的是静脉血栓，但也可影响动脉，导致卒中。多数情况下引起脑静脉窦血栓形成，很少引起心肌梗死。

诊断

血浆总同型半胱氨酸是一线的诊断性检测，未经治疗的患者血浆总同型半胱氨酸水平通常 > 100 μmol/L，但也可能稍低。如果血浆总同型半胱氨酸水平增高，同时存在血浆甲硫氨酸偏高或处于临界值，并与血浆胱硫醚偏低有关，更可能确诊。

基因分型不是诊断所必需的，但是需排除一些主动脉病变基因集包括 CBS 基因。

治疗

在未经治疗的患者中，大约一半的患者在 30 岁时会发生血管事件。尽管没有对照试验，但观察性研究表明，与那些未经过治疗的队列相比，接受治疗的患者血管并发症的发生率较低。

大约 50% 的患者对吡哆醇（维生素 B_6）的补充敏感，这足以使他们的血浆同型半胱氨酸水平正常。对吡哆醇无反应的患者的治疗包括限制蛋白质饮食，补充去甲硫氨酸的氨基酸、维生素 B_{12}、叶酸和甜菜碱。

定期通过超声心动图筛查主动脉根部扩张。

延伸阅读

Morris, A.A., et al. Guidelines for the diagnosis and management of cystathionine beta-synthase deficiency. *J Inherit Metab Dis*, 2017; 40: 49-74.

第 10 章

线粒体心血管疾病

Mitochondrial cardiovascular diseases

介绍	252
评估可疑 mtDNA 异常	253
线粒体病中心脏病的发病率	254
线粒体病中的心血管表现型	254
线粒体病的临床管理	258
线粒体疾病的药物治疗	260
产前诊断	261
其他治疗方法	262

介 绍

线粒体基因组是一个由大约 16 000 个核苷酸（碱基）组成的环形，其间没有散布的任何非编码的内含子区域（图 10.1）。线粒体基因编码的多肽和 RNA 分子涉及氧化磷酸化和呼吸链。线粒体 DNA（mtDNA）与核 DNA（nDNA）在遗传模式之间的主要差异在前文中已经描述。重要的是，还要意识到线粒体功能障碍也可能是由一些核 DNA 编码的基因导致这样的变异。单独从家族史上很难将孟德尔遗传病与线粒体遗传病区分开。

心血管异常是那些由 mtDNA 异常引起的临床综合征的主要组成部分之一。通过 mtDNA 突变或致病性变异，预测疾病表现型、自然病史和长期结局是复杂的，

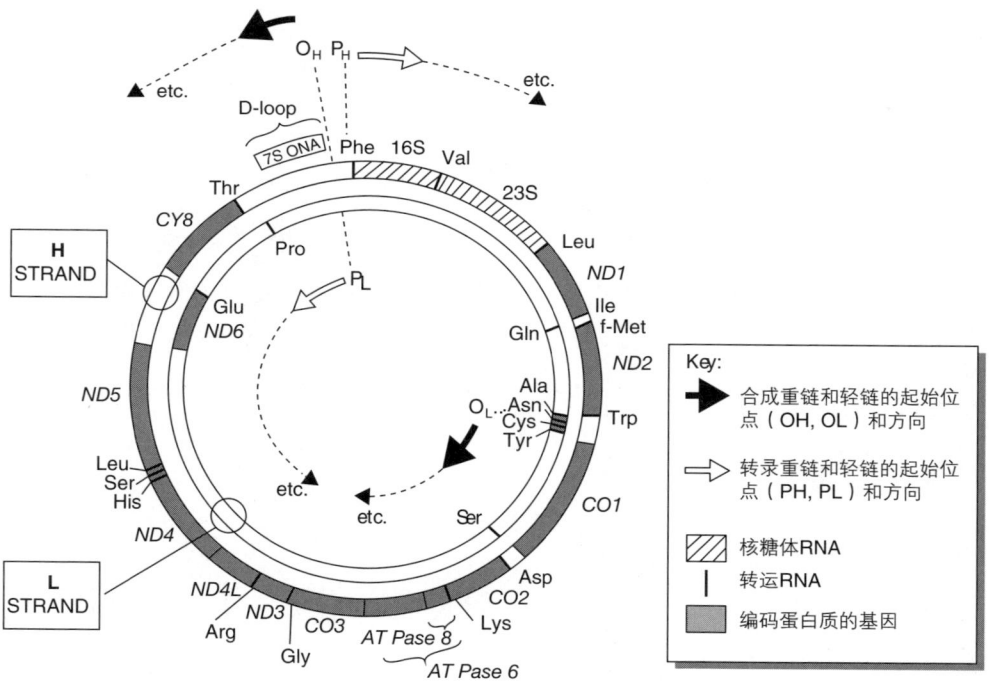

图 10.1 mtDNA 环状双螺旋结构。长度为 16 659 bp，分为重链（heavy strand, H）和轻链（light strand, L）。蛋白质编码基因用阴影表示。转运 RNA 基因显示为标注有氨基酸名称的短线。mtDNA 内没有内含子，粗箭头表示两条链的复制的起点和方向，细箭头表示了 2 个多顺反子转录产物的启动子和转录方向，它们随后被切割成单个的 mRNA

因为野生型 mtDNA 拷贝和突变型 mtDNA 拷贝在不同组织中呈不均匀的随机分布，并且通常呈现出异质性。

评估可疑 mtDNA 异常

家族史

在家族三代范围内，要特别询问是否存在肌无力、听力障碍、视力障碍、呼吸困难、晕厥、胸部不适和神经病变。并且通过母系尽可能扩大家谱，获取受累家庭成员的详细资料。线粒体疾病常常表现出不寻常的和明显的家族内变异性。

体格检查

- 记录生长参数，包括身高、体重和枕额径（occipitofrontal circumference, OFC）。记录时还需根据目前的年龄和性别对应的百分位数表，计算并且记录上述指标在当前所在的百分位数。
- 眼科检查：需要注意是否存在上睑下垂、眼球震颤和外侧眼肌麻痹，还需注意是否存在视网膜色素变性和白内障。
- 心血管系统检查：需要测量血压，还需要注意是否存在心力衰竭的外周体征。
- 神经系统检查：主要需要注意是否存在肌张力低下、肌阵挛和共济失调。

检验和检查

12 导联心电图需要注意是否存在传导障碍。

超声心动图需要注意是否存在心肌病的证据。如果超声心动图未能明确心脏是否受累，可以进一步安排心脏磁共振成像。

生化检查包括肌酸激酶（creatine kinase, CK；通常正常或轻度升高）、血乳酸（升高）和血糖（糖尿病患者升高）。

心肌酶和心肌肌钙蛋白可能在出现急性或亚急性心脏症状的患者时是有用的。

脑脊液（cerebro spinal fluid, CSF）检查时需要注意乳酸水平，特别是在处理疑似 Leigh 综合征患者时。

如果有脑病症状，包括癫痫发作，退行性病变，共济失调，肌阵挛和卒中样发作，可考虑进行颅脑 MRI 检查。

听力检查也必不可少。

肌肉活检用嗜银三色染色法分别染"破碎红纤维"（ragged red fibers），细胞色素 C 氧化酶（cytochrome c oxidase, COX，呼吸链复合体Ⅳ）和琥珀酸脱氢酶（succinate dehydrogenase, SDH，呼吸链复合体Ⅱ）。肌肉活检应该在专业单位进行，应具有光镜，电镜，掌握免疫组织化学染色，个人肌肉成分检验，可进行 DNA 提取和 mtDNA 突变分析等项目的专业检测。

肌肉活检是线粒体遗传疾病中最重要的检查，除了偶尔出现的 Leber 遗传性视神经病变（Leber's hereditary optic neuropathy, LHON）和线粒体肌病之外，尽管存在潜在的 mtDNA 致病性变异，但是肌肉活检仍旧可能是正常的。

可以使用线粒体 DNA（mtDNA）和编码线粒体基因的核 DNA（nDNA）进行突变分析。分析的材料最好使用骨骼肌组织，因为点突变和线粒体基因组重排均可以在骨骼肌 mtDNA 中检测到，而在外周血白细胞的 DNA 上只能检测到点突变。

线粒体病中心脏病的发病率

线粒体病中的心脏病变的发生率和患病率未知，这也很可能与报告不充分有关。在早发性线粒体相关疾病中，在所有器官的症状中，神经系统表现似乎是主导的，当然心脏也包括在内。

心脏受累可以通过心电图、胸部 X 线、肌电图和超声心动图来评估。心血管临床表现谱可能包括传导异常（Kearns-Sayre 综合征），左心室肥厚（线粒体脑肌病伴高乳酸血症和卒中样发作，mitochondrial encephalomyopathy-latic axidosis-strokelike episode, MELAS），心肌肥厚伴间隔壁肥厚（肌阵挛癫痫伴破碎红纤维综合征，myoclonus epilepsy with ragged-red fibers, MERRF），心电图异常（眼肌病伴 mtDNA 大片段缺失）。

线粒体病中的心血管表现型

线粒体病中的心律失常

心律失常在线粒体疾病患者中很常见，既可以作为一种孤立的心脏病特征，也可以与心肌病有关。室性心动过速是最常见的心律失常，约在 10% 的线粒体疾病患者中出现。

在线粒体疾病患者中，心脏传导异常是更常见的，例如 Kearns-Sayre 综合征（表 10.1）。在一些患者中，Ⅱ度房室传导阻滞在几十年内保持稳定，但是也有发生猝死的可能性。通常Ⅱ度和Ⅲ度房室传导阻滞是提示安装心脏起搏的指征。在携带 m.3243A＞G 变异患者中，传导异常也可能是心肌病临床表现的一部分。

表 10.1 与线粒体疾病相关的临床综合征

综合征	主要特征	附加功能
Alpers-Huttenlocher 综合征	脑病伴癫痫发作，肝功能衰竭	发育迟缓和肌张力减退
慢性进行性眼外肌麻痹	眼外肌麻痹和双侧上睑下垂	轻度近端肌病
Kearns-Sayre 综合征	发病前进行性眼外肌麻痹	双侧耳聋
	20 岁时色素性视网膜病变	肌病
	加上以下其中一个特征：脑脊液	吞咽困难
	蛋白质＞1 g/L，小脑共济失调，或	糖尿病 甲状旁腺功能减退
	心脏传导阻滞	痴呆
Pearson 综合征	儿童时期铁粒幼细胞性贫血	肾小管缺陷
	全血细胞减少	
	胰腺外分泌衰竭	
线粒体脑肌病伴高乳酸血症和卒中样发作（MELAS）	＜40 岁卒中样发作	糖尿病
	癫痫发作和（或）痴呆	心肌病
	破碎红纤维和（或）乳酸性酸中毒	双侧耳聋
	色素性视网膜病变	
	小脑共济失调	
线粒体神经胃肠脑肌病（MNGIE）	胃肠假性梗阻	
	肌病	

续 表

综 合 征	主 要 特 征	附 加 功 能
	白质脑病	
	周围神经病变	
肌阵挛癫痫伴破碎红纤维综合征（MERRF）	肌阵挛	痴呆
	癫痫发作	视神经萎缩
	小脑共济失调	双侧耳聋
	肌病	周围神经病变
		肌痉挛
		多发性脂肪瘤
Leber 遗传性视神经病变	亚急性双侧视力丧失，男性：女性约 4:1	肌张力障碍
		心脏预激综合征
	中位发病年龄 24 岁	
Leigh 综合征	亚急性复发性脑病伴小脑和脑干体征	基底神经节透明
婴儿肌病和乳酸性酸中毒	肌张力减退	心肌病伴或不伴 Toni-Fanconi-Debre 综合征

在 LHON 患者中发现了传导旁路和 Wolff-Parkinson-White 综合征（WPW），但尚不清楚这些是直接病因，还只是偶然发现。最近发现，约 13% 的携带 m.3243A＞G 变异患者出现了高频率的 WPW。

无症状心律失常的线粒体疾病患者不需要积极干预，但是有症状的心动过速患者需要药物治疗，或者接受导管射频消融治疗。

线粒体病中的肥厚型心肌病

心肌病在线粒体疾病中的发病率尚不清楚，但是一些特征性异常与特定的突变有关。肥厚型心肌病（hypertrophic cardiomyopathy, HCM）是线粒体疾病的共同特征，也是最常见的心脏并发症。HCM 和线粒体遗传中的一些重要现象如下。

mtDNA 点突变可以引起散发性和母系遗传性 HCM，这可能是常见的

MT-TL1 基因 m.3243A＞G 变异患者的临床表现或唯一特征，这种现象在线粒体脑肌病伴高乳酸血症和卒中样发作（MELAS）中首次被描述。m.3243A＞G 突变携带者可能以左心室功能不全为特征，但是在心电图或动态心电图上并无心律失常的表现。MELAS 患者也许出现左心室肥厚，伴有左心室收缩、舒张功能障碍。无症状的 m.3243A＞G 突变携带者是否有心脏异常表现尚且未知。

其他 mtDNA 点突变和缺失也可导致 HCM，HCM 通常作为多系统疾病的一部分。例如，HCM 在携带 MT-TK m.8344A＞G 的 MERRF 患者中很常见。对于 HCM，编码 tRNA^{ille} 的 MTTI 基因似乎是突变热点。

HCM 可能是同质 mtDNA tRNA 基因突变的唯一特征，其特征性导致组织特异性表现型。

HCM 还见于核 DNA 缺陷导致 mtDNA 继发性缺陷的患者，特别是 *POLG* 基因突变，在儿童期出现的 HCM，是 Alpers-Huttenlocher 综合征（ANS）的一部分，或作为常染色体遗传性进行性眼肌麻痹（PEO）的晚期特征。

HCM 也见于 *SLC25A4* 突变而无眼肌麻痹的患者。*SLC25A4* 基因编码腺嘌呤核苷酸转位酶（ANT1）。

HCM 在 Leigh 综合征（LS，亚急性坏死性脑脊髓病）中有描述（表 10.1），可能是由于细胞核或 mtDNA 缺陷。在 *SCO2* 基因和 *COX15* 基因突变的患者中，婴儿型 HCM 占大多数，这也是 LS 的共同特征。*ATP12* 基因突变也会引起 LS 和心肌病。

最近报道了两个兄弟姐妹 *SLC25A3* 基因突变导致线粒体磷酸载体缺乏，出现乳酸酸中毒、肥厚型心肌病和肌张力低下，他们均在出生后一年内死亡。

组织细胞样心肌病

组织细胞样心肌病是一种罕见的并发症。这是一种已知的表现型，患者存在编码细胞色素 b 的 *MTCYB* 基因突变，并在儿童早期出现呼吸链复合物Ⅲ缺乏和心律失常的倾向。

左心室致密化不全与 Barth 综合征

左心室致密化不全（LVNC）是一种异质性疾病，在儿童期以心脏肥大和充血性心力衰竭为主要表现。一些 X 连锁隐性患者在 *TAZ* 基因存在突变，这也会导致 Barth 综合征，表明这两种疾病是可以由相同的等位基因引起的。Barth 综合征影响年轻男性，表现为充血性心力衰竭、中性粒细胞减少和骨骼肌病，通常与尿液中 3-甲基戊烯二酸（3-methylglutaconate）、3-甲基戊二酸（3-methylglutarate）

和 2-乙基水丙烯酸酯（2-ethylhydracrylate）的水平异常有关。

Sengers 综合征

Sengers 综合征是一种罕见的常染色体隐性遗传性线粒体疾病，以先天性白内障、HCM 和骨骼肌病为特征，伴有骨骼肌细胞色素 c 氧化酶缺陷。Sengers 综合征的病因尚不清楚，但是推测继发于 ANT 基因表达和蛋白水平异常。有报道一位表现为 HCM 的 Sengers 综合征患者，成功地接受了心脏移植。

先天性心脏缺陷

先天性结构性心脏缺陷已在线粒体疾病患者中发现。相反，线粒体功能的生化异常已在复杂先天性心脏病患者中被描述。这些可能继发于原发病，其意义尚待确定。

线粒体病的临床管理

目前除了辅酶 Q10 缺乏的患者，对于线粒体疾病的患者没有明确的治疗方法。管理线粒体病的目的是最大限度地减少残疾，防治并发症，提供遗传信息和协助做出知情选择。

支持性医疗和监测

线粒体疾病呈多系统性和慢性的特征，意味着许多患者需要几十年的综合随访，包括初诊医师、其他专科医师（眼科）、专科护士、物理治疗师和语言治疗师。初诊医师通常是神经内科医师，但有时是内分泌或心脏医师，取决于主要疾病表现型。治疗基本上是支持性的，就像其他表现型相关的疾病一样。

临床遗传学和遗传咨询

许多线粒体疾病表现型的严重程度与突变 mtDNA 水平之间缺乏相关性，这是临床遗传学中的一个主要难题。线粒体疾病难以估计再发风险，这是由于卵母细胞之间突变型和野生型 mtDNA 的差异性；在受累子代中，突变型 mtDNA 在各组织中的分布存在随机性。再发风险可能从 5% 到 10% 不等，在某些疾病中甚至可能更高，达到约 30%，如 LHON、MERRF、NARP、MELAS 和 LS。可对某些特定的线粒体疾病的再发风险进行评估（表 10.2），但是再发风险的评估大多是经验性的，评估时应谨慎。心血管受累的具体风险评估应基于线粒体疾病的自然病史。

表 10.2　导致人类疾病的原发性线粒体 DNA（mtDNA）缺陷

重排（大规模部分缺失和重复）	遗传模式
慢性进行性眼外肌麻痹（CPEO）	S 或 M
Kearns-Sayre 综合征（KSS）	S 或 M
糖尿病和耳聋	S
Pearson 骨髓-胰腺综合征	S 或 M
散发性肾小管病变	S
点突变	
蛋白质编码基因	
LHON（11778G＞A，14484T＞C，3460G＞A）	M
NARP/Leigh 综合征（8993T＞G/C）	M
tRNA 基因	
MELAS（3243＞G、3271T＞C、3251A＞G）	M
MERRF（8344A＞G，8356T＞C）	M
CPEO（3243A＞G，4274T＞C）	M
肌病（14709T＞C，12320A＞G）	M
心肌病（3243A＞G，4269A＞G，4300A＞G）	M
糖尿病和耳聋（3243A＞G，12258C＞A）	M
脑肌病（1606G＞A，10010T＞C）	M
rRNA 基因	
非综合征性感音神经性耳聋（7445A＞G）	M
氨基糖苷类药物诱发的非综合征性耳聋（1555A＞G）	M

注：母系遗传（M）；散发（S）；mtDNA 核苷酸位置参考 L 链，并且取自剑桥参考序列。Leber 遗传性视神经病变（LHON）；神经遗传性减弱伴共济失调和视网膜色素变性（NARP）；线粒体脑肌病伴高乳酸血症和卒中样发作（MELAS）；肌阵挛癫痫伴破碎红纤维综合征（MERRF）。

线粒体疾病的遗传咨询是复杂的，应该由对线粒体遗传学有深刻理解的临床遗传学专家和遗传咨询师进行遗传咨询。精确的分子诊断有助于患者和其家人的遗传咨询。然而在许多病例中，不可能确定潜在的基因，咨询更多是基于家庭结构和可能的遗传模式而猜测。重要的是要意识到以下观察要点：

- 线粒体疾病通常表现出异常的家族内变异性，这是由于不同的受累家族成员遗传了不同的 mtDNA 突变负荷。
- 大多数呼吸链病患儿为复合杂合子，同时还可能存在核 DNA 隐性突变。
- 有些成年人似乎有常染色体隐性或显性遗传性疾病，例如常染色体显性 PEO。
- 患有线粒体病的男性不会传递突变的 mtDNA 等位基因，因此子代再发风险可以忽略不计。
- 携带 mtDNA 缺失的患者很罕见地提示有 mtDNA 疾病的家族史。
- 受累女性也许会传递突变的 mtDNA 等位基因，因此产生受累后代的风险很大。
- 临床上无症状的携带 mtDNA 致病性点突变的妇女可能将遗传缺陷传递给其后代。
- 线粒体基因组"瓶颈"导致变异 mtDNA 的比例发生变异，并传递给任何后代。因此，一名患病女性对其子女既有可能产生轻微影响，也有可能产生严重影响。
- 受累后代的风险因突变而异，母亲的 mtDNA 突变水平与受累后代的风险之间确实存在关系。
- 可向母系亲属提供预测性遗传学检测，但是主要的困难在于从突变负荷角度准确地预测表现型。

线粒体疾病的药物治疗

标准剂量的维生素 C 和 K、硫胺素、核黄素和泛醌（辅酶 Q10）对于孤立性病例，在开放性研究中显示出有一定的益处，特别是对于孤立性 Q10 缺乏的患者。二氯乙酸（dichloracetate）可用于降低乳酸水平，但是最近的一项临床试验表明，接受二氯乙酸治疗后，部分患者出现不可逆的中毒性神经病变，这样的副作用是不可接受的。适度运动对于 mtDNA 疾病的患者来说是重要的，可以防止或逆转在这些疾病中常见的"去适应"。

线粒体疾病中应避免使用的药物

- 丙戊酸钠：抑制中间代谢的若干条通路。
- 巴比妥类：氧化磷酸化途径抑制剂。
- 庆大霉素：可能导致感觉神经性耳聋。
- 环丙沙星：mtDNA 抑制剂。
- 氯霉素：线粒体翻译抑制剂。
- 四环素：线粒体翻译抑制剂。
- 齐多夫定（抗病毒药物）：导致线粒体耗竭。

线粒体心肌病（mitochondrial cardiomyopathy）的药物治疗

线粒体心肌病的主要管理是监测、二级预防和积极治疗并发症。

- 与 MT-TL1 基因 m.3243A＞G 相关的糖尿病患者应严格控制血糖。
- 使用抑制心脏重塑的药物：如 ACEI、β 受体阻滞剂和他汀类药物。
- 心脏起搏治疗：例如 Kearns-Sayre 综合征。
- 治疗线粒体心肌病的心力衰竭。
- 心脏移植：心脏移植在线粒体疾病领域作为一种治疗手段存在争议。在代谢性疾病中，线粒体病中多器官病变通常被视为心脏移植的禁忌证，因为通过恢复心脏功能而延长生命，可能导致长期神经残疾。然而，在呼吸酶缺乏的患者中，临床表现仅仅限于心肌的情况下，考虑心脏移植治疗线粒体心肌病并非不合理。在麻醉期间和麻醉后，神经肌肉无力可能造成不良影响，但有报道在这种情况下也成功地进行了原位心脏移植。还有报道，通过心脏移植成功地治疗了恶性室性心律失常和 Sengers 综合征。

产前诊断

线粒体病的产前诊断是可行的，应该与设有线粒体遗传学专业的中心合作进行。每个 mtDNA 突变都是独一无二的，都应单独考虑。

胎儿组织中的突变负荷一般是稳定的，如绒毛膜绒毛和羊膜细胞。目前的数据表明，产前样本中的突变负荷可以准确地预测出生时大多数组织中的突变负荷。主要困难在于根据突变负荷准确地预测表现型，即使有《专家建议》，也可能存在高度不确定性。少数再发风险低的孕妇可能适合产前诊断，并且容易有成功的结局。

其他治疗方法

基因治疗（gene therapy）也许是最具挑战性和争议的疗法。到目前为止，人们已经尝试设计一种能够将药物、蛋白质、肽和基因输送到线粒体位点的递送系统，并取得了不同的结果。生殖系基因治疗（germline gene therapy）作为可能防治突变 mtDNA 母系遗传的工具，也提出了一些伦理问题。

供体卵母细胞体外受精（in vitro fertilization, IVF）对于中度至重度再发风险妇女可能是合适的选择。然而，由于卵母细胞供体相对短缺，供体卵母细胞体外受精的例数是有限的。

植入前遗传学诊断在预防线粒体遗传病方面的作用有限。

细胞核和细胞质转移技术的最新进展为预防线粒体疾病提供了新的选择。在议会批准后，少数专业中心为少数精心筛选的患者提供了这项服务。

延伸阅读

Keogh, M.J., et al. 2018 Mitochondrial cardiovascular diseases. In Kumar, D. and Elliott, P. (eds) *Cardiovascular Genetics and Genomics: Principles and Clinical Practice.* Springer, Cham, Switzerland, pp 239–58.

Firth, H.V. and Hurst, J.A. (eds.) 2017 Mitochondrial DNA diseases. In *Oxford Desk Reference—Clinical Genetics and Genomics*, Oxford University Press, Oxford, pp 34–5, 490–4.

第11章
家族性高胆固醇血症
Familial hypercholesterolaemia

家族性高胆固醇血症	264
家族性高胆固醇血症的治疗	266

家族性高胆固醇血症

家族性高胆固醇血症（familial hypercholesterolaemia, FH）是一种先天的代谢异常，引起低密度脂蛋白胆固醇（low-density lipoprotein cholesterol, LDL-C）颗粒在血液中积聚，进而导致过早地发生冠状动脉粥样硬化。在大多数情况下，FH是由低密度脂蛋白受体（low-density lipoprotein receptor, LDLR）的功能障碍和肝脏表面受体数量的减少引起的，这些均导致LDL-C的清除减少，进而使LDL-C在血浆中积累。在欧洲裔人群中，杂合性FH的患病率大约为1/250。在杂合性FH中，血清LDL-C和总胆固醇水平大约是正常值的2倍。LDL-C颗粒清除减慢也导致低密度脂蛋白颗粒内甘油三酯含量的减少，因此FH患者的血清甘油三酯值通常在正常范围内。

FH的高发人群包括魁北克的法裔加拿大人和南非的白人，发病率分别为1/120和1/70，这种现象均归因于奠基者基因效应（founder effect）。FH在黑人和亚洲人中的患病率似乎较低，但这种情况可能是由于诊断不充分。

临床诊断标准

常用的标准包括：
- 西蒙布鲁姆标准（Simon Broome criteria）：根据高胆固醇（成人 TC > 7.5 或 LDL > 4.9 mmol/L；儿童 TC > 6.74 mmol/L 或 LDL > 4.0 mmol/L）和体征或基因测序确证，将患者归类为明确的FH。根据高胆固醇和一级或二级亲属有心肌梗死家族史或高胆固醇血症，将患者归类为可能的FH。
- 荷兰血脂临床网络（Dutch lipid clinic network, DLCN）评分：为LDL-C水平、家族或个人过早CAD病史、体征和DNA证据分配分数。先计算总分，然后划分为明确FH、很可能FH和可能FH。

遗传学

FH是一种常染色体显性遗传疾病，通常由编码低密度脂蛋白受体的 *LDLR* 基因突变引起的。*LDLR* 基因位于19p13.2。

全球报告了近3 000个 *LDLR* 基因变异，其中大约90%是可能致病的。其中65%的变异是碱基替换，24%的变异（n=260）是小DNA片段重排（< 100 bp），

11% 的变异是 DNA 大片段重排（＞100 bp）。

变异在所有外显子中均可出现，而在 4 号外显子中数量最多，这是由于 4 号外显子编码关键配体结合区。

6%～10% 的欧洲 FH 患者在染色体 2p 上的 *APOB* 基因上存在单一突变。*APOB* 基因编码载脂蛋白 B，载脂蛋白 B 是 LDL-C 颗粒的主要蛋白，还是 LDLR 的配体。*APOB* 基因变异导致的高胆固醇血症在表现型上与 FH 难以区分，通常症状较温和。

大约 2% 的 FH 患者在 *PCSK9* 基因中出现功能增强突变。*PCSK9* 基因定位于染色体 1p 上，编码前蛋白转化酶枯草杆菌蛋白酶 /kexin9 型（PCSK9）。PCSK9 蛋白参与降解细胞溶酶体中的 LDL-R 蛋白并阻止其再次进入循环。PCSK9 基因的突变，引起 PCSK9 蛋白功能增强，导致 LDL-R 降解增加、细胞表面受体数量减少和胆固醇水平升高。

具估计，60%～80% 的临床确诊 FH 患者和 1/3 可能患有 FH 的患者会被发现上述已知基因内发生突变。

在那些没有突变但有明确 FH 临床表现的患者中，大多数 FH 患者可能存在与高胆固醇水平有关的多基因变异基础。也就是说，他们在基因组上存在超过平均数量的常见突变或变异，而这些突变或变异每增加一个，都使胆固醇水平增加一些。

家族检测

欧洲指南建议对每个 FH 患者进行家族遗传学检测，以确定受累的一级和二级亲属。

在了解疾病的单基因致病的基础上，可以对那些可能患病却不知情的亲属进行有效的级联检测或筛查，这样可以使他们接受有效的预防和治疗。

早发冠心病（premature coronary heart disease）

由于 FH 患者一生都暴露于高水平的 LDL-C，冠状动脉在 FH 中受累是首当其冲的。在未治疗的杂合变异患者中，50 岁前临床冠心病的发病率分别是 50%（男性）和 30%（女性）。纯合变异常表现为儿童期 CHD 和因 CHD 早期死亡。

冠心病的风险还受其他心血管危险因素的影响，如男性、吸烟、高密度脂蛋白水平降低和脂蛋白（a）升高等。FH 患者可发生颈动脉内膜增厚，但卒中或外周血管病发病率没有增加。

参考文献

[1] Kwon Lagace, T.A., et al. Molecular basis for LDL receptor recognition by PCSK9. *Proc*

家族性高胆固醇血症的治疗

改善生活方式

戒烟（或预防儿童吸烟）。

饮食措施对血清胆固醇值的影响相对较小，不到 10%。应避免过度限制饮食，尤其是儿童。

甾烷醇（stanol）和固醇（sterol）等营养产品抑制胆固醇吸收，可降低血清 LDL-C 水平约 10%。

HMG-CoA 还原酶抑制剂

HMG-CoA 还原酶是合成内源性胆固醇的限速酶。抑制 HMG-CoA 还原酶导致细胞表面 *LDL-R* 基因表达上调，并增加血液中 LDL-C 向细胞内转移。

他汀类药物可降低 LDL-C 水平 30%～55%。NICE FH 指南建议使用高剂量的他汀类药物，使 LDL-C 比基线水平至少降低 50%。

对于纯合子 FH 患者，他汀类药物的有效性较低，原因是缺乏功能正常的 LDLR，或 LDLR 处于非常低水平。

胆固醇吸收抑制剂（cholesterol absorption inhibitor）

依折麦布（ezetimibe）是小肠刷状缘吸收胆固醇的特异性抑制剂。依折麦布减少了饮食中胆固醇的吸收，阻断了胆汁中分泌的胆固醇的再吸收，并导致肝脏胆固醇的净流出和细胞表面 LDL 受体的代偿性上调。

依折麦布作为单一疗法有适度降低 LDL-C 的作用，如果依折麦布与他汀类药物联合使用，能够使他汀类药物降低 LDL-C 的作用提高 15%～20%。NICE 指南推荐依折麦布用于 FH 患者，作为他汀类药物的辅助药物，或用于对他汀类药物不能耐受或存在禁忌证的患者。

PCSK9 抑制

应用单克隆抗体抑制 PCSK9 能够使 LDL-C 降低 60%，而与他汀治疗背景无关。每 2 或 4 周皮下注射一次。副作用相对较少，耐受性好。

NICE 推荐在 FH 患者，已确诊心血管疾病，尽管使用了最大剂量的他汀类药物治疗，LDL-C 水平无法控制，或对他汀类药物治疗不能耐受的患者中使用两种批准的药物：阿利西尤单抗（alirocumab）和依洛尤单抗（evolocumab）。这些患者群体之外，这两种单抗尚未被批准用。

其他非基于抗体的 PCSK9 抑制方法正在开发。

其他降脂药物

这类药物包括胆汁酸螯合剂（bile acid sequestrant）、烟酸衍生物（nicotinic acid derivative）和苯氧酸类（fibrate）。大多数作为专科诊所的三线制剂。

其他可用于纯合型 FH 的新型药物包括米泊美生（mipomersen）和洛美他派（lomitapide）。米泊美生是一种直接针对载脂蛋白 B 信使 RNA 的反义寡核苷酸。洛美他派是一种微粒体甘油三酯转运蛋白（MTP）的抑制剂。

其他正在评估降低 LDL 的新兴疗法包括贝派地酸（bempedoic acid）和血管生成素样蛋白 3（angiopoietin-like 3, ANGPTL3）抑制剂。

低密度脂蛋白单采

低密度脂蛋白单采是纯合型 FH 患者的治疗选择。每 2 周一次，经过体外循环，通过吸附柱吸附低密度脂蛋白，去除血液中的低密度脂蛋白。治疗上通常需要先进行动静脉造瘘。

低密度脂蛋白单采术偶尔用于杂合性 FH 患者，尤其是对那些药物治疗无效或不能耐受的患者；或者尽管积极治疗，FH 仍然加重和冠状动脉疾病进展的患者。

FH 患儿药物治疗

普伐他汀治疗 FH 患儿是安全的，并已在临床试验中进行了验证。对儿童的治疗时机有争议，是否治疗取决于临床判断、患者偏好和家族史。NICE 指南建议对 > 10 岁的 FH 患儿进行治疗，特别是对那些有早发冠心病家族史的患儿。一些指南提倡从 8 岁开始使用他汀类药物。

女童和育龄期妇女的药物治疗

在受孕前 3 个月或妊娠早期，服用他汀类药物可能会增加胎儿先天性异常的发病率。

目前的咨询意见推荐：如果有明确的生育计划意愿，从 10 岁起对女童进行治疗。有生育计划的妇女应接受孕前咨询，并计划在备孕前 3 个月停用他汀类药物。在哺乳期结束前，不推荐重新开始降脂治疗。

第 12 章
冠状动脉疾病和心肌梗死

Coronary artery disease and myocardial infarction

介绍	270
与冠状动脉疾病有关的孟德尔遗传疾病	271
冠状动脉粥样硬化的候选基因研究	272
遗传学研究	273

介 绍

冠状动脉疾病（coronary artery disease, CAD）和心肌梗死（myocardial infarction, MI）的一些主要病因是可干预治疗的风险因素，如高血压、血脂异常、糖尿病和吸烟。其他生活方式和环境风险因素包括压力、肥胖、不良饮食、低活动量和环境污染。

双胞胎和家系研究已经证实 CAD 在家族中聚集，早发性 CAD 家族史是 CAD 的主要独立危险因素。在同卵双胞胎中，可以观察到最高的与 CAD 相关死亡风险。一项里程碑式的关于被收养者的研究证实，即使在没有共同环境的情况下，家族性 CAD 的风险仍然存在。

在一级亲属中有早发性冠心病的病史（12% 的美国人口报告）会使个人患 CAD 的风险约增加 1 倍（相对风险范围 1.3～11.3）。在一般人群中，高危家庭中早发 CAD（男性＜ 55 岁，女性＜ 65 岁）占了相当大的比例，占一般人群的 14%，而高危家庭中早发病例占 CAD 病例的 72%。

就 CAD 的孟德尔遗传模式而言，那些以明显的常染色体显性或隐性方式遗传的 CAD 很少见。在发现的 CAD 中，大多是由于导致脂代谢异常的疾病而出现的，如家族性高胆固醇血症。

CAD 和 MI 的常见遗传形式被认为是复杂的、多因素的。疾病由许多基因决定，每个基因具有相对较小的效应，单独或与其他修饰基因和（或）环境因素产生联合作用。

"常见疾病，常见变异假说"提出，在大多数没有单个或罕见突变的人群中，正常个体中存在的多个基因变异共同增加了总体疾病风险，诸如冠心病或糖尿病。大规模生物样本库极大地增进了我们对这类复杂疾病基因结构的理解，如英国生物样本库。

参考文献

Sørensen, T., et al. Genetic and environmental influences on premature death in adult adoptees. *N Engl J Med* 1988; 318: 727-32.

与冠状动脉疾病有关的孟德尔遗传疾病

家族性高胆固醇血症（见第 11 章，家族性高胆固醇血症）

丹吉尔病（Tangier disease, TGD; OMIM: #301500）

丹吉尔病是一种罕见的常染色体隐性遗传性疾病，由 ABCA1 蛋白功能丧失的突变引起，影响高 HDL-C 代谢的罕见等位基因变异，与低血浆 HDL-C 相关，涉及 ATP 结合盒、亚家族 A 成员 1（ATP-binding cassette, subfamily A, member 1, ABCA1）、载脂蛋白 A1（apolipoprotein A1, APOA1）和卵磷脂-胆固醇酰基转移酶（lecithin-cholesterol acyltransferase, LCAT）。

临床特点包括胆固醇酯在网状内皮系统中弥漫性沉积，扁桃体变黄，血浆 HDL-C 降低和早发性 CAD。

谷固醇血症（sitosterolaemia, STSL; OMIM: #210250）

谷固醇血症是罕见的常染色体隐性遗传病，由于 *ABCG5* 基因和 *ABCG8* 基因的突变引起，导致植物固醇的消除减少，在体内积累。治疗的基础是限制植物固醇饮食，使用依折麦布和胆汁酸螯合剂。

谷固醇血症的临床特点包括早发性 CAD、肌腱黄瘤、溶血性贫血、脾肿大、血小板异常和关节炎。

其他

其他可能与早发 CAD 相关的罕见孟德尔遗传疾病包括常染色体隐性遗传性高胆固醇血症（autosomal recessive hypercholesterolaemia; OMIM: #301500），家族性异常 β-脂蛋白血症（familial dysbetalipoproteinaemia; OMIM: #617347），弹性假黄色瘤（pseudoxanthoma elasticum; OMIM: #264800），Hutchinson-Gilford 早衰综合征（Hutchinson-Gilford progeria syndrome; OMIM: #176670）和常染色体显性遗传冠状动脉疾病 2 型（autosomal dominant coronary artery disease 2; OMIM: #610947）。

冠状动脉粥样硬化的候选基因研究

基于候选基因的关联研究揭示了大量与 CAD 或 MI 的患病率有关的基因多态性，包括：

MTHFR 基因（5, 10-methylenetetrahydrofolate reductase，5, 10-亚甲基四氢叶酸还原酶）

MTHFR 677C＞T（Ala222Val）错义变异的个体中，MTHFR 活性降低，血浆同型半胱氨酸水平升高。

对来自 40 项 677C＞T（Ala222Val）多态性与 CAD 风险的关联性研究的 meta 分析（共纳入 11 162 例患者和 12 758 例对照）显示，与基因型 CC 相比，基因型 TT 与基因型 CC 的 CAD 患病风险的比值比为 1.16。

第二项对来自 80 项研究的 meta 分析（纳入 26 000 例患者和 31 183 例对照）显示，TT 基因型与 CC 基因型的总体比值比为 1.14，但风险存在地理差异。欧洲、澳大利亚和北美的比值比（odds ratio）为 1.0，而中东和亚洲分别为 2.61 和 1.23。地理差异可以用西方国家叶酸摄入量较高解释。

脂蛋白脂肪酶（lipoprotein lipase, LPL）

LPL 是循环中富含甘油三酯的脂蛋白，是脂肪分解的限速酶。LPL 还在受体介导的清除循环内脂蛋白过程中发挥重要作用。

LPL 基因存在多态性，某些 LPL 蛋白的氨基酸变异使 LPL 蛋白的功能降低，升高甘油三酯和 HDL-C 水平，这些与动脉粥样硬化风险有关。

载脂蛋白 E（apolipoprotein E, ApoE）

ApoE 在脂质运输和代谢中起重要作用。ApoE 基因有三个常见等位基因（ε2、ε3 和 ε4），分别编码 ApoE 的三个主要同工酶（E2、E3 和 E4），它们在多肽链第 112 和 158 位的氨基酸种类不同。

ApoE 等位基因变异导致总胆固醇和 LDL-C 浓度的变化，ε4 等位基因变异增加 LDL-胆固醇水平；而 ε2 等位基因变异降低 LDL-胆固醇水平。

对来自 48 项研究的 meta 分析表明（共纳入 15 492 例 CAD 患者和 32 965 例对照），ε4 等位基因变异携带者患 CAD 的风险高于 ε3/ε3 基因型携带者，比值比为 1.42；而 ε2 等位基因与 CAD 风险无关。

遗传学研究

候选基因的研究局限于需要对哪些基因会引起 CAD 和 MI 的先验知识。另一种方法是采取不可知论的观点，观察基因组中所有已知的遗传变异，研究所有单核苷酸多态性（SNP），评估它们与 CAD 和 MI 有什么关联，希望找到它们对疾病遗传的新见解。

全基因组关联研究（genome-wide association study, GWAS）

全基因组关联研究已经确定了多个 CAD 和 MI 的易感基因。2007 年，来自不同国家的三项独立的 GWAS 同时鉴定出染色体 9p21.3 的遗传变异与 CAD 和 MI 有关（比值比为 1.3）。这一发现已经在不同的队列中重复了多次，并且仍然是迄今为止最强有力的遗传关联性的发现。首选的 SNP（rs1333049）位于内含子，即不在蛋白质编码基因内。尽管有广泛的研究，但其确切的功能仍有待阐明，尽管迄今为止的证据表明，它促进细胞变化，导致动脉粥样硬化的发展。

在发现 9p21.3 之后，又发现了多个 SNP 与 CAD 和 MI 有关。冠状动脉疾病全基因组复制和 meta 分析＋冠状动脉疾病遗传学联盟［coronary artery disease genome wide replication and meta-analysis (CARDIoGRAM) plus the coronary artery disease (C4D) genetics consortium, CARDIoGRAMPlusC4D consortium］是一个大型的国际合作组织，领导和承担了这项探索工作的大部分，已经确定了几十个变异。有些变异是在已知的生物学通路中，但许多发现仍有待进一步了解，这些发现可能产生对于 CAD 治疗和机制的新见解。

多基因风险评分（polygenic risk scores）

鉴于不同 SNP 对 CAD 和 MI 风险的多重小效应，科学家们已经努力将基因组中与 CAD 和 MI 有关的所有遗传变异的效应结合起来。这促进了多基因风险评分的发展，它可以将以数百万的变异纳入单一的风险度量标准。

最近的工作表明，这种多基因风险评分可以改善个人的终生风险预测，其优势是基因分型可以在出生时进行，并且这种测量是一次性的和稳定的。一项研究通过计算英国生物样本库中所有参与者的多基因风险评分，估计 8% 的人群患 CAD 的风险超过普通人群的 3 倍，0.5% 的人群患 CAD 的风险超过普通人群的 5

倍，与孟德尔遗传疾病相当。

延伸阅读

Kumar D., Elliott P. (eds) (2010) *Principles and Practice of Clinical Cardiovascular Genetics*, Oxford University Press, New York, pp. 315-328.

参考文献

[1] 🔗 http://www.cardiogramplusc4d.org/
[2] Khera, A., et al. Genome-wide polygenic scores for common diseases identify individuals with risk equivalent to monogenic mutations. *Nature Genetics* 2018; 50: 1219-24.

第13章

肺动脉高压

Pulmonary arterial hypertension

肺高压	276
肺动脉高压	278
遗传性肺动脉高压	278

肺 高 压

肺高压（pulmonary hypertension, PH）定义为右心导管检查时，平均肺动脉压（mean pulmonary artery pressure, mPAP）> 20 mmHg。

根据肺动脉楔压（pulmonary artery wedge pressure, PAWP）和肺血管阻力（pulmonary vascular resistance, PVR），将 PH 分为毛细血管前 PH、毛细血管后 PH 和混合型 PH（表 13.1）。

表 13.1　肺动脉高压（PH）的血流动力学定义

定　　义	特　　性	临　床　组
毛细血管前 PH	mPAP > 20 mmHg PAWP ≤ 15 mmHg PVR ≥ 3 WU	1，3，4，5
毛细血管后 PH	mPAP > 20 mmHg PAWP > 15 mmHg PVR < 3 WU	2，5
混合型 PH	mPAP > 20 mmHg PAWP > 15 mmHg PVR ≥ 3 WU	2，5

引自：Simonneau G et al (2019) 'Haemodynamic definitions and updated clinical classification of pulmonary hypertension.' Eur Respir J. 2019; 53(1): 1801913。

正确的分类至关重要（框 13.1），这是因为每一种 PH 类型都有不同的病因、治疗方法和预后。

框 13.1　2019 年肺动脉高压（PH）临床分类更新

1　肺动脉高压（PAH）
　　1.1　特发性 PAH
　　1.2　遗传性 PAH

1.3 药物和毒素引起的 PAH
1.4 与某些疾病相关的 PAH
    1.4.1 结缔组织病
    1.4.2 HIV 感染
    1.4.3 门静脉高压
    1.4.4 先天性心脏病
    1.4.5 血吸虫病
1.5 对钙通道阻滞剂长期反应的 PAH
1.6 具有明显静脉/毛细血管受累特征的 PAH（PVOD 和 PCH）
1.7 新生儿综合征中的持续 PH

2 左心疾病导致的 PH
2.1 LVEF 正常的心力衰竭导致的 PH
2.2 LVEF 降低的心力衰竭导致的 PH
2.3 先天性心脏病
2.4 先天性/获得性心血管疾病导致毛细血管后 PH

3 肺部疾病和（或）缺氧引起的 PH
3.1 阻塞性肺疾病
3.2 限制性肺疾病
3.3 其他混合限制性/阻塞性疾病
3.4 缺氧无肺疾病
3.5 肺发育性疾病

4 肺动脉阻塞导致的 PH
4.1 慢性血栓栓塞性 PH
4.2 其他肺动脉阻塞

5 具有不明确和（或）多因素机制的 PH
5.1 染色体异常
5.2 全身性和代谢性疾病
5.3 其他

5.4 复杂先天性心脏病

注：肺静脉闭塞性疾病（PVOD），肺毛细血管瘤病（PCH），左室射血分数（LVEF）。
引自：Simonneau G et al (2019) Haemodynamic definitions and updated clinical classification of pulmonary hypertension，Eur Respir J. 2019; 53(1): 1801913。

肺动脉高压

肺动脉高压（pulmonary arterial hypertension, PAH）是毛细管前 PH 的形式（第 1 组，表 13.1）。

具估计，成年人肺动脉高压的最低流行率为每百万人 15 例。在登记资料中，大约一半的 PAH 患者是特发性、遗传性和药物性的。

PAH 的临床特征

PAH 最初的症状是劳力性的，这与右心功能障碍有关，包括呼吸急促，疲劳，心绞痛，晕厥，咯血，干咳，恶心和呕吐。其中，干咳较少见，恶心和呕吐常由运动引起，咯血由支气管动脉增厚破裂引起。

还有一些 PAH 症状与肺动脉增宽相关，包括声音嘶哑，喘鸣，心绞痛和猝死。左喉返神经受压导致声音嘶哑。气道受压导致喘鸣。冠状动脉左主干受压导致心绞痛或猝死。

PAH 常见的体征包括：右心室隆起；第二心音肺成分增加，右侧第三心音；三尖瓣和肺动脉瓣反流。随着疾病进展，患者颈静脉压升高，伴有周围水肿、腹水和肝肿大。

遗传性肺动脉高压

6%～10% 的 PAH 患者存在 PAH 家族史，更多见于女性。遗传性肺动脉高压一般呈常染色体显性遗传，外显率不完全。对于 *BMPR2* 基因突变，男性外显率为 14%，女性外显率为 42%。

遗传学

70%～80% 的家族性 PAH 和 10%～20% 的特发性 PAH 是由 *BMPR2*（bone

morphogenetic protein）基因突变引起的。BMPR2 蛋白是 TGF-β 超家族的成员之一，调控细胞的许多功能，包括增殖、迁移、分化、凋亡、细胞外基质的分泌和沉积。已经发现约 400 个 *BMPR2* 基因突变，包括错义和截断突变。

发现的其他的 PAH 致病基因包括 *ACVRL1* 基因、*ENG* 基因、*SMAD4* 基因、*SMAD8* 基因和 *SMAD9* 基因等 TGF-β 超家族内的关键因子。

CAV1 基因突变是引起 PAH 伴或不伴脂肪营养不良的罕见原因。*CAV1* 基因编码陷窝蛋白 1，这是一种与 BMPR2 蛋白相互作用的膜蛋白。

极少数的遗传性出血性毛细血管扩张患者（占比 < 1%）（见第 14 章）进展为 PAH，这种 PAH 与肺动静脉瘘有关，是由于 *ACVRL1* 基因突变引起的，这种类型的 PAH 与其他类型的 PAH 难以区分。

TBX4 基因突变是儿童 PAH 最常见的病因之一，但很少涉及成人 PAH。*TBX4* 基因编码 T-框蛋白 4（T-Box Protein 4），属于 T-box 家族，与肺发育有关。

肺毛细血管瘤病和肺静脉闭塞性疾病

肺毛细血管瘤病（pulmonary capillary haemangiomatosis, PCH）和肺静脉闭塞性疾病（pulmonary veno-occlusive disease, PVOD）是特殊病理类型的 PAH，罕见。PVOD 的遗传模式呈常染色体隐性遗传，外显率接近 100%。

EIF2AK4 基因是最近被确定的遗传性 PCH 和 PVOD 的致病基因之一。*EIF2AK4* 基因编码真核翻译起始因子 2α 激酶 4（eukaryotic translation initiation factor 2 alpha kinase 4），通过与不带电转运 RNA 结合而感知氨基酸缺乏，但该蛋白导致 PCH 和 PVOD 的分子机制尚不清楚。

基因检测在 PVOD 时特别有意义，因为避免了肺活检，可以获得具有挑战性的诊断，并且对治疗具有显著的意义。患者对目前的 PAH 药物治疗反应性不佳，并可能因为药物发展为肺水肿。

患者亲属的临床筛查

早期治疗可改善 PAH 的预后。

目前的指南建议在遗传性 PAH 家系中，对于突变携带者和未发现致病性变异的患者的一级亲属，每年应接受超声心动图筛查。

延伸阅读

Frost, A., et al. Diagnosis of pulmonary hypertension. *Eur Respir J*, 2019; 53(1): 1801904.

Galiè, N., et al. Risk stratification and medical therapy of pulmonary arterial hypertension. *Eur Respir J*, 2019; 53(1) 1801889.

Morrell, N.W., et al. Genetics and genomics of pulmonary arterial hypertension. *Eur Respir J*, 2019; 53(1): 1801899.

Simonneau, G., et al. Haemodynamic definitions and updated clinical classification of pulmonary hypertension. *Eur Respir J*, 2019; 53(1): 1801913.

第14章
遗传性出血性毛细血管扩张症
Hereditary haemorrhagic telangiectasia

遗传性出血性毛细血管扩张症（hereditary hemorrhagic telangiectasia, HHT）以往被称为 Osler-Rendu-Weber 病，是一组以毛细血管扩张，全身和肺血管动静脉畸形（arteriovenous malformation, AVM）为特征的疾病。HHT 遗传模式呈常染色体显性遗传。

HHT 的估计流行率为 1/5 000，在所有种族人群中均有描述，患病人群无性别差异。

遗传学

HHT 由编码血管内皮细胞中 TGFβ1（transforming growth factor beta 1）超家族信号传导通路中的关键因子的基因突变引起。已鉴定出三个 HHT 致病基因（表 14.1）。在基因突变阳性病例中，*ENG* 基因（OMIM: #187300）和 *ACVRL1* 基因（OMIM: #600376）突变共占基因突变阳性病例的 95%，紧随其后的是 *SMAD4* 基因（OMIM: #600993），占 2%。15% 的病例为突变阴性。

表 14.1　鉴定的 HHT 致病基因

HHT	OMIM	染色体	基因	蛋白质
HHT 1 型	#187300	9	*ENG*	内皮联蛋白
HHT 2 型	#600376	12	*ACVRL1*	激活素受体样激酶-1（ALK-1）
HHT 伴少年息肉病	#175050	18	*SMAD4*	Smad 4
HHT3 型	#601101	5	—	—
HHT4 型	#610655	7	—	—

HHT 患者的家庭成员的临床表现之间可能存在很大差异。

对于 HHT，产前诊断在技术上虽然是可行的，但是很少进行，这是因为大多数 HHT 患者寿命长，并且无症状。分子诊断阳性虽然不能改变治疗方式，但是对于有胃肠道息肉、恶性肿瘤病史和 *SMAD4* 基因突变的家系，还应定期进行胃肠道筛查。

HHT 的临床特点

鼻出血通常是 HHT 最早出现的临床症状，高达 96% 的 HHT 患者发生过鼻出血。HHT 患者从 30 岁开始，面部和颊部毛细血管扩张。HHT 患者多个器官存在动静脉畸形，尤其是脑、肝和肺。胃肠道出血常见。此外，还存在青少年息肉病、血栓前状态（prothrombotic state）和免疫功能异常。

诊断 HHT 的 Curaçao 标准（The Curaçao criteria）

- 有 ≥ 3 个独立表现，可明确诊断为 HHT。
  - 自发性频发性鼻出血。
  - 皮肤黏膜毛细血管扩张症，多发于指尖，嘴唇，口腔黏膜和舌等特征性部位。
  - 动静脉畸形，受累部位包括胃肠、肺、肝、脑和脊髓等。
  - HHT 家族史，根据上述这些临床表现，可以发现一级亲属受累。
- 估计 10% 的患者经历了 HHT 相关的主要并发症，包括如下内容。
  - 慢性鼻腔和胃肠道出血引起严重贫血。
  - 卒中，肺 AVM 并发反常的无菌或脓毒性栓子脱落。脑 AVM 并发出血。
  - 深静脉血栓。
  - 有症状的肝病是更罕见的并发症，往往需要肝移植。
  - 肺高压，往往与肺动脉高压难以区分。肺高压常常继发于 HHT 并发症，如慢性血栓栓塞，肝动静脉畸形和贫血引起的高心排血量。
  - 与妊娠有关的死亡。
  - 脊髓血管意外。

治疗

无症状患者 AVM 的筛查方案各不相同。肺血管的动静脉畸形大多数通过心血管超声造影检查，CT 血管成像检查。

输血治疗可能出现的缺铁性贫血。

可经鼻湿化预防和治疗鼻出血。对于大量鼻出血，紧急情况下可以填塞止血。耳鼻喉科相关并发症可通过激光、外科手术治疗。

通过栓塞疗法治疗动脉畸形，尤其是肺部。

药物治疗包括激素，抗纤溶药，免疫调节剂和血管生成抑制剂等。激素包括雌激素和孕激素。免疫调节剂包括沙利度胺，干扰素和西罗莫司（sirolimus）。还可以考虑血管生成抑制剂，如贝伐珠单抗（bevacizumab）。

对于严重的肝内血管畸形，并且介入治疗无效，可以考虑肝移植。

第 15 章
心脏和遗传性血液异常
The heart and inherited haematological disorders

介绍	286
地中海贫血的病理生理学	286
地中海贫血的遗传学	287
地中海贫血中的铁过载	288
地中海贫血中的心脏病	289
地中海贫血中的心脏病变	290
血色素沉着病的病理生理学	291
血色素沉着病的遗传学	291
血色素沉着病中的铁超载	292
静脉切开术	293
血色素沉着病中的心脏病变	293
血色素沉着病患者的评估	293
心脏铁过载风险患者的处理	294

介　绍

心脏铁过载（iron overload）往往是由反复输血引起的，而基因突变导致铁稳态失衡也可以导致心脏铁过载，例如遗传性血色素沉着病。血红蛋白病（haemoglobinopathy）是引起心脏铁过载的主要原因，是全球重大公共卫生问题。此外，治疗心脏铁过载在治疗遗传性难治性贫血中至关重要。尽管这些遗传性铁稳态失衡性疾病不直接累及心脏，但是由于铁过载而累及心脏是这类疾病发病和死亡的主要原因，其中铁过载是复杂多系统疾病的一部分，还同时累及肝脏和内分泌系统。

铁过载和铁的毒性

每天大约有 1～2 mg 的铁被小肠吸收，吸收的铁与血浆中的转铁蛋白结合。铁主要被骨髓中的红细胞利用，用于产生血红素。

人类体内没有专门有效的铁排泄途径，如果铁供大于求，就容易造成铁过载。铁摄入超过了机体代谢的需要和转铁蛋白的携带能力，血浆中会出现游离的非转铁蛋白结合铁（non-transferrin bound iron, NTBI）。

循环中 NTBI 可以被心脏、肝脏和包括内分泌器官在内的许多其他组织器官摄取。一些活性氧化物可以通过 NTBI 的催化作用产生，活性氧化物可以损伤细胞的蛋白质、脂质和 DNA。

NTBI 产生羟自由基，进而干扰线粒体呼吸链，导致心功能障碍。铁沉积的部位由多到少依次是心外膜，心内膜下和乳头肌，心室肌中部的 1/3，心房和传导系统。

地中海贫血的病理生理学

血红蛋白由四条珠蛋白多肽链，也就是四条珠蛋白（globin）组成，每条链含有一个血红素部分，该部分包括一个原卟啉环和一个处于亚铁状态的中心铁离子（Fe^{2+}）。95% 以上的成人中，血红蛋白以含有 2 条 α 珠蛋白链和 2 条 β 珠蛋白链的 HbA 形式存在；2.2%～3.5% 的成人为 HbA2，由 2 条 α 链和 2 条 δ 链组成；小于 1% 的成人中，血红蛋白含有胎儿血红蛋白（fetal haemoglobin, HbF），由 2 条 α 链和

2 条 γ 链组成。

地中海贫血（thalassaemia）是由基因突变引起的，导致一个或多个珠蛋白链表达减少。地中海贫血可以根据减少的珠蛋白链种类（α、β、δβ）进行分类。临床上还根据血液病临床表现的严重程度分为三类：①重型地中海贫血，表现为严重贫血，必须终生定期输血才能生存。②轻型地中海贫血，表现为无症状携带者。③中间型地中海贫血，包括介于上述两个极端类型之间广泛的表现型。

地中海贫血的遗传学

地中海贫血流行地区与疟疾流行地区有地理重叠。从特定流行地区向欧洲的移民意味着这种疾病不再局限于特定的地区。地中海贫血中等位基因变异常见，杂合子概率为 3%～30%。α 地中海贫血是最常见的，而 β 型通常更严重，因为 β 型会导致在纯合型或复合杂合型中产生严重贫血。

α 地中海贫血

在 16 号染色体上，类 α 珠蛋白基因形成一个簇。每条染色体有 2 个 α 珠蛋白基因，正常基因型为 αα/αα。

致病性突变导致不产生 α 链的 $α^0$ 地中海贫血单倍型，或产生残留的 α 珠蛋白链的 $α^+$ 地中海贫血单倍型。

一般而言，遗传正常 αα 单倍型和 $α^0$ 或 $α^+$ 地中海贫血单倍型之中的任何一种，都会导致 α 地中海贫血特征。

2 个 $α^0$ 等位基因的遗传导致血红蛋白巴氏胎儿水肿综合征（Bart's hydrops fetalis syndrome），预后不良。

$α^0$ 与 $α^+$ 等位基因的遗传主要导致血红蛋白 H 病（HbH），其特征是过多的 β 珠蛋白形成四聚体（$β_4$=HbH）。HbH 具有很高的氧亲和力，但这样对气体交换并没有促进意义。

2 个 $α^+$ 等位基因的共同遗传导致了一系列表现型谱，其范围主要介于 $α^0$ 地中海贫血特征和 HbH 疾病之间。

以上这些是大体遗传模式，也存在许多例外。

β 地中海贫血

类 β 珠蛋白基因在 11 号染色体上形成一个簇，每条染色体包含 1 个 β 和 1 个

δ珠蛋白基因。

致病性突变导致不产生β珠蛋白链的$β^0$地中海贫血单倍型，产生残留的β-珠蛋白链的$β^+$地中海贫血单倍型。

多数β地中海贫血是病情最严重的一种，其潜在基因型多为复合杂合子，极少为纯合子状态，如$β^0/β^0$、$β^0/β^+$和$β^+/β^+$等。

少数β地中海贫血是一种无症状状态，由1个异常的β珠蛋白基因遗传引起，如$β^0/β$或$β^+/β$。

β中间型地中海贫血包括多种表现型，介于主要和次要类型之间，如$β^0/β$，$β^+/β^+$。

以上是概括的遗传模式，但是也有例外。

地中海贫血中的铁过载

铁过载机制

胃肠外铁

重型地中海贫血患者需要终身输血，以维持血红蛋白90～105 g/L。每1单位红细胞含有200 mg铁，由于人体缺乏有效的途径排泄过量铁，在患者20岁时，输血治疗积累的铁会导致铁过载。

肠内铁

尽管体内铁总量总体增加，但是肠道铁吸收却出现了无法解释的反常增加。这似乎与骨髓增生的程度有关。

输血是重型地中海贫血患者铁过载的主要来源，而肠道铁吸收增加在非输血依赖性地中海贫血中间综合征中起着更重要的作用。

螯合（chelation）疗法

螯合疗法通过清除不稳定的细胞内铁和巨噬细胞释放的转运铁两条途径，降低组织铁的浓度。螯合铁从粪便或尿液中排出。

控制铁过载需要几个月或几年的时间，这是因为无论何时，体内的铁只有一小部分可以被螯合。螯合剂控制铁浓度，可以防止自由基形成，限制组织损伤。

去铁胺（deferoxamine）

去铁胺是铁螯合治疗的主要药物，需要延长补液时间，费用昂贵，负担重，许多患者依从性差。

去铁酮（deferiprone）

口服。能有效预防和治疗心脏铁过载。但是清除肝内铁的效果较差。

地拉罗司（deferasirox）

每日方案的较新的口服制剂。疗效数据有限。

表 15.1 总结了每种螯合治疗的特性。

表 15.1 螯 合 疗 法

项目	去铁胺 deferoxamine	去铁酮 deferiprone	地拉罗司 deferasirox
用药方式	皮下注射，静脉注射	口服	口服
剂量	20～50 mg/（kg·d），输注超过 8～14 小时，每周至少 5～7 天	75～100 mg/（kg·d），分 3 次给药，也可以与去铁胺联合治疗	20～40 mg/（kg·d），超正常剂量，也可以与去铁胺联合治疗
半衰期	0.5 小时	3～4 小时	12～16 小时
副作用	潜在不可逆的耳和视网膜毒性，生长受损，骨骼异常，局部反应，耶尔森菌感染的风险增加，局部反应	精神错乱，肝酶升高、关节病、恶心、中性粒细胞减少和粒细胞缺乏，锌缺乏，肝纤维化，免疫失调	胃肠道紊乱，皮疹，轻度非进行性肌酐升高，肝酶升高

地中海贫血中的心脏病

严重地中海贫血

未经治疗的患者

在没有定期输血的情况下，患者会出现高动力循环状态，这是由于严重贫血、红细胞体积增大应对高代谢的要求和脾内分流导致的。10 岁以前，高排出量性心力衰竭是死亡的首要原因之一。

定期接受输血但未进行铁螯合治疗的患者

输血导致的心脏铁过载引起左心室、右心室扩张，收缩功能障碍，往往呈现 DCM 表现型。长期输血导致心脏铁过载成为地中海贫血患者 20～30 岁时死亡的主要原因。

心室功能不全常伴有房性心律失常，传导系统疾病，高心室异位负荷和室性心动过速。有时在临床表现上以 RCM 表现型，限制性生理为主，一旦发生心力衰竭，3 个月死亡率＞50%。

接受输血和螯合铁的患者

20 世纪 60 年代开发的铁螯合剂减少了心脏并发症，提高了存活率。铁螯合疗法（iron chelation therapy）不仅可以防止由铁过载继发的心功能障碍，而且对病情严重的患者加强治疗可以逆转心肌病。在英国约 50% 的重型 β 地中海贫血患者仍在 35 岁前死亡，主要原因是铁螯合治疗依从性差。

心肌炎可能是某些患者临床病程的重要影响因素。

中间型地中海贫血

中间型地中海贫血心脏病变的临床表现以肺动脉高压和左心室功能保留的右心衰竭为主。肺动脉高压是慢性组织缺氧和溶血的结果，溶血通过降低一氧化氮水平引起血管收缩。肺血管系统中的原位血栓形成也起作用，中间型地中海贫血处于血栓前状态。

由于不需要定期的大容量输血，因此大多数中间型地中海贫血患者不会出现输血性铁过载的情况。

大约 1/5 的中间型地中海贫血患者通过肠道吸收导致铁过载，但在这些情况下，铁过载对心脏病变发展的影响似乎有限。铁螯合治疗在这些患者中的作用尚不清楚。

轻型地中海贫血

无症状携带状态，无心脏表现。

地中海贫血中的心脏病变

血红蛋白 H 病（Haemoglobin H disease）

由于大多数 HbH 患者不需要定期输血，因此输血导致的铁过载不是血红蛋白 H 病的特征。然而随着年龄的增长，血红蛋白 H 病中肝脏铁过载是常见的，而心脏铁过载很少见。铁螯合治疗在血红蛋白 H 病中的作用尚不清楚。

尽管血红蛋白 H 病的血液学表现型类似于中间型 β 地中海贫血，但是肺动脉高压和右心衰竭并不常见。

α 地中海贫血

α 地中海贫血无症状，没有心脏表现。

地中海贫血患者的心脏

慢性组织缺氧导致一系列血流动力学代偿性反应。为了改善氧气输送，心脏主要通过增加每搏输出量而增加心排血量。心室容量负荷加重，但是射血分数似乎与性别和年龄匹配的对照组相似。静息心率不增加。外周阻力降低，这与舒张压降低有关。

非铁过载的地中海贫血患者的血流动力学参数通常是"正常"值，这种情况尚未被系统研究。血红蛋白的变化，输血负荷量的变化，以及并发的内科疾病使地中海贫血患者血流动力学参数的研究变得困难。

血色素沉着病的病理生理学

血色素沉着病（heamochromatosis）是一种遗传性疾病，以糖尿病、皮肤青铜色沉着、关节炎、肝硬化和心脏疾病为特征，这些临床表现继发于铁过载。1996 年，首次发现导致血色素沉着病的 *HFE* 基因，此后参与铁代谢的其他基因及其突变也被发现。

血色素沉着病是一种铁代谢自身的疾病，由调节铁代谢途径的基因突变引起。而与地中海贫血和其他难治性贫血相反，在这些疾病中铁过载主要是治疗另一种疾病的后果。

血色素沉着病的遗传学

HFE 基因相关性血色素沉着病

HFE 基因是血色素沉着病的致病基因。血色素沉着病的遗传模式呈常染色体隐性遗传。*HFE* 基因位于 6 号染色体。HFE 蛋白参与铁代谢的细胞表面表达，并调节转铁蛋白对结合铁的摄取。

已经发现和描述了 *HFE* 基因的两个点突变，但这些突变导致铁过载的确切机制尚不完全清楚。

HFE C282Y 变异

HFE 蛋白 282 位的半胱氨酸被酪氨酸取代，蛋白质突变限制了 HFE 蛋白与转铁蛋白受体 1（transferrin receptor-1, TFR1）的相互作用。在欧洲，C282Y 杂合变异的平均分布频率为 9.2%，而纯合状态在普通人群中为 0.4%。

HFE H63D 变异

组氨酸在 63 位被天冬氨酸取代，并不能限制 HFE 蛋白与转铁蛋白受体 1 的相互作用，其致病意义不太清楚。H63D 在南欧较为常见。

非 HFE 基因相关性血色素沉着病

一些轻型血色素沉着病与 HFE 基因无关。

青少年血色素沉着病（juvenile haemochromatosis）

一种常染色体隐性遗传性疾病，与经典的 HFE 相比，进展性的特征更加明显。两个致病基因的突变已经被发现，分别是 1 号染色体上的 HJV 基因（血黄素）和 19 号染色体上的 HAMP 基因（铁调素抗菌肽，hepcidin antimicrobial peptide），后者较少见。

常染色体隐性遗传性血色素沉着病

TFR2 基因（转铁蛋白受体 2，transferrin receptor-2）位于 7 号染色体上。TFR2 基因的突变与常染色体隐性遗传性血色素沉着病有关，其临床特征与经典的血色素沉着病相似。

由 SLC40A1 基因突变引起的常染色体显性血色素沉着病。SLC40A1 基因定位于 2 号染色体，编码铁转运蛋白（ferroportin）。铁转运蛋白是一种跨膜转运蛋白，存在于肠细胞、肝细胞和网状内皮系统，作用是将铁转运到血液中。

其他未知基因的突变也可能导致该病。

血色素沉着病中的铁过载

铁过载的机制

血色素沉着病中有两个过程导致铁过载，其一是胃肠道对铁的吸收增强，其二是过量铁从巨噬细胞释放到循环中。

这两个过程都被认为是由铁调素（hepcidin）水平降低引起的，在所有血色素沉着病中均存在。铁调素是一种铁调节激素，通过与主要的铁转运蛋白

（ferroportin）相互作用，抑制铁在肠道吸收，抑制巨噬细胞向循环中释放铁。科学家们认为血黄素（haemojuvelin）、转铁蛋白受体 2 和 HFE 蛋白共同调节铁调素-铁转运蛋白轴，因此编码这些蛋白的基因突变导致血色素沉着病。

静脉切开术

静脉切开术（venesection）似乎可以提高生存率，限制心脏受累。每 1～2 周放血约 500 mL，直至铁蛋白恢复正常或患者出现贫血。

在血色素沉着病中，使用铁螯合剂快速清除铁存储并避免心力衰竭并发症尚未得到系统研究。

血色素沉着病中的心脏病变

血色素沉着病外显率较低。血色素沉着病的临床表现受性别、年龄、其他遗传因素和环境因素的影响，这些因素影响了主要的遗传异常。

20 世纪 50 年代初开始施行静脉切开术（放血），减少了终末器官病的发病率。在静脉切开术兴起的时代之前，15% 的血色素沉着病患者表现出心脏病，33% 的患者最终发展成心肌病。

心脏受累包括双心室扩张和功能障碍、孤立性右心室或左心室损害、舒张功能障碍。限制性心肌病和心律失常约占血色素沉着病患者的 1/3。

肝硬化是血色素沉着病的另一种常见并发症。在评估血色素沉着病患者的心脏病变状况时，应考虑肝硬化对血流动力学的影响。肝硬化的存在与高动力性循环，高心排血量，舒张功能障碍，全身血管阻力低，血压偏低和窦性心动过速等因素有关。而上述这些变化与心脏铁过载无关。

血色素沉着病患者的评估

病史

评估血色素沉着病患者是复杂的，因为很少发现存在心脏单独受累的情况。

贫血、内分泌异常也导致症状，例如，甲状腺功能减退和肝病。既往输血史和治疗依从性提供铁过载程度的线索。

体格检查

心脏铁过载没有特异性体征。

血清铁蛋白水平

在地中海贫血和血色素沉着病中，铁蛋白水平均升高。心脏铁过载与血清铁蛋白水平之间的关系不足以指导心脏病的治疗。

检查

心电图

往往可有非特异性发现。

超声心动图

超声心动图检查对于心脏形态和功能的评估和肺动脉高压的筛查是有用的。然而，超声心动图在铁过载的患者心功能不全和心力衰竭发作前，识别显著心脏铁过载的患者是不可靠的。

心脏磁共振成像

组织中的铁沉积导致心脏磁共振（CMR）图像衰减和变暗的速度更快。用 T2 量化 CMR 图像的衰减可以反映组织铁浓度。

低 T2 值（< 20 ms）反映心脏铁含量高，并且与心室功能不全有关。所有出现铁过载继发心力衰竭的患者都存在异常的心肌 T2*，在几乎 90% 的铁超载继发心力衰竭的患者中 T2* < 10 ms。

功能保留但心脏铁沉积较高（T2 < 20 ms）的患者存在发生心脏并发症的高风险。但是这种现象为加强螯合治疗，预防心脏发病和降低患者死亡率提供了特殊的机会。

强化铁螯合治疗可使 T2 逐渐恢复正常，心功能得到改善。

心脏铁过载风险患者的处理

铁过载的预防

对输血要求高的患者进行充分有效的铁螯合治疗，并对血色素沉着病综合征患者进行静脉切开术，可降低心脏铁过载发病率和死亡率。有心脏铁过载风险的患者应经常检查是否有心脏受累。连续 CMR T2 测量对于识别高危患者是非常有价值的，因为这些高危患者往往需要更加强铁螯合治疗。

由于患者对铁螯合治疗的依从性不佳，预防性治疗策略往往会失败。

铁过载中心力衰竭的治疗

建议常规治疗心力衰竭和无症状左心室功能不全，但这一策略尚未在铁过载中心力衰竭这一亚组患者中进行系统回顾。可以考虑从防治其他心脏疾病策略推断，指导管理其他心脏并发症，如心房颤动。

常规医疗治疗通常是一种保护心功能的措施，直到心脏功能通过特定的治疗得到改善。

心脏铁过载的治疗

继发于心脏铁过载的心功能障碍在很大程度上是可逆的，应通过积极的治疗来清除多余的铁。

重型中海贫血患者需要连续几个月或几年静脉注射铁螯合剂，通常与其他药物联合使用，以逆转心肌病。可以用超声心动图和 CMR T2 测量，监测心脏铁过载的进展情况。

随着 T2 测量的出现，那些向心功能障碍进展的高危心脏铁过载患者可以被识别出来。这使得在心脏铁过载的效应变得明显之前，有机会进行强化铁螯合治疗。

肺动脉高压的治疗

最好通过抑制溶血治疗来管理肺动脉高压。

在地中海贫血中，治疗肺动脉高压涉及强化输血和铁螯合治疗。还涉及使用西地那非和吸入一氧化氮，但尚未对其进行系统研究。

最后，心脏铁过载是复杂疾病过程的一部分，治疗上横跨多个医学专业。因此，多学科管理是实现对这些患者有效管理的最佳方法。

第16章

卒中

Stroke

卒中的流行病学

卒中位列发达国家最常见死亡原因的第三位，同时还是最常见的致残原因。

英国卒中患病人数为90万，每年卒中发病人数超过10万。卒中是英国第四大死亡原因，每8例卒中患者中有1例在患病后1个月内死亡。此外，每年有超过400多名儿童罹患卒中。

大约85%的卒中是由缺血性疾病引起，这些缺血性疾病包括动脉粥样硬化（大动脉疾病）、心源性栓塞和小血管疾病（腔隙性卒中）。大约15%的卒中是由颅内出血引起的。

不可改变的风险因素（non-modifiable risk factors）和获得性风险因素（acquired risk factors）占缺血性卒中风险的大部分。不可改变的风险因素包括年龄、非洲裔、亚洲裔和男性等。获得性风险因素包括高血压、吸烟、糖尿病、心房颤动和肥胖等。

卒中的遗传学

双胞胎、同胞兄弟姐妹和家系研究为常见卒中是否存在遗传病因提供了证据。一些卒中亚型与遗传之间的关联性更强，比如年轻个体、大动脉疾病和小血管疾病等。与其他卒中亚型相比，有心肌梗死家族史的患者在大血管卒中更常见。缺血性和出血性卒中的发病率因种族而异。

引起卒中的单基因病因

一些疾病中发生的卒中是以经典孟德尔遗传模式垂直遗传的，如常染色体显性遗传、常染色体隐性遗传和X连锁遗传。在大多数情况下，卒中只是疾病表现型中的一个组成部分（表16.1）。

表16.1 引起卒中的单基因疾病，按卒中亚型分类

卒中亚型	特异性单基因病
小血管疾病	CADASIL CARASIL 脑血管性视网膜病变与HERNS COL4A1小血管动脉病伴出血

续 表

卒中亚型	特异性单基因病
大动脉粥样硬化和其他动脉疾病	家族性高脂血症 烟雾病 弹性假黄色瘤 神经纤维瘤病 1 型
大动脉疾病——夹层	Ehlers-Danlos 综合征Ⅳ型 马方综合征 肌纤维发育不良
同时影响小动脉和大动脉的疾病	法布里病 同型半胱氨酸尿症 镰状细胞病
心源性栓塞	家族性心肌病 家族性心律失常 遗传性出血性毛细血管扩张症
血栓前疾病	
线粒体疾病	MELAS

引自：Marcus H. (2010) Unravelling the genetics of ischaemic stroke. PLoS Med 7(3): e1000225.) © 2010 Hugh S. Markus under the Creative Commons Attribution License。

- 法布里病（Anderson-Fabry disease, AFD; OMIM: #301500）（见第 10 章，法布里病）：AFD 是由 *GLA* 基因突变引起的 X 连锁溶酶体贮积病。患者可能在幼年时发展成缺血性卒中，通常累及椎-基底动脉循环。颅脑 MRI 可显示广泛的白质异常。

AFD 发生卒中的确切机制尚不清楚，但脑微血管牛鞘糖脂沉积被认为是导致卒中发生的原因。

AFD 的诊断很重要。对于在相对年轻时发生卒中的患者，尤其是有心脏、神经和肾脏疾病家族史，包括植入起搏器，脑动脉环后部受累的患者，应考虑 AFD。

尽管神经系统表现存在变异度，但患者可能存在心脏和肾脏受累。心脏受累的表现为左心室肥厚和传导异常。肾脏受累的表现为蛋白尿、慢性肾脏疾病等。

- 常染色体显性遗传性脑动脉病变伴皮质下梗死和白质脑病（cerebral autosomal dominant arteriopathy with subcortical infarcts and leukoencephalopathy 1, CADASIL1; OMIM: 125310）：CADASIL1 由 *NOTCH3* 基因的突变引起。*NOTCH3* 基因定位于 19p13，编码血管平滑肌分化所必需的跨膜蛋白。CADASIL1 的遗传模式呈常染色体

显性遗传。

确诊 CADASIL1 通过基因检测致病性突变，或皮肤活检确认血管基底层存在颗粒状渗透性物质。

- 复发性皮质下卒中和短暂性脑缺血发作（transient ischaemic attack, TIA）：皮质下腔隙性梗死导致孤立性感觉症状、孤立性运动症状和共济失调性轻偏瘫。进展性或复发性卒中会导致认知障碍、步态异常和精神障碍。复发性皮质下卒中发病的中位年龄，男性为 51 岁，女性为 53 岁。先兆偏头痛（migraine with aura）发生在 1/3 的卒中患者中，并先于卒中发生。

颅脑 MRI 表现可能先于神经异常，90% 的患者发生颞前白质 T2 高信号。MRI 还可以显示脑萎缩，大、中血管的动脉粥样硬化性病变，这些疾病通常只是轻微的。神经影像学表现与散发性小血管疾病相似。

没有针对这类特殊疾病的治疗方法。可以用抗血小板治疗改善患者的心血管风险因素。

- 常染色体隐性遗传性脑动脉病变伴皮质下梗死和白质脑病（cerebral autosomal recessive arteriopathy with subcortical infarcts and leukoencephalopathy, CARASIL; OMIM: #600142）：CARASIL 的临床表现为患者约在 30 岁时，发生腔隙性脑梗死。在 30~50 岁时，发生脑白质疏松和早发性血管性痴呆。青少年过早脱发，随后在 20 岁时出现脊椎病变（spondylosis）。

CARASIL 由 *HTRA1* 基因（HTRA serine peptidase 1）突变引起。*HTRA1* 基因定位于染色体 10q，编码 HTRA 丝氨酸肽酶 1，参与转化生长因子-β1（TGFβ1）信号传导。

目前没有针对 CARASIL 的治疗方法。

- 常染色体显性遗传性视网膜血管病变伴白质脑病和系统表现（vasculopathy, retinal, with cerebral leukoencephalopathy and systemic manifestations, RVCLS; OMIM: #192315）：RVCLS 是一种微血管内皮病变，临床表现为视力丧失、癫痫、卒中和痴呆。RVCLS 在 40 岁发病。卒中常表现为偏瘫、失用症和构音障碍。视网膜病变继发于视盘新生血管，可并发视网膜出血和黄斑水肿。

RVCL 由 *TREX1* 基因的 C 末端移码突变引起，*TREX1* 基因编码一种 DNA 特异的 3′-核酸修复外切酶 1。这种移码突变阻止该蛋白转移入细胞核。

颅脑病变 MRI 表现为中枢神经系统肿瘤或脱髓鞘病变。

玻璃体腔内注射贝伐珠单抗（bevacizumab）可用于视网膜病变。

- 常染色体显性遗传性脑穿通畸形与婴儿偏瘫（autosomal-dominant porencephaly and infantile hemiparesis）：该病又称为脑小血管病 I 型或不伴眼部异常（brain small vessel disease 1 with or without ocular anomalies, BSVD1; OMIM: #175780）。BSVD1 由 *COL4A1* 基因突变引起，*COL4A1* 基因编码Ⅳ型胶原 α1 链（collagen type Ⅳ alpha 1 chain）。

成人起病的白质缺血性改变与小血管疾病类似，伴有微量出血，而无婴儿偏瘫或颅内出血。

- 遗传性脑出血伴淀粉样变性（cerebral haemorrhage with amyloidosis, hereditary）：荷兰型（HCHWA-D; OMIM: #605714）由 *APP* 基因的突变引起。冰岛型（HCHWA-I; OMIM: #105150）由 *CST3* 基因的突变引起。

这类疾病的特点是 HCHWA-D 在 40～50 岁时发生脑出血，HCHWA-I 在 20～30 岁时发生脑出血。两者都与皮质和软脑膜小动脉的淀粉样蛋白沉积有关。

整合膜蛋白 2B 基因（integral membrane protein 2B, ITM2B; OMIM: #176500）的突变引起常染色体显性遗传的淀粉样血管病变。临床表现的特征为脑出血和（或）血管性痴呆。

KRIT1 基因（krev interaction trapped 1）是导致海绵状血管瘤的基因之一。

- 烟雾病（Moyamoya disease; OMIM: #607151）：烟雾病继发于 17 号染色体上的 *RFN213* 基因突变。烟雾病最常见的遗传模式是常染色体显性遗传。

卒中会导致偏瘫、精神错乱和视力障碍。可发生脑实质内和脑室内出血。双侧颈内动脉远端和大脑前动脉近端闭塞和狭窄，与侧支循环有关，呈现"烟雾"（puff of smoke）现象。

- 镰状细胞病（sickle cell disease; OMIM: #603903）：镰状细胞病继发于 *HBB* 基因点突变，导致血红蛋白 B 多肽链第 6 位缬氨酸变为谷氨酸。镰状细胞病呈常染色体隐性遗传。

25% 的镰状细胞病患者在 45 岁前发生脑血管事件。神经血管病变是由于非动脉粥样硬化性狭窄，近端脑血管闭塞引起的脑血管病变。

治疗可能包括换血疗法和羟基脲。

- 线粒体肌脑病伴高乳酸血症和卒中样发作（MELAS; OMIM: #540000）：80% 的 MELAS 继发于 mtDNA 中 *MTTL1* 基因的 A3243G 突变。MELAS 呈母系遗传。

患者一般在 40 岁之前出现症状。可能出现癫痫发作、痴呆、偏头痛、偏瘫、偏盲和皮质盲等神经系统症状。其他非神经症状包括身材矮小、糖尿病和听力损失。骨骼肌活检时血清乳酸升高，破碎红纤维增多。

药物治疗包括辅酶 Q10、左卡尼汀和 L-精氨酸。避免使用他汀类药物和丙戊酸盐。

卒中的多基因遗传

常见的多因素卒中的遗传可能是多基因的。

可能有许多等位基因存在小的效应（相对危险度＜1.5），可能局限于一个或几个卒中亚型，这些现象因性别和族裔而异。

缺血性卒中的候选基因研究表明，缺血性卒中与以下基因位点多态性相关，包括 *MTHFR* 基因，*ACE* 基因，*F5* 基因（factor V Leiden），*F2* 基因（prothrombin，凝血酶原），*PAI1* 基因，*PDE4D* 基因（phosphodiesterase 4D，磷酸二酯酶 4D），*ALOX5AP* 基因。